目次

第8回　医療社会学概説 33

第1章　医療社会学の視座（1） —————————— 33

第2章　医療社会学の近代医療批判 —————————— 43

第9回　「生活習慣病」キャンペーンの問題点　　52

第1章　検診の抱える問題 ────────── 52

第2章　「自己責任化」「社会責任回避」の問題 ───────── 58

第3章　「社会統制」の問題 ────────── 63

第10回　メタボリックシンドロームの人間科学　　68

第1章　メタボリックシンドロームの疾患概念 ［田中乙菜・辻内琢也］ ─ 68

第 11 回　医療人類学概説 [中上綾子・辻内琢也]　　98

第12回　糖尿病の生活習慣病物語りから
——Narrative Based Medicine へ—— 112

第7回　自殺と社会を考える

第1章　休養・こころの健康・うつ病（医学からみた自殺）

今回は「自殺と社会を考える」というテーマで、生活習慣病の中のひとつと考えられている、「こころの健康・休養・うつ病」といった問題について考えていきたいと思います。

最初は、非常に一般的な、医学的なスタンスからみていきます。そしてふたつ目に、自殺統計をはじめとした社会の視点からみていきます。そして三つ目が、医療社会学・医療人類学のスタンスです。この三つの観点から自殺と社会の問題を考えていきたいと思います。

「健康日本21」の9つの領域

まず「健康日本21」の9つの領域をふり返ってみたいと思います（第3回参照）。「栄養・食生活」、「身体活動・運動」にひきつづいて、3番目に「休養・こころの健康づくり」という項目があります。

ここで謳われていた項目には、1番目に「ストレスの低減」、2番目に「睡眠の確保」、3番目に「自殺者の減少」ということが書かれています。自殺者の減少を、こころの健康づくりの究極の目標としているわけです。

「3. 休養・こころの健康づくり」

「健康日本21」のところでも勉強しましたが、2000年に始まった当時の基礎値、次に2008年に「健康日本21」の改正があった時点での中間実績、そして2010年〜2012年に目指した目標値をもう一度確認していきましょう。

「3.1 最近1か月でストレスを感じた人の減少」を目指

す。ストレスを感じた人の割合が、基礎値では54.6%だったものが、中間実績では62.2%に増えています。これを、目標では49%に減らそうというものです。「3.2 睡眠による休養を十分に取れていない人の減少」を目指す。睡眠が十分に取れていない人は、基礎値では23.1%でした。中間実績ではなぜか21.2%と下がっており、目標値の21%に近付いてはいます。これは私の考えなのですが、どのような調査を行ったかによって結果が変わってくると思うので、実際に下がっているのかどうかは、ちょっと疑問ではあります。「3.3 睡眠の確保のために睡眠補助品やアルコールを使うことのある人の減少」。これは睡眠導入剤や睡眠維持薬も含みます。基礎値では14.1%だったのが、中間実績では17.6%に増えているので、これを13%以下に減らそうという目標です。

そして今回テーマにしている「3.4 自殺者の減少」に関してですが、基礎値では31,755人、中間実績では30,539人です。これはのちほど細かい年毎の数字をみていきますが、全く減っていないといえます。これを22,000人以下に減らそうというのが、「健康日本21」の大きな目標となります。

「うつ病」とはどういう病気か？

自殺の大きな原因として「うつ病」が挙げられています。自殺の原因にはうつ病が関係しているというのが今では社会の常識ですが、それは医学的な根拠によるものです。まずここでは、医学的な考え方をみていきたいと思います。

簡単にいうと、うつ病は"ストレスで心身ともに疲労困憊した状態"であるといえます。心理的ストレスや社会的ストレスなどさまざまなストレスがかかり、それによって心身ともに疲労困憊している状態であるということです。

図7-1は、脳内の状態を生物学的に説明したモデルです。左側の図がうつ病の状態で、右側の図が抗うつ剤を投与したときの状態を表しています。

この図は脳内の神経伝達の場所を模式化し

表7—1 「休養・こころの健康づくり」

	基礎値	中間実績	目標値
3.1 ストレスを感じた（最近1ヶ月間）人の減少【ストレスを感じた人の割合】			
全国平均	54.6%	62.2%	49%以下
3.2 睡眠による休養を十分にとれていない人の減少【とれない人の割合】			
全国平均	23.1%	21.2%	21%以下
3.3 睡眠の確保のために睡眠補助品やアルコールを使うことのある人の減少【使用する人の割合】			
全国平均	14.1%	17.6%	13%以下
3.4 自殺者の減少【自殺者数】			
全国数	31,755人	30,539人	22,000人以下

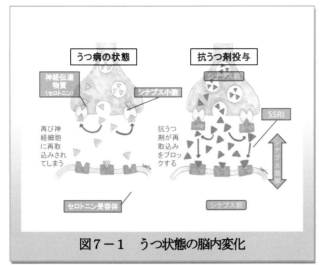

図7-1　うつ状態の脳内変化

て表したものです。ふたつの神経細胞の間（シナプス間隙）において、神経細胞の末端（シナプス前）から、次の神経細胞（シナプス後）に情報を伝達する場合の例を示しています。ある神経細胞の末端から情報を伝達するときに、シナプス前の末端にシナプス小胞に包まれた神経伝達物質が流れてきます。ここでシナプス間隙に神経伝達物質を放出して、情報を受け取る側の神経（シナプス後）の受容体に取り込まれることで情報を伝達します。図の小さな三角の粒が神経伝達物質になります。

うつ病になると、この伝達が上手く行われなくなります。特にうつ病に関係している神経伝達物質として、セロトニンとノルアドレナリンというものがあります。ここでは最近注目されているセロトニンのみを図として挙げています。うつ状態になってくると、セロトニンの放出が少なくなり、次の神経に情報を伝達しようとする時に情報伝達が非常に遅くなり、情報量も少なくなるというモデルが生物学的に考えられています。

このセロトニンに注目した薬物療法があります。セロトニンの再取り込み阻害剤「SSRI（エス・エス・アール・アイ）」という薬が最近ではうつ病の治療によく使われるようになっています。セロトニンは一般的にはたくさん放出されすぎると、もう一度再取込みされます。再取込みして、あまり過剰に放出されないようにする、適度に次の神経細胞に情報伝達できるように、フィードバックという仕組みが働き、再取込みされるのです。SSRIという薬を使うと、この再取込みが阻害されるので、いったん放出されたセロトニンは着実に次の神経に伝達されるという働きになります。うつ状態では、セロトニンの放出が少ないので、SSRIがセロトニンの再取り込みをブロックすることで、セロトニンが不要に再取り込みされずに、有効に次の神経

細胞に伝達されるということです。このような生物学的モデルにのっとったSSRIという物質が、抗うつ薬として販売されているわけです。

うつ病の特徴的な症状（図7-2）

さて、うつ病の特徴的な症状をみていきます。うつ病の特徴は大きく三つあります。それは、「気分の低下、意欲の低下、生命力の低下」です。

まず「気分の低下」ですが、うつ状態や抑うつ思考と言われ、もっともうつ病の特徴として前面に出ているものです。憂うつ、元気が出ない、わびしい、くよくよする、涙を流して泣く、自分を責める、イライラする、不安を感じるというように、気分が落ちることが特徴です。

次に「意欲の低下」です。行動に抑制が起き、何をするのも"おっくう"であり、動作が緩慢、注意力・集中力の低下、決断力の低下、家事や仕事の能力低下、対人関係を避ける、社会への関心の低下、など意欲までも低下してしまうのが大きな特徴になります。

うつ病というと、こころの病気であるというのが一般的な認識ですが、実はこころの病気だけではありません。先ほど、うつ病は心身ともに疲労困憊した状態だと述べたように、「生命力の低下、生理機能の低下」がうつ病の非常に大きな特徴になっています。不眠・睡眠障害。生理機能が低下してうまく眠れなくなるわけです。食欲低下、全身のだるさ、疲れ、体重の減少、頭痛や頭が重い、下痢や便秘、性欲の低下、めまい、たちくらみなどといった体の症状がうつ病に伴っているのが大きな特徴です。

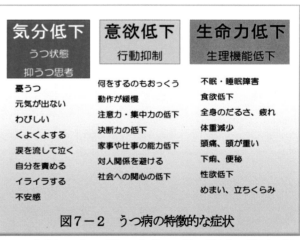

図7-2　うつ病の特徴的な症状

このように、うつ病といえば、一見、「気分の低下」が表に立って見えるのですが、これに加え、集中力や決断力の低下といった「意欲の低下」、さらには体の「生命力の低下」までもおこるというのがうつ病の大きな特徴だと覚え

ておかなくてはなりません。

「うつ病性障害」の診断基準　その1［脚注7-1］

　日本で 1 番多く使われている基準に、アメリカの DSM-IV-TR（ディーエスエム・フォー・ティーアール）による「うつ病性障害」の診断基準があります。これは DSM-IV-TR の中の気分障害に分類されている項目になります。大うつ病エピソード（Major Depressive Episode）［脚注7-1］をもっていなければ、うつ病であるとは言えないのです。

　まず A 項目についてです。以下の症状のうち、5 つ以上が、同じ 2 週間の間に存在し、病前の機能からの変化を起こしている。A 項目は全部で 9 つありますが、1 番または 2 番が必須項目で、5 つ以上が同じ 2 週間のうちにあり、それより前の状態から大きな変化が起きているというのが大うつ病のエピソードの条件になります。

　（1）患者自身の言明（例えば悲しみまたは、空虚感を感じる）か、他者の観察（例えば、涙を流しているように見える）によって示される、ほとんど 1 日中、ほとんど毎日の抑うつ気分。

　つまり患者自身や周りの人から見て、このような状態であるというふうにほとんど一日中よくうつ気分であるように見えるということです。

　（2）ほとんど一日中、ほとんど毎日の、すべて、またはほとんどすべての活動における興味・喜びの著しい減退。

　喜びの減退というのは、たとえば以前まで好きだった音楽や映画、スポーツといったものへの興味や楽しみが減少する、何につけても喜びを感じられない状態になってしまっているということです。

　大うつ病エピソードの重要なポイントは、（1）抑うつ気分と（2）興味・喜びの著しい減退というものになります。（1）または（2）ということなので、どちらかを満たせば良いということです。

「うつ病性障害」の診断基準　その2［脚注7-1］

　そして 3 番以降です。DSM は文章が長いので、この脚注ではコンパクトにまとめてあります。

　（3）食事療法をしていないのに、著しい体重減少や体重増加がおきます。1 か月で体重が 5% 以上変化しているというのが基準です。そして食欲の減退や増加もおきます。

　（4）ほとんど毎日の不眠または睡眠過多。眠くて仕方ない睡眠過多、眠りたいけれど眠れない不眠、という生理機能の低下です。

　（5）ほとんど毎日の精神運動性の焦燥または静止。非常に精神的に焦ったり、おいたてられたりすること、またはその逆でまったく動けない、精神活動が止まるような感じです。

　（6）ほとんど毎日の易疲労性、または気力の減退。

　（7）ほとんど毎日の無価値観、または感情であるか不適切な罪責感。自分には全く価値がない、自分がやっていることには意味がない、自分は生きていても迷惑をかけるだけだという罪責感です。

　（8）思考力・集中力の減退、または、決断困難が毎日認められる。先ほどの意欲低下に値する部分です。

　（9）死についての反復思考。特別な計画はないが反復的な自殺念慮、自殺企図、または自殺するためのはっきりとした計画。自殺念慮とは、自殺したいという思いのことです。自殺企図は、自殺を企てたというものです。

［脚注7-1］大うつ病エピソード（Major Depressive Episode）：うつ病性障害の診断基準（DSM-IV-TR）

　A.以下の症状のうち 5 つ以上が、同じ 2 週間の間に存在し、病前の機能からの変化を起こしている。(1)または(2)は必須項目。

　（1）患者自身の言明（例えば、悲しみまたは、空虚感を感じる）か、他者の観察（例えば、涙を流しているように見える）によって示される、ほとんど一日中、ほとんど毎日の**抑うつ気分**。

　（2）ほとんど一日中、ほとんど毎日の、すべて、またはほとんどすべての活動における**興味・喜びの著しい減退**。

　（3）食事療法をしていないのに、**著しい体重減少・体重増加**（例：1 か月で体重の 5% 以上の変化）、食欲の減退・増加。

　（4）ほとんど毎日の**不眠または睡眠過多**。

　（5）ほとんど毎日の**精神運動性の焦燥または制止**

　（6）ほとんど毎日の**易疲労性**、または**気力の減退**。

　（7）ほとんど毎日の**無価値観**、または感情であるか不適切な**罪責感**。

　（8）**思考力・集中力の減退**、または、**決断困難**が毎日認められる。

　（9）**死についての反復思考**、特別な計画はないが反復的な**自殺念慮、自殺企図**、または自殺するためのはっきりとした計画。

「うつ病性障害」の診断基準　その3［脚注7-2］

次にB〜Eの項目についてみていきます。

B．症状は躁病と大うつ病が混合しているエピソードをもたないこと。

C．症状は臨床的に著しい苦痛または、社会的・職業的、または他の重要な領域における機能の障害を引き起こしていること。仕事や家事や育児など、日常生活を送るうえで出てくる障害のことです。

D．症状は物質（乱用薬物、投薬）の直接的な生理学的作用、または一般身体疾患（例：甲状腺機能低下症）によるものではないという除外項目です。

E．症状は死別反応ではうまく説明されないこと。すなわち、一般的には死別反応は2か月ほどでおさまってくるというような裏付けがあり、愛する者を失った後に症状が2か月を超えて続く場合はうつ病の可能性があるということです。ほかには、死別反応以外に、著しい社会的な機能不全、自分には価値がないといった無価値観への病的なとらわれ、自殺念慮、精神病性の症状、精神運動制止がある場合などです。

うつ病の治療大原則

それでは、現在行われているうつ病の治療原則をみていきます。まず休養、次に薬です。休養は最低でも1〜3か月必要です。軽症でしっかり休養が取れれば3か月で治る場合もありますが、3年ほどかかることも多いです。

薬は抗うつ薬、抗不安薬、睡眠薬などがあります。重要なのは抗うつ薬、先ほどのSSRIやSNRI（セロトニン・ノルアドレナリン再取込み阻害剤）、三環系抗うつ剤など［脚注 7-2］いろいろなものがありますが、その患者のタイプに合わせてうつ病の薬は選別されます。薬理学的に

言えば、うつ病のタイプによってどのような抗うつ薬が効くのか、医師が状態をよく観察したうえで、臨床経験に照らし合わせて薬を決めることになります。ある薬が合わなければ次の抗うつ剤に変えるということもよくあります。

健診から保健指導への流れ（図7−3）

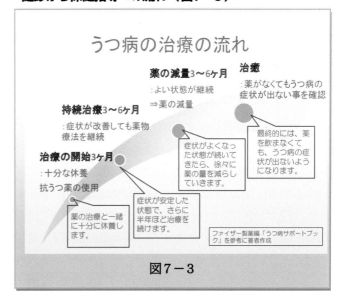

図7−3

図7−3は、ファイザー製薬編のうつ病サポートブックを参考に作成したうつ病の治療の流れを表した図です。うつ病の治療には根気が必要です。はじめから劇的に症状がよくなるということはありません。一般的に、治療には半年から1年くらいかかると考えてください。治療の開始から治癒に至るまでのプロセスはこのように書かれています。治療の開始は3か月、持続療法を3か月〜6か月、薬の減量をしていく時期が3か月〜6か月、そして治っていくという一般的な治療のプロセスです。うつ病の治療を開始して、2〜4週間くらいで効果が現れはじめます。抗うつ薬の効果は飲み始めてすぐには現れません。1〜2週間、長い場合では2〜4週間で効果が現れはじめます。これは

［脚注7-2］うつ病性障害の診断基準（DSM-Ⅳ-TR）

B.症状は混合性エピソード（躁病＋大うつ病）の基準を満たさない。

C.症状は臨床的に著しい苦痛または、社会的、職業的、または他の重要な領域における機能の障害を引き起こしている。

D.症状は、物質（例：乱用薬物、投薬）の直接的な生理学的作用、または一般身体疾患（例：甲状腺機能低下症）によるものではない。

E.症状は死別反応ではうまく説明されない。すなわち、愛する者を失った後、症状が2か月をこえて続くか、または、著明な機能不全、無価値観への病的なとらわれ、自殺念慮、精神病性の症状、精神運動制止があることで特徴づけられる。

［主な抗うつ剤の種類］

SSRI（セロトニン再取込み阻害剤）：商品例）デプロメール、ルボックス、パキシル、ジェイゾロフト、レクサプロなど。

SNRI（セロトニン・ノルアドレナリン再取込み阻害剤）：商品例）トレドミン、サインバルタなど。

三環系抗うつ剤：商品例）トフラニール、アナフラニール、トリプラノール、アモキサン、ノリトレンなど。

薬理学的な特徴によるものです。そして徐々に薬の量を増やし、薬の量が決まったら 3 か月ほど飲み続けます。最初は少ない量から始め、2 段階 3 段階と増やしていくのが一般的です。重症の場合は、最初から多い量を服用するということもあります。

　そして、症状が安定した状態でさらに半年ほど治療を続けます。薬をやめたくなる時期ですが、この期間の継続した治療がうつ病を再燃させないためにも大切です。症状が改善しても、薬物療法を継続するのが大切です。最初の 3 か月で治ったと思い、薬を飲むのをやめてしまうとまた具合が悪くなるので、薬を維持していくのが大事だと言われています。

　そのあと、症状がよくなった状態が 3〜6 か月続いたら、徐々に薬を減らしていきます。薬は突然やめるのではなく、よい状態が継続していたら、医師の指示に従って、徐々に減らしていきます。最終的には薬を飲まなくてもうつ病の症状がでないようになります。うつ病というと薬を一生飲まなくてはいけないのではないかという誤解がありますがそういうことではなく、薬を飲まなくてもよくなる時期というのがあります。薬がなくてもうつ病の症状が出ないことを確認できたら、うつ病が治ったということになります。大事なのは、典型的な心身ともに疲労困憊したうつ病は治るということです。期間も 3 年ほどかかるかもしれませんが、必ず治る、休養と抗うつ薬を上手く使うことによって、うつ病は治るというのが医学的な見解です。

家族による労働者の疲労蓄積度チェックリスト

　では、うつ病の診断基準は分かったけれども、どのようにみつけるのでしょうか。厚生労働省は、周囲の人がものすごく疲れているけど、その人はうつ病なのだろうかという場合の、うつ病のチェックリストを作っています。

最近 1 か月の「疲労・ストレス症状」

☞　家族による労働者の疲労蓄積度チェックリスト（厚生労働省 2004）

最近 1 か月の「疲労・ストレス症状」

ご家族の最近の様子について、あなたから見た感じをお答えください。

ほとんどない（0）、時々ある（1）、よくある（3）

1.　イライラしているようだ
2.　不安そうだ
3.　落ち着かないようだ
4.　ゆううつそうだ
5.　体の調子が悪そうだ
6.　物事に集中できないようだ
7.　することに間違いが多いようだ
8.　強い眠気に襲われるようだ
9.　やる気が出ないようだ
10.　へとへとのようだ（運動後を除く）
11.　朝起きた時、疲れが残っているようだ
12.　以前とくらべて、疲れやすいようだ

　「家族による労働者の疲労蓄積度チェックリスト」というものを、2004 年に厚生労働省が出しています。自分自身のことや、身近な方で心身ともに疲れていそうな方を具体的にイメージして、各項目をチェックしてみてください。

　ご家族の最近の様子について、あなたからみた感じをお答えください。まずは、最近 1 か月の「疲労・ストレス症状」です。それぞれの項目が、ほとんどなければ 0 点、時々あれば 1 点、よくある場合は 3 点になります。

　さあ、いかがでしたでしょうか。

最近 1 か月の「働き方と休養」

　次に、「働き方と休養」についてみていきます。9 項目のうち何項目当てはまるか考えてみてください。

　どうでしょうか、9 項目のうち何項目当てはまるでしょうか。現代社会では、非常に忙しく仕事をしている方が多く、一般的なサラリーマンでも 10 時以降に帰宅したり、休日出勤をしたりしなければならない方は非常に多いと思います。この項目を見てみれば、うつ病の問題が、決して個人の生活習慣だけに関係しているのではなく、大きく社会や経済の問題に関係していることが理解できるでしょう。

☞ 家族による労働者の疲労蓄積度チェックリスト
（厚生労働省 2004）

最近1か月間の「**働き方と休養**」

・・・・以下の項目のうち、何項目あてはまりますか？

1.ほとんど**毎晩**、午後10時以降に帰宅する

2.休日も仕事に出かけることが多い

3.家に仕事を持ち帰ることが多い

4.宿泊を伴う出張が多い

5.仕事のことで悩んでいるようだ

6.睡眠時間が不足しているように見える

7.寝つきが悪かったり、夜中に目が覚めたりすることが多いようだ

8.家でも仕事のことが気にかかって仕方ないようだ

9.家でゆっくりくつろいでいることはほとんどない

仕事による疲労蓄積度点数表（表7－2）

　「働き方と休養」でいえば3個未満と3個以上で区切ります。「疲労・ストレス症状」の項目では、10点を超えるか超えないかで区切ります。「働き方と休養」が3個を超え、「疲労・ストレス症状」が10点以上になると疲労蓄積度が非常に高く、リスクが高いということになります。

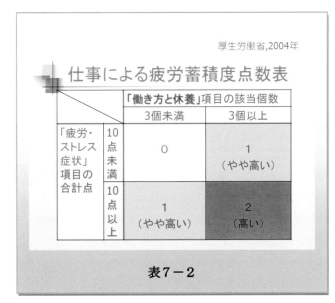

表7－2

時間外労働と健康障害（表7－3）

厚生労働省,2004年

時間外労働と健康障害
（脳血管疾患・虚血性心疾患など）

時間外労働時間	45時間/月	100時間/月 または,2～6ヶ月 平均80時間/月
健康障害のリスク	低い	高い

時間外労働は、仕事による負荷を大きくするだけでなく、睡眠・休養の機会を減少させるので、疲労蓄積の重要な原因のひとつです。

　疲労蓄積度の測定において働き方と休養の取り方が重要な項目であることの背景には、実際の労働時間、その中でも時間外労働が、健康障害のリスクと強く相関しているというデータがあります。時間外労働時間とは、一般的に認められている1日8時間の労働時間を超えた分の時間です。

　時間外労働時間が月に45時間であれば、リスクは低いレベルだとされています。これを4週間で割ると1週間に約11時間、それを5日間で割ると1日2時間強の残業ということになります。このくらいの状態であれば、健康障害のリスクはまだ低いということになります。

　しかし、月に100時間を超える、または2～6か月の平均が80時間を超える残業になると、脳血管疾患、虚血性心疾患といった生活習慣病が発症するリスクが高まるといわれています。月に80時間というのは、1週間に20時間、それを週5日で割ると1日に4時間の残業になります。朝9時から働き始めて、夕方の5時には帰れず、午後9時くらいまで仕事をしているということになります。先ほどの労働者の疲労蓄積度の項目に、午後10時以降に帰宅するというのがありましたが、それはこのようなデータが根拠になっているわけです。時間外労働は、仕事による負荷を大きくするだけでなく、睡眠・休養の機会を減少させるので、疲労蓄積の重要な原因のひとつです。この基準を超えるか超えないかが大きなポイントになります。

疲労蓄積予防のための対策

　疲労蓄積予防のための対策としては、まず家族の中で「働き方と休養」について話し合いをすることが大切でし

ょう。

　次に、仕事の仲間や上司とともに「働き方と休養」について話し合いをすることが大切です。ただ、実際にものすごく忙しい仕事をされている方は、職場全体が忙しいという場合があります。私も以前、産業医として企業のメンタルヘルスに関わっていましたが、そのときにいた企業では、部署によってはものすごく忙しいということがありました。おそらくどの企業でもそうなのですが、その部署にいる方は、ほぼ全員が午後10時までには帰れないというような状態が続いていました。そんな中で、仕事の仲間や上司とともに「働き方と休養」について話し合うことはなかなかできないものです。ですから、これは社会全体として取り組んでいく必要がある問題でしょう。

　必要に応じて、産業医などの産業保健スタッフ、医療保健機関へ相談していくことも役に立つでしょう。内部ではなかなか変えられないので、外部の力を借りるのもひとつのアイデアです。

　そして、緊急の場合や誰にも相談できない場合は、「いのちの電話」という選択もあります。最近ではメール相談を行っている地方公共団体もあります。早稲田大学のある埼玉県所沢市では、筆者らの働きかけで携帯サイトからのメール相談も始めています。

○かけてあげたい言葉、×かけてはいけない言葉　その1［脚注7-3］

　最後に、身近のうつ病の方に対して、かけてあげたい言葉、かけてはいけない言葉を見ていきます。うつ病の方にこのような言葉をかけて良いのかどうかということが、うつ病患者の家族の方や会社の方にアドバイスされています。

　まず「がんばって！」、「しっかりして！」、「早くよくなって！」、「気の持ちようでなんとかなる」、という言葉はどうでしょうか、ひとつひとつ考えてみてください。

　「薬の飲みすぎじゃない？」、「薬なんかに頼らない方がいい」、これはよく言われる言葉です。薬は体に良くないというイメージが長年あり、抗精神剤を飲むと精神病になるというようなマイナスなイメージが、これまでの精神医療の中で培われ、作られてきたのです。

　「寝てばかりいるとよけい悪くなる」、「朝しっかり起きると元気になるよ」、「気晴らしに旅行でも行って来たら？」、「運動をした方がいい」。さあ、どうでしょうか、みなさん考えてみてください。正解は、全部バツです。

　「がんばって」というのは、本人も必死にがんばっているのに、さらにがんばってと言われるとこれ以上はがんばれないと追い詰めてしまう。自分でもがんばっているのに酷なアドバイスです。「しっかりしなさい」ですが、自分でもしっかりしようとしているのに、意欲も低下して、生理機能も低下しているから難しいということです。「早くよくなって！」ですが、本人も早くよくなりたいのです。「気の持ちようでなんとかなる」、気の持ちようでなんとかなるレベルはうつ病ではありません。「薬の飲みすぎじゃないか？」、「薬なんかに頼らない方がいい」ですが、今では非常に副作用が少ない薬がたくさん出てきていますし、的確に薬を選べば非常に効果的に良くなっていきます。いわゆるこころの病気といいますと、心がけが悪い、性格が悪いとかそのようなイメージがあるかもしれませんが、うつ病はそうではなく、むしろ生理的な病気なのです。先ほどうつ病の基準で挙げましたように、生理的機能や生命力の低下というのがポイントでした。医学的にいえば、脳のモデルで説明されていますが、そこに薬が効果的に効く

［脚注7-3］○かけてあげたい言葉　×かけてはいけない言葉

×「がんばって！」	○「ゆっくり休んで」
×「しっかりして！」	○「あせらないで」
×「早くよくなって！」	○「薬と通院は必要」
×「気の持ちようでなんとかなる」	○「仕事のことは心配しなくていい」
×「薬の飲みすぎじゃないか？」	○「一人でかかえこまないで」
×「薬なんかにたよらない方がいい」	○「十分に休養をとって」
×「寝てばかりいるとよけい悪くなる」	○「無理しないで」
×「朝しっかり起きると元気になるよ」	○「必ず治るから大丈夫」
×「気晴らしに旅行でも行ってきたら？」	○「つらいときはお互い様」
×「運動をした方がいい」	○「みんな待ってるから」

ということです。

「寝てばかりいるとよけい悪くなる」、正解は逆です。うつ病の場合は、今まで睡眠がとれていなかったので睡眠薬を上手く使いながら睡眠を確保し、脳と体を休めることが、治療の初期には必要です。「朝しっかり起きると元気になるよ」、それは確かにそうなのですが、これはうつ病が治ってくるような回復期に必要です。うつ病には日内変動という生理的リズムがあり、午前中の調子が悪いことが多く、治療の初期段階では朝起きられないことがほとんどです。「気晴らしに旅行でも行ってきたら？」ですが、旅行のような普段と違った生活をすると、非常に心身を疲労させることがありますので、まずはよく休むことが大事です。病気の回復期には旅行が良いこともあります。最後の「運動をした方がいい」ですが、うつ病の回復期、もしくはうつ病の予防には良いというデータが出ていますが、うつ病のさなかの方には運動をといっても、生理機能の低下があるのでできません。

○かけてあげたい言葉、×かけてはいけない言葉　その2 [脚注7-3]

さてもう少し別の言葉も考えてみましょう。

「ゆっくり休んで」、「あせらないで」、「薬と通院は必要」、「仕事のことは心配しなくていい」、「一人でかかえこまないで」、「十分に休養を取って」、「無理しないで」、「必ず治るから大丈夫」、「つらいときはお互い様」、「みんな待ってるから」

さあどうでしょう。これは全部マルになります。このような言葉は、積極的にかけるとよいでしょう。

第1章では、自殺のもとになっているといわれている、うつ病の医学モデルについて説明しました。私もかつて心療内科のドクターをしておりましたので、その当時の私が患者さんにアドバイスしていたことは、この医学モデルに基づくことでした。

しかし、人間科学という観点から見て、この医学モデルだけで本当に良いのかどうかあらためて考えてみる必要があります。自殺の原因は本当にうつ病なのか、ということも含めてです。次の章からは、少し別の角度から自殺と社会について考えていきたいと思います。

15

第2章　自殺統計と「自殺対策基本法」（社会からみた自殺）

この章では、「社会から見た自殺」について考えていきます。第 1 章では医学モデルで見てきましたが、今度は社会的にこの問題を見ていこうということになります。まずは図 7 － 4 の新聞記事を見てください。

"自殺 10 年連続 3 万人超：30 代・高齢者、最多に"（図7－4）

2008 年 6 月 19 日の朝日新聞の夕刊の一面に、このような記事が載りました。『自殺 10 年連続 3 万人超 30 代・高齢者、最多に 昨年 1 年間』という見出しが出ています。

昨年 1 年間に全国で自殺した人が、前年比 2.9%増の 33,039 人で、統計が残る 78 年以降では 2003 年に次いで過去 2 番目に多かったことが 19 日、警視庁のまとめでわかった。60 歳以上の高齢者や、働き盛りの 30 代がいずれも過去最多だった。自殺者が 3 万人を上回ったのは、98 年以降 10 年連続。

原因・動機については、自殺対策に役立てるため、今回のまとめから 52 分類に細分化。三つまで複数選択できるようにした。原因。動機を特定できた 2 万 3200 人では、健康問題が 1 万 4684 人で最も多く、経済・生活問題が 7318 人、家庭問題が 3751 人、勤務問題が 2201 人と続いた。

健康問題の内訳では、うつ病が 6060 人で最多。このうち 30 歳代が 996 人、40 歳代が 940 人で、50 歳代以上だけでなく、子育て世代にも広がっている。職業別では、被雇用者・勤め人が 1341 人、自営業・家族従事者が 371 人だった。勤務問題の内訳＝図＝では、多い順に、「仕事疲れ」が 671 人、「職場の人間関係」が 514 人で、いずれも 30 歳代が 3 割弱を占めて最多だった。「仕事疲れ」の 8 割以上がサラリーマンなどの被雇用者・勤め人だった。

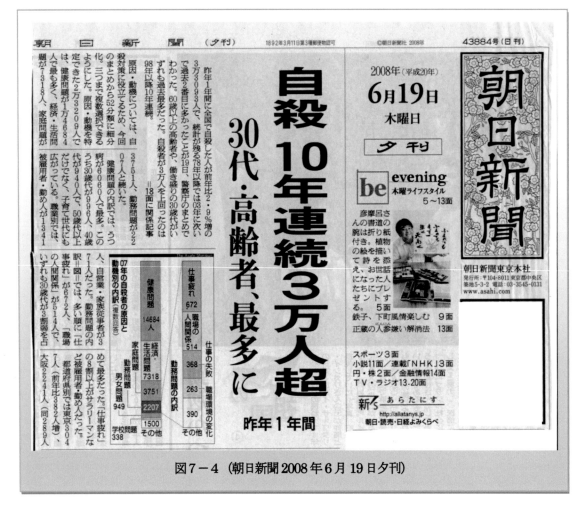

図7－4 （朝日新聞 2008 年 6 月 19 日夕刊）

過去 15 年間の警察庁自殺統計（表7−4）

　過去 15 年間の警視庁の自殺統計を見てみると、1994 年
〜1997 年まではいずれも自殺者は 2 万人台だったという
ことがわかります。しかし、1998 年から 13 年連続（2011
年現在）で 3 万人を超過しています。2003 年が過去最多
の 34,427 人です。これは 2010 年の統計で、2011 年 3 月に
警視庁が発表したものです。「警視庁自殺統計」というキ
ーワードを入れてインターネットで検索すると、警視庁の
ホームページから最新のデータを見ることができます。

		自殺数	自殺率
1994	平成 6 年	21,679	17.3
1995	平成 7 年	22,445	17.9
1996	平成 8 年	23,104	18.4
1997	平成 9 年	24,391	19.3
1998	平成 10 年	32,863	26.0
1999	平成 11 年	33,048	26.1
2000	平成 12 年	31,957	25.2
2001	平成 13 年	31,042	24.4
2002	平成 14 年	32,143	25.2
2003	平成 15 年	34,427	27.0
2004	平成 16 年	32,325	25.3
2005	平成 17 年	32,552	25.5
2006	平成 18 年	32,155	25.2
2007	平成 19 年	33,093	25.9
2008	平成 20 年	32,249	25.3
2009	平成 21 年	32,845	25.8
2010	平成 22 年	31,690	24.9

表7−4　過去 15 年間の警察庁自殺統計

なぜ景気回復しても自殺が減らないか

　2004 年 10 月 23 日の朝日新聞に、なぜ景気が回復して
も自殺が減らないのかということに関してこのような記
事が載りました。
　「過重労働や借金が拍車」。今まで、自殺の原因はうつ
病であり、今後はうつ病対策をしていかなくてはならない
というような医学モデルに基づく記事が多かったのです
が、この頃になって初めて、過重労働や借金が拍車をかけ
ている、長期失業が悪循環になっているというような記事
が出るようになりました。

☞「なぜ景気回復しても自殺が減らないか」（朝日新
聞 2004.10.23）
「過重労働や借金が拍車」
　「自殺がなかなか減らない。昨年は過去最高を更新、今年も
年間 3 万人の高水準が続いている。自殺は経済的な要因だけ
で説明できるわけではないが、景気がようやく上向き、失業率
も下がってきたのだから、もっと改善していいはず。しかし、そ
うならないのは、過重労働、失業の長期化、借金苦などが影響
しているようだ。（高谷秀男）
「長期失業が悪循環」
　「正社員ではなく派遣社員や短期契約社員、パート、アルバ
イトとして働く人は昨年平均で 1485 万人にのぼり、被雇用者の
30% を超えた。この比率と自殺率は左図（作者註：表7−4）の
通り、自殺が突発的にふえた 98〜00 年を除いて、基本的に同
じ趨勢を示している。」

自殺の原因・動機（警察庁調べ）（図7−5）

　次の図は、警視庁による自殺の原因・動機のデータをグラ
フにしたものです。
　1993 年に自殺者が 22,000 人だった頃、自殺の原因は健
康問題が一番多く、経済生活問題は 11.4%、約 2,500 人で
した。一方、2003 年には、この時も自殺原因は健康問題
が一番多いのですが、経済生活問題が全体の 25.8% で約
9,000 人になりました。つまり 4 人に 1 人が経済生活問題
で自殺しているということが警視庁の調べで分かりまし
た。その内訳をみると、負債が 5,043 人（14.6%）、生活苦
が 1,321 人（3.8%）、失業が 610 人（1.8%）というような
実態が見えてきました。

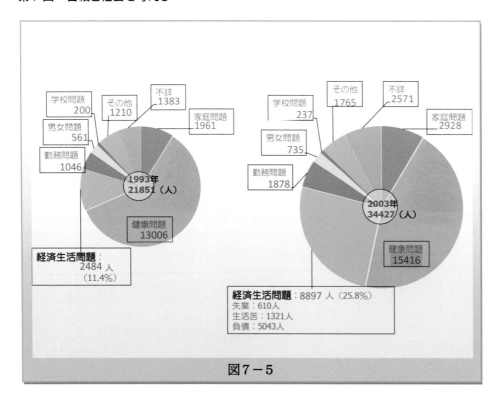

図7－5

職業別自殺者数の推移（図7－6）

これも警視庁のホームページからの引用です。職業別自殺者数の推移をみていきましょう。

平成10年、つまり1998年以降、自殺者数が急激に増えているのが分かるかと思いますが、まず1番上の線グラフが①無職者の数です。無職の人の自殺が増えているという

だけではなく、これは無職の人自体が増えているということも反映しています。この背景には、職を失って自殺に追い込まれるというメカニズムも現れているのではないかと思います。

次が②被雇用者、雇われている人もこのように増えています。そして③自営者、自営業はそれほど顕著には増えていないというように読めます。

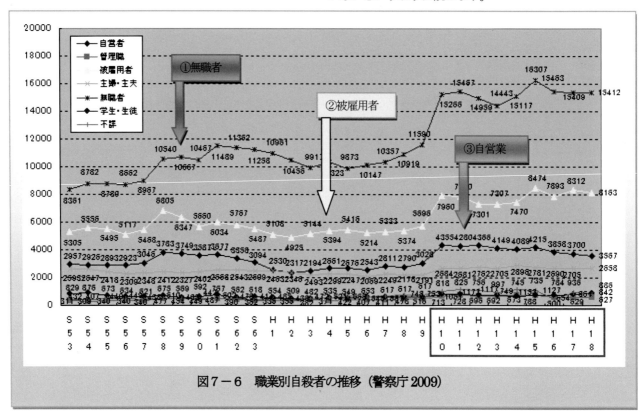

図7－6　職業別自殺者の推移（警察庁2009）

過去100年間の自殺率推移（図7－7）

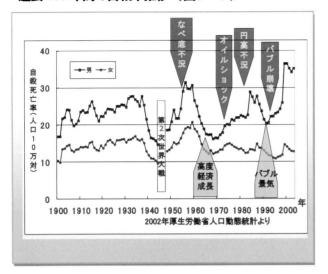

過去100年間の自殺率の推移を、1900年〜2000年までの自殺率に関する厚生労働省人口動態統計データをプロットしてエクセルで表を作成しグラフ化しました。

真ん中の部分が抜けていますが、これは第2次世界大戦が起き、自殺統計が取られていない時期になります。このように100年間を見ていくと、今回の自殺者数3万人、自殺率人口10万人対30を超えたのが異常事態であるというのが分かると思います。

青（上）のラインが男性で、赤（下）のラインが女性になり、女性の自殺率はそれほど変わっていないこともわかります。今回の問題は男性の自殺率が急増しているのが大きなポイントになります。自殺率の推移を歴史的な流れと照らし合わせてみていくと、次のような事が考えられます。

1950年代の終わりごろに自殺率が増えています。この時期は、第2次世界大戦後、なべ底不況というものが起きてきた時期でした。日本は経済不況に陥り、自殺者が増えました。そして60年代に入り、日本の経済が上向きになり、高度経済成長に向かっていくにつれて自殺率が急激に減っていっています。そして1970年オイルショックがあった頃に再び上がりはじめ、経済成長がストップし、また不況に

なり始める80年代に一気に自殺率が増えたのは円高不況と一致しています。そして、80年代後半から90年代にかけ、バブル景気につれ、日本の景気が少し上向きになるとともに自殺率が下がっています。ところが、90年代前半にバブルが崩壊し、再び一気に自殺率が増えたということがわかってきます。この100年間の図を見ると、自殺の問題は、医学モデルだけでは考えることができず、日本の社会の現れだということがわかってきます。

自殺者数と「完全失業者数」・「負債総額」（図7－8）

産業医大の赤築・永田らは厚生労働省委託事業研究成果報告書として、このようなデータを出しています。

左の図は、自殺者数と「完全失業者数」のピアソン相関係数を出しています。相関係数は0.877で非常に高く、1%未満の棄却率で有意差があり、有意な相関があるという結果です。薄いグレーの折れ線（上）が自殺率で、黒い折れ線（下）が失業者の数です。失業者の数と自殺者数が相関しているということがはっきり分かります。

右の図からは、自殺者数（上の折れ線）と国の「負債総額」（下の折れ線）もリンクしていることが分かります。相関係数は先ほどより低い0.715ですが、同じように国の負債総額が増えるにしたがって自殺者数も増えている、有意に相関しているという結果がわかります。

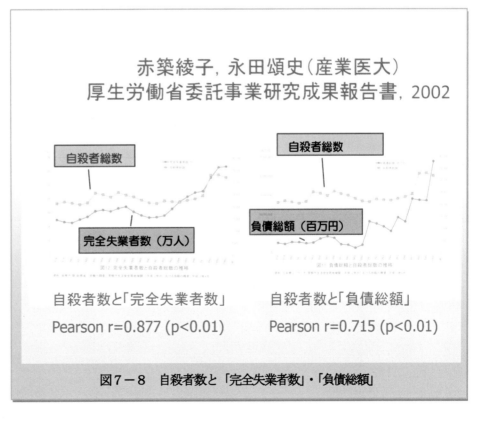

図7－8　自殺者数と「完全失業者数」・「負債総額」

自殺率の時代別推移（図7−9）

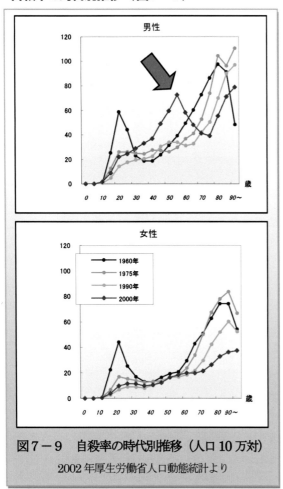

図7−9　自殺率の時代別推移（人口10万対）
2002年厚生労働省人口動態統計より

次に、自殺率の時代別推移を見ていきます。こまかくみていきましょう。凡例項目の上から、1960年代の自殺者数、1975年、1990年、2000年になります。

まず図7−9の男性ですが、1960年・1975年・1990年・2000年、全ての年代で70〜90代の高齢者になるにつれて自殺率が高まっています。高齢者の自殺が多いことが明確に分かります。それは時代を超えてずっと変わらないことです。

二つ目の特徴として、1960年の折れ線にだけ、20代の男性に自殺率のピークがあります。高度経済成長が始まる1960年頃です。これは下の図の女性も同じで、1960年は20代の自殺が多かった時代です。これは団塊の世代という人口の多い世代ではありますが、その世代が生きることに行き詰まり、日本の将来を憂いて60年安保などのさまざまな社会運動が起きた時期とちょうど重なっています。

そして、現在問題となっているのは図7−9の矢印の部分です。2000年の50〜60代の男性の自殺率が増えています。1975年や1990年にはこのようなピークはありません。女性にもこのピークがありません。図の7−7の過去100

年間の自殺推移グラフでも示されていたように、高い自殺率というのは女性には出ていません。よくよく考えてみると、この1960年〜2000年まで40年経っています。つまり、この頃20代だった人が60代になっています。そうすると、20代の男性に自殺率のピークが訪れた60年代の世代と、50〜60代の男性の自殺率が多い2000年代は同じ世代による自殺だということが見えてくるわけです。これは戦後のベビーブームによる団塊の世代と考えられます。彼らがまた、この不況の中で行き詰まり、定年前で、高度経済成長という日本の成長を支えてきた働き盛りの人々が、バブル崩壊後、20世紀末の究極の不況に見舞われ、路頭に迷い、人生に迷い、自殺に追い込まれるというメカニズムがこのグラフからみえてきます。この現象は、未だに第二次世界大戦の影響が続いており、戦後問題は終わっていないということを示しています。

自殺の原因（勤務問題の内訳）（図7−10）

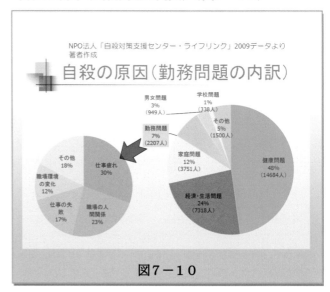

図7−10

図7−10は、自殺の原因の勤務問題の内訳を、"ライフリンク"という自殺対策支援センターのNPO法人が警視庁から起こしてきたデータです。自殺の原因は、半数近くが「健康問題」で、四分の一が「経済・生活問題」だったのですが、その中の7％の「勤務問題」に着目してみましょう。働き盛りの人たちにとって、なぜ自殺が起きているのか原因を探ろうということです。勤務問題で自殺した2,207人のうち、30％が仕事疲れ、23％が職場の人間関係、17％が仕事の失敗、12％が職場環境の変化というデータが出ています。

4要因の連鎖による「自殺」（図7−11）

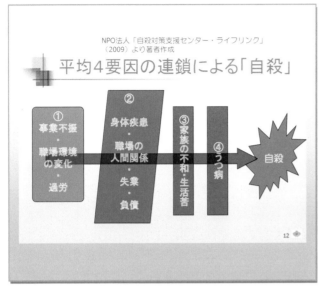

NPO法人"ライフリンク"は、非常に意義深い活動をしています。清水康之代表が東大大学院経済学研究科の澤田康幸准教授や弁護士・医師とともに、民間の自殺実態解析プロジェクトチームをつくりました。そこでは1,000人を目標に聞き取り調査を行い、自殺者の遺族の会などに働きかけて自殺の原因を探り、自殺には何かメカニズムがあ

るのではないか、社会的な何か特徴があるのではないかという仮説を立て、その実態を聞き取り調査から明らかにしました。305ケースのデータがそろったところで、次の4要因の連鎖による自殺がみえてきたと発表しました。

最初に「事業不振や職場環境の変化、過労」などがあり、次に「失業、借金生活」に追い込まれる。会社員が配置転換・異動や事業不振で過労になり、失業や借金生活になってしまい、その後、「家族の不和・生活苦」が起きてくる。そしてうつ病を発症する。ここで初めてうつ病という医学モデルが出てくるわけです。そして自殺が起きる。以上の4段階の連鎖が自殺の増加の背景にあるのではないかということが、305人のインタビューデータの中から分かってきたことです。

自殺総合対策推進モデル（内閣府 2006）（図7−12）

この"ライフリンク"の動きは政府を大きく動かしました。これから紹介する「自殺対策基本法」の策定にも大きく関わっています。

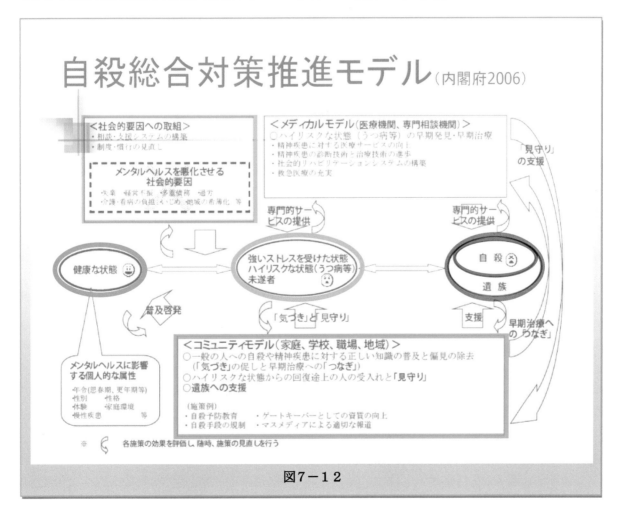

図7−12

　内閣府は 2006 年に、「自殺総合対策推進モデル」（図７－12）を提示しました。左下から見ていくと、まず健康な状態からの予防が大切だということです。そして中央に、強いストレスを受けた状態、ハイリスクな状態、うつ病などの自殺未遂者がいます。さらに右にいくと、自殺者とその周りに遺族がいます。今回この自殺対策推進モデルでは、自殺者だけではなく、遺族に注目したのが画期的なポイントです。このような、健康→ハイリスク→自殺と変化していく中で、それぞれの段階に応じてサポートをしていかなくてはならないということです。

　まず、健康な状態から強いストレスを受けてうつ病になってしまったり、自殺未遂をしてしまったりするという時期には、社会的要因への取り組みが必要です。メンタルヘルスを悪化させる社会的要因、失業、経営不振、多重債務、過労、介護・看病の負担、いじめ、地域の希薄化というような社会の問題に取り組んでいかなくてはならないということを、初めて政府が述べたのです。

　それに対し、実際にストレスがかかり、自殺未遂や自殺した遺族の方々に対しては「コミュニティモデル」を提案しています。家庭や学校、職場、地域で一般の人への自殺や精神疾患に対する「正しい」知識の普及と偏見の除去、「気づき」の促しと早期治療への「つなぎ」。ハイリスクな状態からの回復途上の人の受け入れと「見守り」、遺族への支援は、コミュニティ、つまり家族や学校、職場や地域で行っていかなくてはなりません。周囲の人たちが気づいて、自殺に至るまでに早期治療につなげるサポートや見守り。そして実際に自殺未遂したけど、自殺していない人を異常な人と捉えず、温かく見守る、受け入れていくというコミュニティをつくっていくことが必要です。実際に自殺をしてしまった人の遺族を守っていかなくては、連鎖で遺族も自殺に追い込まれていくということがあるので、遺族への支援も不可欠です。

　従来の自殺対策は、医療機関、専門相談機関によるメディカルモデルだけだったのです。ハイリスクな状態やうつ病を早期発見・早期治療しようということです。うつ病を早期発見・早期治療すれば自殺者は減ると医学モデルでは考えられていました。精神疾患に対する医療サービスの向上や、精神疾患の診断基準と治療技術の進歩、社会的リハビリテーションシステムの構築、救急医療の充実、そういったメディカルモデルが前面に出ていました。しかし、自殺の背景には、うつ病に対するメディカルモデルだけでなく、社会における失業・経営不振・多重債務・過労、その

ようなものがあるのだから、コミュニティでなんとかしていかなくてはならないということです。コミュニティモデルを構築していくことが、これからの自殺総合対策推進モデルなのだというのが、“ライフリンク”などの民間団体の影響力によって政府が出した画期的な見解です。

これまでの取り組みに対する政府の反省

　2007 年に政府が出した、自殺総合対策の在り方検討会（内閣府特命担当大臣管轄）が出した見解についてみていきます。これまでの政府の取り組みを次のように反省しています。

　「これまでに、厚生労働省を中心に、調査研究の推進、相談体制の整備等の自殺防止対策、具体的には、地域・精神保健の観点から地域におけるうつ病対策、産業保健の観点から職場におけるメンタルヘルス対策などが講じられてきた。しかしながら、自殺者数の減少傾向はみられず、3 万人台で高止まりしたまま推移している。」

　今まで、いわゆるうつ病対策と、地域・精神保健のうつ病対策、産業保健のメンタルヘルス対策、それだけをしてきたが、それではだめだということが分かったということです。

自殺者が減らない理由

　「その理由としては、これまでに講じられてきた施策は、総合的な視点に乏しく個人を対象とした疾病対策に偏りがちであったこと、遺族や自殺未遂者に対する取り組みが不足していたことが指摘されている。また、地域保健、産業保健の取り組みも、自殺率が高く、関心の高い一部の地域では積極的な取り組みがみられるものの、それ以外の地域では関係者の連携不足等により具体的な進捗が見られなかったことも明らかになっている。」

　これまでは、個人を対象としていた疾病対策という、うつ病対策に偏りがちであり、メンタルヘルスも、うつ病の人々を早めにみつけて早めに対処していくのに終始していました。しかしこれからは、遺族や自殺未遂者に対する取り組みをしていかなくてはならないということです。

　「さらには、自殺者精神疾患に対する国民の偏見が強い上、実際的な取り組みが始まってからはそれほど間がなく、

効果をあげるだけの十分な時間がなかったことも理由の一つと考えられる。」

　これは政府の言い訳というふうに私には受け取れます。確かに、自殺者精神疾患に対する国民の偏見が強いのは事実で、国民の偏見を変えていかなくてはならないと思います。また、「健康日本21」などの実際的な取り組みを始めて間もないから、まだ効果が出ていないという見解も問題です。1998年に自殺者3万人を超える前の、1980年代に一度自殺者が増えた時期から、医学モデルによる自殺対策は声高に唱えられていました。1980年代にたくさんの自殺関連の書籍が発行されています。

「自殺対策基本法」成立の背景

　次に「自殺対策基本法」成立の背景を見ていきます。

　「自殺対策に取り組んでいるライフリンクなどの民間団体からは、自殺を“自殺する個人”の問題だけに帰することなく、“自殺する個人を取り巻く社会”に関わる問題として取り組むべきであるという主張がなされるようになりました。」

　個人の問題でなく、社会の問題を考えなくてはならないという主張を民間団体がするようになってきたのです。

　「このような背景の下、“自殺は避けられる死”であるという認識に立って、平成17年に参議院の厚生労働委員会で“自殺に関する総合対策の緊急かつ効果的な推進を求める決議”がなされ、翌18年には、自殺対策の法制化を求める10万人の署名に後押しされ、自殺対策を総合的に推進して、自殺の防止を図り、あわせて自殺者の親族等に対する支援の充実を図ることを目的とする“自殺対策基本法”が全会一致で成立するにいたりました。」

　まさに民間の力によって、この法律が獲得されたのです。

「自殺対策基本法」の概要（2006）

　では、「自殺対策基本法」の概要をみていきます。

① 自殺が個人的な問題としてのみとらえられるべきものではなく、その背景にさまざまな社会的な要因があることを踏まえ、社会的な取り組みとして実施されなければならないこと。

② 自殺が多様かつ複合的な原因及び背景を有するものであることを踏まえ、単に精神保健的観点からのみならず、自殺の実態に即して実施されるようにしなければならないこと。

　単に今までのメディカルモデルではだめであるということです。

③ 自殺の事前予防、自殺発生の危機への対応及び自殺が発生した後又は自殺が未遂に終わった後の事後対応の各段階に応じた効果的な施策として実施されなければならない。

　自殺の予防、自殺が発生する時の危機対応、発生した後あるいは発生が未遂に終わった後どうするか、段階に応じて対策していかなくてはならないということです。

④ 国、地方公共団体、医療機関、事業主、学校、自殺の防止等に関する活動を行う民間の団体その他の関係する者の相互の密接な連携の下に実施されなければならない。

　地方公共団体や医療機関だけでなく、事業主、学校、民間団体などみんなで協力していかなくては変えられないということです。

　以上が「自殺対策基本法」成立にいたるまでの経緯です。自殺の問題が決してメディカルモデルだけではとらえられないもので、社会の大きな問題、経済や社会構造と大きく関係している問題であるということが、分かってきたのではないかと思います。

第3章　自殺言説の歴史的変遷

本章では、自殺の問題を人類学・社会学の観点からみていこうと思います。まずは、自殺言説の歴史的変遷です。歴史軸の中で、自殺の問題をとらえていきましょう。

美化された文化的自殺観

本章でお示しする前半の研究は、医療人類学者［脚注7-4］である北中淳子先生の「神経衰弱」盛衰史（2004）の中に挙げられている内容を引用させていただいています。

まず美化された文化的自殺観ですが、江戸時代以前の日本にさかのぼってみたいと思います。武士道の中に、儀礼化された自殺の伝統というものがありました。海外の研究などでも「HARAKIRI!」というように呼ばれており、武士道や儀礼としての自殺は強調されています。

1912年にあった明治天皇が亡くなった時の乃木将軍の殉死報道をロンドンタイムスでは、日本精神の表れとして褒め称えたそうです。ところが、西欧近代化を目指す日本の知識人達は、前近代的・封建的悪習慣だということで批判的にみたという歴史があります。

近代の生物学的自殺観

その後、日本は近代という時代に入っていき、その中で生物学的自殺観というものが台頭していきました。19世紀末にドイツ流の生物学的なパラダイムが日本に入っ

てきます。これは遺伝因子や素因を重視した当時の精神病観になりますが、脳病としての精神病、精神異常としての自殺観、それが特徴的でした。この当時、精神病は脳の病気と考えられ、脳病と呼ばれていました。現在の医学にも脈々と続いている、人間の精神は脳の機能によるものだという考えです。このような、ドイツ流の生物学的なパラダイムが入ってくることによって、自殺は精神異常によるものだという観念が日本にどんどん広がっていきました。

その筆頭になったのが、日本の精神医学の父と呼ばれる東大教授の呉秀三の言葉です。

「皮相ノ考ヘデ言ヘバ、其ノ生活上ノ苦痛カラ、世の中ヲ悲観シテノ結果デアルガ、ソレハアクマデ素人考ヘナリ、…最初カラ精神ニ多少ノ異常ガアル」。（北中淳子,2004）

このような精神科医による、自殺の"真の原因"に関する啓蒙運動が開始されます。この当時の社会的通念として、自殺するのは生活上の苦痛からなる、世の中を悲観して自殺するというものだったそうです。

これはむしろ現在とは逆の考え方ですね。現在では、うつ病だから自殺するのだという医学モデルの方が常識でしたが、前の章で説明した通り、実際はそうではなく社会的な問題・生活苦・経済が大きく関係しているという観点が新しく提示されてきたわけです。そう考えると、現在と

［脚注7-5］医療人類学とは

■医療人類学とは、病気や健康保持に対する人間の観念や行為についての人類学的研究である。

（波平恵美子, 1993）

■医療人類学とは人間の諸活動における広義の「医療」を文化人類学的な立場から研究調査する学問的実践である。

（池田光穂、1997）

■代替医療を含む「非西洋医療」の合理性の理解と、生物医学に代表される近代医療の課題を克服していく視点を提供する学問的枠組みである。

（武井秀夫、1985）

［文化人類学とは］

■文化を営むものとしての人間を研究する学問。

（波平恵美子, 1993）

■他者を理解するための学問、他者の理解を通して自己を知る学問。

（浜本満・浜本まり子、1994）

は逆転した観念が当時あったというのがみられます。

　明治時代の近代化によって、自殺は生活苦の人が仕方なくするものではなく、精神医学という医療の問題なのだということで、自殺の医療化（medicalization）［脚注7-7］が起きてくるのです。

戦時の国家支配層の立場

　近代化が短期間で大きく進み、明治時代の後半から大正時代にかけて、日本は海外との戦争を始めます。では、近代化を進めた戦時の国家支配者層の人たちは, 自殺についてどのように考えていたのでしょうか。

　早稲田大学の創始者である大隈重信はこのように述べているそうです。

　「抵抗力の弱い奴が降伏する。戦い敗れる。…近来若い書生共が人生観などといって…（満場大喝采）瀧の上から落ちて死ぬるか若しくは鉄道に轢かれて死ぬなどという薄志弱行。此奴等は精神作用の抵抗力がないから精神病になって。挙句の果てに死んで仕舞う。誠につまらない奴。そういう弱い奴は活きて居ても却って害を成す。（拍手喝采）」。（北中淳子, 2004）

　みなさんは、どういう感想をもたれるでしょうか。戦争に向かっていく中で大隈重信は、日本の国力を上げようという啓蒙的な立場を貫いて早稲田大学も作ったわけです。その大隈重信がこのようなことを言っているのです。当時はそういった時代でもあったということでしょうか。

　ここでは、「結局は弱い奴が精神病になって自殺する、そんな奴は助ける必要がない」ということが述べられています。個人の病理や道徳的弱さ、そういった生物学的パラダイムが、国家の支配層に完全に定着したのです。

　これより少し前の時代までは、生活苦で自殺するというふうに庶民は思っていたわけですが、実はそうではないと

いう呉秀三の生物学的な自殺観が紹介されてから、近代化の波に押されて考え方が大きく変化したわけです。啓蒙思想の結果、20世紀の頭に生物学的な自殺観が定着し、もともと精神作用の抵抗力がない人が精神病にかかって自殺する、つまり個人の病理であり道徳的な弱さであるという論理が社会に定着していったのです。

1960年代：うつ・自殺観の転換

　1960年代に、うつや自殺観は次の転換期を迎えます。ドイツの強制収容所の帰還者であるフランクル（Viktor Emil Frankl, 1905-1997）という精神医学・心理学者がいます。彼は人間学的・実存的精神医学というものをつくっていった、非常に著名な精神医です。彼はアウシュビッツ強制収容所の生還者、サバイバーです。アウシュビッツの凄まじい苦難の経験から、社会的な状況が精神病を起こしうるという新しい精神医学をつくりだしました。

　同時期の1957年に、抗うつ剤が発見されました。あるいは発明されたと言ってもいいかもしれません。これによって、薬によってうつ病は治る可能性がみえてきました。

　また日本では平澤と下田が、テレンバッハ（Hurbertus Tellenbanch, 1914-1994）というドイツの研究者の影響を受けて「うつ病者は異常者ではなく、むしろ日本社会において規範的と評価されるような、几帳面で他者配慮的な人々であり、その真面目さと熱心さゆえに自らをうつ病発症的状況へと追い込んでいく」という言説を流布させました。

　今まで、明治後期以降、終戦まで、精神的に弱い奴が自殺するというのが常識だったところが、1960年代に再び大きく変化していったのです。今度は、社会的状況が精神病を起こしうるというベースがあるうえで、性格として真面目で日本社会で規範的だと評価される人がうつ病になり自殺する、という考え方が出てきたわけです。

　日本社会で理想だとされている、「あの人は良い人だね」

［脚注7-6］医療化（medicalization）

　医療の知識と技術が、臨床の場を越えて人々の日常生活に浸透していき、直接的には医療と関わりのないさまざまな活動においても医療専門家が大きな権限を持つようになること。例えば、妊娠・出産を病院が管理すること、犯罪における精神鑑定、美容外科、アンチエイジングなど老化現象に対する医療、死亡診断書など。また、生活習慣や病気の予防に関することも同様に医療の対象になっていることも医療化の一部であると言える。

　つまり、医療の対象、医療の技術と知識によって、またはそれらが広まっていくことによって、日常生活に医療が浸透していってしまう。それによって医療の専門家が非常に大きな権限を持つ現象を社会の医療化という。

　（近藤英俊, 2004、I.Illich,他；脱病院化社会. 1975）

と言われるような人が自殺していっているということです。周りに配慮する中で、自らをうつ病発症的状況へと追い込んで自殺していっている、という新たな精神医学的な言説ができてきました。そして、その言説の裏では、うつ病が治るかもしれないと期待された抗うつ剤の浸透が始まったのです。

この変化は、環境要因は認めたが、性格を病因とする個人還元主義的方向性は変わらないと北中淳子先生（2004）は考察しています。つまり、社会状況が起こしていることは認めたけれども、個人の性格にうつ病の発症や、自殺の原因・責任を帰結するという個人還元主義的方向性は変わっていないと述べています。

1980〜90年代：過労自殺裁判の功績

その後、1980年代、1990年代と大きく変わっていきます。過労自殺裁判というものが起きてきます。

自殺は、これまでは「故意」があるものとみなされてきました。本人の故意、つまり本人が自殺したいから自殺したのだという形で、自殺が放置されてきたのです。しかし、1988年に大阪「過労死問題連絡会」、東京に「ストレス疾患労災研究会」、そして全国的に「過労死110番」ができて、大きな反響を呼びました。そして、過労死に労災補償を適応させ、企業の責任を追及するための「過労死弁護団全国連絡会議」が結成されます。「過労死」という新たな概念が作られ、自殺は故意ではなく労働と大きく関係しているのだとして、社会が大きく動いていきます。

この過労死弁護団は、"過労死"とは、過労により人間の生体リズムが崩壊し、生命維持機能が破綻をきたした致命的な極限状態である」と定義しました。過労死には、自殺だけではなく、脳血管障害、心血管障害といった心臓や脳の病気も全部含まれているわけですが、それらをひっくるめて過労死という名前を作り、あらためて死の問題をとらえていくという動きが出てきました。

そして遂に、1996年に東京地裁が「過労自殺」を認定しました。その後1988年から12年間裁判が続き、ついに2000年に最高裁で遺族が全面勝訴しました。これが有名な電通事件［脚注7-7］になります。過労自殺が日本の司法において認められたわけです。

「労働省精神障害・自殺新認定指針」［脚注7-8］

過労死、過労自殺が認められるのと同じくして、労働省が自殺新認定指針を出しました。1999年の「労働省精神障害・自殺新認定指針」です。

「ICD-10」（国際疾病分類第10版）［脚注7-7］というWHO（世界保健機関）が作成した精神と行動の障害に関する診断基準があります。①うつ病エピソード、②急性ストレス反応、③外傷後ストレス反応、④適応障害としての遷性抑うつ反応・混合性不安抑うつ反応、⑤身体表現性障害、⑥混合性不安抑うつ障害、⑦持続性妄想障害、⑧急性一過性精神病性障害、⑨感応性妄想性障害、⑩分裂感情障害。こういった精神障害による自殺を対象にしています。

また、従来の日本の臨床診断でいうところの、①うつ病、②反応性うつ病、③うつ状態、④抑うつ反応、⑤心因反応、⑥抑うつ神経症、⑦自律神経失調症、⑧神経衰弱状態、といった病名による自殺も対象になっています。

過労自殺と認定するための条件として、次のようなことが規定されています。「対象疾病の発病前おおむね6か月間に、客観的に当該精神障害を発病させる恐れのある業務による強い心理的負荷が認められること」。つまり、こういう精神疾患を発症させる前の6か月間に、客観的に見て

［脚注7-7］

電通事件

長時間労働に従事した新入社員（1991年入社）がうつ病に罹患し、入社1年5カ月で自殺したことから、遺族が会社側に損害賠償を請求した事件である。過労死として初めて会社を相手取った損害賠償を求めた訴訟であり、東京地裁（96年3月）、東京高裁（97年9月）で会社側の責任を認めた。

厚生労働省：こころの耳 http://kokoro.mhlw.go.jp/hatarakukata/jirei-h/27.html　　（2012.08.21 取得）

「自殺も過労死、認定の流れ加速」（大阪夕刊 1998.02.23）

ICD-10（アイ・シー・ディー・テン）

International Classification of Diseases の略であり、第10版まで出ている。WHO（世界保健機構）によってつくられた。死因や疾病の国際的な統計の比較や医療機関における診療記録の管理に用いられている。

も明らかに業務的に強い心理負荷があるということが認められる、ということが前提条件となったわけです。

さらに、「業務以外の心理的負荷および個体側要因により精神障害を発病したとは認められない」と書かれており、遺伝や心身の脆弱性などの個人の生体要因によって精神障害を発病した訳ではなく、業務によって起きたのだというように認められることが、過労自殺の認定基準になりました。

実際の臨床的観点から考えれば、このような精神障害は、業務の負荷に加えてそれ以外の様々なライフイベントが重なって起こることが多く、業務のみが精神障害発症の要因だと断定するのは非常に難しいです。精神医学的な観点からは、厳密に精神障害発病の要因を断定することはできませんので、社会的に妥当な「精神障害を発病させる恐れのある業務による強い心理的負荷」という状況を裁判の凡例として定めていかなければならないわけです。そういう意味で、このような自殺新認定指針ができても、過労自殺裁判はとても難しいものになります。

過労自殺の労災補償状況 ［図7-13］

次に、過労自殺の労災補償状況をみていきますと、厚生労働省基準局補償課職業病認定対策室の資料によると、図7－13のように、1988年に過労死というものが定義され、それ以降90年代に入って少しずつ増えています。1999年に自殺新認定指針ができ、一気に請求件数が上がりました。認定件数も1999年以降、着実に増えてきて2001年では、約100件近い請求件数のうち1/3、30件ほどが認定されたという状況になります。さきほど例に挙げた東京地裁で電通事件の遺族が勝訴したのが1999年です。

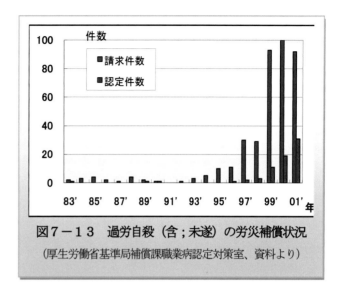

図７－13　過労自殺（含；未遂）の労災補償状況
（厚生労働省基準局補償課職業病認定対策室、資料より）

自殺により労災認定された事案の精神障害診断（図7－14）

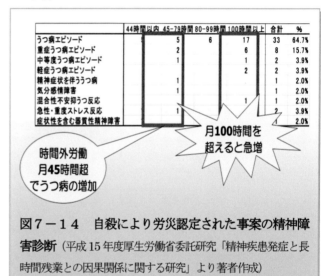

	44時間以内	45-79時間	80-99時間	100時間以上	合計	%
うつ病エピソード		5	6	17	33	64.7%
重症うつ病エピソード		2		6	8	15.7%
中等度うつ病エピソード		1		1	2	3.9%
軽症うつ病エピソード				2	2	3.9%
精神症状を伴ううつ病		1			1	2.0%
気分感情障害		1			1	2.0%
混合性不安抑うつ反応				1	1	2.0%
急性・重度ストレス反応		1			2	3.9%
症状性を含む器質性精神障害					1	2.0%

時間外労働月45時間超でうつ病の増加

月100時間を超えると急増

図７－14　自殺により労災認定された事案の精神障害診断（平成15年度厚生労働省委託研究「精神疾患発症と長時間残業との因果関係に関する研究」より著者作成）

自殺により労災認定された事案の精神障害診断をみてみます。これは厚生労働省委託研究「精神疾患発症と長時間残業との因果関係に関する研究」の結果を表にまとめたものです。

[脚注7-8] 1999年：「労働省精神障害・自殺新認定指針」

<ICD-10>①うつ病エピソード、②急性ストレス反応、③外傷後ストレス反応、④適応障害としての遷性抑うつ反応・混合性不安抑うつ反応、⑤身体表現性障害、⑥混合性不安抑うつ障害、⑦持続性妄想性障害、⑧急性一過性精神病性障害、⑨感応性妄想性障害、⑩分裂感情障害

<従来診断>①うつ病、②反応性うつ病、③うつ状態、④抑うつ反応、⑤心因反応、⑥抑うつ神経症、⑦自律神経失調症、⑧神経衰弱状態

・対象疾病の発病前おおむね6か月間に、客観的に当該精神障害を発病させるおそれのある業務による強い心理的負荷が認められること。

・業務以外の心理的負荷および個体側要因により精神障害を発病したとは認められないこと。

自殺の原因となりやすい精神障害診断として、最も多いのが「うつ病エピソード」、ついで「重症うつ病エピソード、中等度うつ病エピソード、軽症うつ病エピソード、気分障害」といった病名が続きます。表中の単位のない数字は、労災認定された件数、つまりそれぞれの病名に該当する患者数を表しています。

まず時間外労働が月に45〜79時間になると、一気に件数が増えているのがわかります。第1章の医学モデルで説明したように、時間外労働が45時間くらいであれば過労死のリスクはそれほど高くありませんでした。このデータからも、時間外労働が月45時間を超えた段階で一段階増えていることがわかります。さらに月100時間を超えると、新たに患者数が急増しているということが、この労災認定された事案の件数でみてみると分かります。

過重労働による健康障害を防止するために事業者が講ずべき措置

☞ **過重労働による健康障害を防止するために事業者が講ずべき措置** (厚生労働省：過重労働による健康障害防止のための総合対策（2002）)

(1)時間外労働の削減：36協定締結時に労働時間延長の限度基準を遵守し、時間外労働を月45時間以下とすること。

(2)年次有給休暇の取得促進を図ること。

(3)健康管理の徹底：事業者は、労働安全衛生法に定める健康診断、事後措置等を徹底させること。時間外労働をさせた時間に応じて次の措置を行なうこと。産業医のいない小規模事業場では、地域産業保健センター事業を活用すること。

・・月45時間を越える時間外労働をさせた場合には、産業医の助言指導を受ける。月100時間または2-6か月間平均80時間を超えた場合は、当該労働者に**産業医の保健指導**を受けさせ、必要な場合は健康診断を受診させ、その結果に基づき事後措置を講じること。

2002年に厚生労働省は、過重労働による健康障害防止のための総合対策として、「過重労働による健康障害を防止するために事業者が講ずべき措置」を提出しました。

その文言をみていきます。

第一に「時間外労働の削減」です。「36協定締結時に労働時間延長の限度基準を遵守し、時間外労働を月45時間以下とすること」。

月45時間というのが、やはりデータでみても明らかなので、これ以下にしていくとなんとか大丈夫だろうということです。

第二に、「年次有給休暇の取得促進を図ること」。現状では、有給休暇という制度はあっても、社会の風潮や、会社の風土のために、なかなか取得できない状況です。

第三に、「健康管理の徹底」です。「事業者は、労働安全衛生法に定める健康診断、事後措置等を徹底させること。時間外労働をさせた時間に応じて次の措置を行うこと。産業医のいない小規模事業場では、地域産業保健センター事業を活用すること」。

次の措置として、時間外労働の時間を基準にして、次のように定めています。「月45時間を超える時間外労働をさせた場合には、産業医の助言指導を受けること。月100時間または2〜6か月間平均80時間を超えた場合は、当該労働者に産業医の保健指導を受けさせ、必要な場合は健康診断を受診させ、その結果に基づき事後措置を講じること」。

この法律は、私がある企業の産業医としてメンタルヘルス対策に関わっていた2002年当時に出ました。最初の段階の法案では、もっと事業主に厳しい内容でした。この法案がでた頃は、会社の保健管理室のスタッフたちと一緒に、良い指針が出ることを喜んでいました。これだけの時間外労働をさせたら、会社は従業員に絶対に産業医の保健指導を受けさせなければいけないというようになる。そうすれ

ば保健スタッフも、企業経営陣にもう少し職場環境を改善させるような形で進言できる力をもてるのではないかと思っていました。しかし、当初の法案では「産業医の保健指導を受けさせるのが義務だ」とされていたものが、結果的に経団連などの経済界の反対にあい、「本人の希望によって指導を受けることができる」というような弱い文言に変えられてしまい、とても残念な思いをした記憶があります。経済を牛耳る経済界の意向と、労働者の権利を守ろうとする労働組合系の考え方が、やはり常に対立しているというのがひとつの構造のようです。

過労自殺認定裁判の意義

ここで、過労自殺認定裁判の意義をまとめてみたいと思います。

（1）　民衆（労働者・弁護士団）が勝ち取った、健康に対する社会責任。
（2）　社会的要因（社会的ストレス）によって、精神疾患（うつ病）が発病し、自殺を起こしうるという言説が社会的に認知された。

第一に、過労自殺認定裁判は、民衆そして労働者や弁護士団が勝ち取った「健康に対する社会責任」なのだということです。

第二に、社会的要因、社会的ストレスによって、精神疾患（うつ病）が発病し、自殺を起こしうるという言説が社会的に認知されたということです。

近代の生物医学的モデルでは、精神的に弱い人がうつ病を発症し自殺するということでした。さらにその前の時代は、生活苦で自殺するということでした。そして現代は、このふたつの説が歴史的に結びつき、まず社会的要因がベースにあって、その上にうつ病が発症して自殺する、という二段階説が社会的に認知されたということです。

第 2 章で紹介しました、ライフリンクが提示した「4 要因の連鎖による自殺」という自殺のメカニズムのように、①事業不振・職場環境の変化・過労などがきっかけで、②失業・借金生活になり、③家族の不和・生活苦が起き、④うつ病になって自殺するという要因の連鎖が自殺には関係しているということです。これはストレス学説の功績とも考えられますし、また、アメリカにおけるベトナム戦争後の PTSD（心的外傷ストレス障害）に対する国家補償問題に類似している現象だともいえるでしょう。

うつ病と自殺予防

まとめです。第 7 回では、うつ病と自殺予防を、「医学モデル」、「社会から見たモデル」、「人類学・社会学から見たモデル」という三つの観点からみてきました。

最も大事なポイントは、自殺の社会・経済的要因に注目しなければならないということです。現代の自殺は、働き盛りの 50-60 代の団塊の世代の男性に多いことからも、「うつ病や自殺」の問題は、戦後日本の大きな社会問題であり、社会が責任を持って対処すべき問題だといえます。60 年前に日本が戦争を起こした責任、それが実は現代の自殺問題に大きく関わっています。戦争問題の解決を抜きにしては、自殺の問題も解決しえないということです。

次に大事なポイントは、うつ病や自殺を、個人の自己責任に押し付けてはならないということでしょう。過労自殺裁判は、民衆、労働者や弁護士団が勝ち取ったものであり、第 2 章でみてきた「自殺対策基本法」も、ライフリンクをはじめとする民間団体、弁護士が勝ち取ったものなのです。このように、自殺を減らすためには、うつ病対策・メンタルヘルス対策といったメディカルモデルだけでは不十分であり、過重労働対策などの労働問題の解決が不可欠だといえます。

この他にも、自殺予防のアイデアはないものか、みなさんで考えていく必要があると思います。

> ### ☞「うつ病と自殺予防」
> ・自殺の社会・経済的要因に注目。
> ・働き盛りの 50-60 代男性（団塊の世代）に多い　「うつ病や自殺」は、戦後日本の大きな社会問題であり、社会が責任をもって対処すべき問題。
> ・うつ病や自殺を、個人の自己責任に押し付けてはならない。
> ・過労自殺裁判は、民衆（労働者・弁護士団）が勝ち取ったもの。
> ・うつ病対策だけでは、自殺は減らない。過重労働対策は重要。
> ・その他の自殺予防アイデアは？

いのちの電話（社会福祉法人）

自殺対策の方法をいくつか紹介します。全国の各県に「いのちの電話」というものがあります。

「埼玉いのちの電話」のホームページには、このようなことが書かれています。「苦しいとき、さびしいとき、不安なとき、迷っているとき一人で悩まずに電話してください。24 時間、365 日、年中無休」。

こういったものを、緊急な時には利用するということも頭に入れておく必要があるかもしれません。

働く人のメンタルヘルス相談（心の労働相談：埼玉県）

埼玉県を例にあげると、県の「労働相談センター」が無料相談を受け付けています。

「こんなことで悩んでいませんか。職場の人間関係がうまくいかない。ささいな事でイライラする。食欲がなく、不眠がち。朝になると気分が悪くなり、出勤できない。家族が悩んでいる。」ここでは、労働の問題とメンタルヘルスの問題を、地域の問題として取り組んでいます。

自殺対策支援センター"ライフリンク"

最後に、"ライフリンク"を紹介します。特定非営利活動法人（NPO）の自殺対策支援センター"ライフリンク"は次のような活動をしています。ぜひホームページを見てください。たくさん勉強になる話題が載っています。

『自殺に追い込まれていくいのちを、みんなでつながりながら守っていこう』。『いのちを守るために、みんなでつながりあっていこう』。
私たちは「ライフリンク（という名前）」にそうした決意を込めています。自殺総合対策・自死遺族ケアの推進、自殺予防・防止のための啓発活動に取り組んでいます。新しいつながりが新しい解決力を生む。これが私たちのモットーです。

"つながり"というのがキーワードです。このようなライフリンクの活動は非常に画期的です。この活動が軸となり「自殺対策基本法」ができたわけですし、過労死裁判などにも大きな影響を与えています。

第3章では、社会学・人類学の観点から自殺、社会の問題を考えたわけですが、ここで大きな希望がもてるのは、われわれ民衆の力というものではないでしょうか。20世紀末から「社会は変えられない」という虚無感のようなものが社会に蔓延していました。しかし、労働者や民間団体、弁護団が力を合わせて、さまざまなデータを公表したり、世の中に訴えていく活動を地道に続けていくことで、会が変わり得るのだということが、みえてきました。

1998年から13年間、自殺者数が3万人を超えています

が、このような活動が、2007年以降少しずつ進んできていますので、将来に希望がもてるかもしれません。我々も社会の一員として、社会を少しずつ変えていくことができるかもしれません。人と人との"つながり"を作り、地域のコミュニティをつくっていく。そういった地道な活動が、自殺問題という大きな社会問題を解決する大きな力になるのではないでしょうか。

「健康日本21」の「休養・こころの健康づくり」つまりメンタルヘルスの領域では、こころの健康を悪化させて高い自殺率を維持させている社会の責任が明確にされた、という点が評価できます。こころの健康だけでなく、全ての「生活習慣病」に対して、このような社会的要因を明確にしていく必要があるでしょう。政府が、自殺者が減らない理由として「これまでに講じられてきた施策は、総合的な視点に乏しく個人を対象とした疾病対策に偏りがちであった」と述べていますが、この発言は「生活習慣病」全体に言えることだと考えます。

［文献］
・ファイザー製薬編：うつ病サポートブック. 上島国利（監修）
・American Psychiatric Association ：DSM-IV-TR 精神疾患の分類と診断の手引. 高橋 三郎，大野 裕，染矢 俊幸（訳），医学書院，2004
・労働者の疲労蓄積度チェックリストについて：厚生労働省 HP（http://www.mhlw.go.jp/topics/2004/06/tp0630-1.html 2012.10.06 取得）
・自殺 10 年連続 3 万人超；30 代・高齢者、最多に. 朝日新聞，2008.6.19 夕刊
・平成 22 年中における自殺の概要資料. 警察庁生活安全局生活安全企画課．2011.3 発表．HP（http://www.npa.go.jp/toukei/index.htm 2012.10.06 取得）
・過重労働や借金が拍車；なぜ景気が回復しても自殺が減らないか. 朝日新聞，2004.10.23
・平成 23 年中における自殺の概要資料. 警察庁生活安全局生活安全企画課．2012.3 発表．HP（http://www.npa.go.jp/toukei/index.htm 2012.10.06 取得）
・自殺者数の年度推移．T-PEC 株式会社 HP（http://www.t-pec.co.jp/mental/2002-08-4.htm 2012.10.11 取得）

・自殺死亡の年次推移．厚生労働省 HP
（http://www.mhlw.go.jp/toukei/saikin/hw/jinkou/tokusyu/suicide04/2.html#top　20121011 取得）

・赤築綾子，永田頌史．日本における自殺の特徴－近年の日本における自殺の動向について－．平成13 年度厚生労働省委託事業「労働者の自殺予防に関する調査研究Ⅱ」研究成果報告書，産業医科大学，2002, pp172-195.

・NPO法人自殺対策支援センターライフリンクHP
（http://www.lifelink.or.jp/hp/top.html　2012.10.11取得）

・内閣府．自殺対策基本法HP
（http://www8.cao.go.jp/jisatsutaisaku/　2012.10.11取得）

・北中淳子：「神経衰弱」盛衰史─「過労の病」はいかに「人格の病」へとスティグマ化されたか．ユリイカ36（5），p.150-67，2004

・黒田浩一郎：医療社会学の前提．黒田浩一郎（編）：『医療社会学のフロンティア─現代医療と社会』．世界思想社，p.2-52，2001

・波平恵美子：『医療人類学入門』．朝日新書，1994

・浜本満，浜本まり子：『人類学のコモンセンス─文化人類学入門』．学術図書出版社，1994

・厚生労働省，精神障害の労災補償HP
（http://www.mhlw.go.jp/bunya/roudoukijun/rousaihoken04/090316.html　2012.10.12取得）

・日本産業精神保健学会：精神疾患発症と長時間残業との因果関係に関する研究．平成15年度委託研究
厚生労働省：過重労働による健康障害防止のための総合対策HP（http://www.mhlw.go.jp/houdou/2004/06/dl/h0630-1a.pdf 2012.10.12取得）

■ディスカッション・テーマ■ (田中乙菜)

　第 7 回は自殺をテーマに、医学的、社会的、人類学的の 3 側面から掘り下げていきました。非常に重いテーマではありますが、多角的に検討していくことで、社会の現状を浮き彫りにし、これからの私たちの生活について考えたいと思います。

Q1．第 1 章で紹介しましたように、「健康日本２１」の 9 つの領域の中に、休養・こころの健康づくりというものがありました。「こころの健康を保つ生活」には、休養への対応、ストレスへの対応、睡眠への対応の 3 点が含まれています。みなさんの生活を振り返って、この 3 点についてどのくらい充実してとれていると感じますか。また疲労が蓄積したときに、こころの健康を保つために、日常生活においてどのような工夫ができるか考えてみましょう。

Q2．自殺対策基本法の概要のひとつに、社会的な取り組みとして実施されなければならないことというものがありました。それではあなたが所属しているコミュニティや会社で、どのような制度、取り組みがあってほしいと思いますか。大きな施策でも構いませんし、身近な取り組みでも構いません。具体的にアイデアを挙げてみましょう。

Q3．第 3 章では、自殺言説の歴史的変遷について紹介しました。それではあなたのもつ自殺観について考えてみましょう。第 3 章を読むまであなたが抱いていた自殺観と読んだ後の自殺観を比較してみましょう。そして、自分の抱いていた自殺観にどのような社会的・環境的背景が反映されていたのか考察してください。

第8回　医療社会学概説

第1章　医療社会学の視座（1）

　これまでは、「生活習慣病」を臨床医学・公衆衛生学・心身医学の三つの観点からみてきました。この観点は"医療者の視点"と"行政の視点"だと言いかえることもできるでしょう。

　「生活習慣病」という病名は政府が作った行政用語ですが、1996年にこの概念が提示され、2000年には「健康日本21」という政府主導の国民健康づくり運動が開始され、そして2003年には、「健康増進法」という法律が制定されました。このような流れの中に、生活習慣病をいかになくしていくか、医療費をいかに削減していくか、そういった行政の明確な健康政策の動向をみることができます。

　行政の健康政策の背景には、医学的なものの見方、すなわち臨床医学や公衆衛生学といった観点があります。臨床医学は、病院やクリニックなどで具体的に患者さんを診療し治療するための医学です。病気をいかに克服していくか、患者になったひとをいかに治すか、病気をいかになくしていくか、いかに病気にならないようにするか、といった個人を対象にした視点です。公衆衛生学は、国民の健康を保持し増進させるための社会的な組織活動を支える医学です。第7回までの講義は、臨床医学と公衆衛生学という医学を基礎においた内容でした。

　第8回からはガラリとものの見方を変えたいと思います。「医療社会学概説」では、生活習慣病のさまざまな問題点をみていくうえで基礎的な考えとなる、医療社会学の基礎について勉強したいと思います。医療の世界を外からみる"社会の視点"です。この医療社会学のものの見方をひとたび勉強しますと、医学の世界の内部にいてはみえてこないさまざまな医療の問題点が浮かび上がってみえてきます。私も臨床医として、内科医として、あるいは心療内科医として、こういった生活習慣病の患者さん方の多くと接してきました。そして、それをどう治していくか、あるいはどう指導していくか、などということに頭を悩ましていた時代もありました。しかし、医療人類学や医療社会学といった視点を勉強するにつれて、今までの自分の臨床医として、あるいは医者としての視点が大きく180度転換して、今までの自分に対するさまざまな反省点というもの

が見えてきました。これは医者をしていては気付かない、医療者をしていては気付かない、大事な視点だと思います。そういった意味で、この医療社会学概説をよく勉強していただいて、医療者では気付かない視点を、自分のまなざし、ものの見方のツールとして取り込んでいっていただければと思います。

社会学（sociology）とはどんな学問か？

> ☞ 歴代の社会学者たち
>
> オーギュスト・コント（Auguste Comte；1798～1857）
> カール・マルクス（Karl H. Marx；1818～1883）
> マックス・ウェーバー（Max Weber；1864～1920）
> エミール・デュルケーム（Emile Durkheim；1858～1917）
> タルコット・パーソンズ（Talcott Parsons；1920～1979）
> ユルゲン・ハーバマス（Jurgen Habermas；1929～）
> ハーバート・ブルーマー（Herbert G. Blumer；1900～1987）
> アーヴィング・ゴフマン（Erving Goffman；1922～1982）
> ミッシェル・フーコー（Michel Foucault；1926～1984）
> ピエール・ブルデュー（Pierre Bourdieu；1930～2002）
> アンソニー・ギデンズ（Anthony Giddens；1938～）

　そもそも、社会学とはどんな学問なのでしょうか。Sociologie は、フランスの哲学者オーギュスト・コント（Auguste Comte, 1798-1857）が創始した言葉です。コントは社会学を、「未来を知るために今を知る」ための学問であり、現在の社会を観察することでこれからの社会の姿を予見する実証哲学だと述べました。数学者でもあったコントは、数学、天文学、物理学、化学、生物学の延長線上に社会学を位置づけています。

　広辞苑（第6版）によれば、「人間の社会的共同生活の構造や機能について研究する学問」とあります。社会学者の三宅武司（2010）は、社会や時代の変化の先端で初めてみる現象を、何とか認識と理解の中に持ち込もうとする、人間の知的努力の総体につけられた名前だと述べています。研究対象は、人間の行為や行動、人と人との相互作用といったミクロレベルのものから、家族、コミュニティ、

組織、さらには世界システムなどのマクロレベルの社会構造まで、幅広いものです。

19世紀後半から20世紀前半の有名な社会学者には、次のような人物がいます。『資本論（1894）』を著し、その後の共産主義・労働運動の理論的基盤を作ったカール・マルクス（Karl H. Marx, 1818-1883）。『プロテスタンティズムの倫理と資本主義の精神（1904）』を著し、宗教倫理の中にある合理性が西洋近代資本主義の原動力となっていると分析したマックス・ウェーバー（Max Weber, 1864-1920）。社会的事実のみを分析対象とする経験科学としての社会学を打ち出し、代表作『自殺論（1887）』を著したエミール・デュルケーム（Emile Durkheim ; 1858年-1917年）などです。

20世紀に入ると、社会学の主流がアメリカに移ります。シカゴ大学を中心に、人種や移民問題、労働問題、犯罪や非行問題、地域コミュニティの変容などを扱い、概念や方法論を見出していくヨーロッパの社会学に対して、社会の現実的問題に対して実践的な解決方法を提示する「シカゴ学派（Chicago school）」が台頭してきます。

第二次世界大戦後は、医療をめぐる社会現象が研究対象に入ってきます。社会システム理論を唱えて、患者役割（sick role）という言葉を作ったタルコット・パーソンズ（Talcott Parsons ; 1920年-1979年）。資本主義が危機的状態にあることを示し医療や福祉における合理化を批判し、医療専門職による生活世界の植民地化や、保健医療専門職と患者の間にある歪められたコミュニケーションを指摘したユルゲン・ハーバマス（Jurgen Habermas ; 1929年-）。社会学を超えて様々な学問領域に影響を与えたシンボリック相互作用論（Symbolic Interactionism）を提唱したシカゴ学派第3世代のハーバート・ブルーマー（Herbert G. Blumer, 1900-1987）。同じくシカゴ学派の流れをくみ、病院での参与観察・フィールドワークを実践し、社会的な烙印「スティグマ（stigma）」について詳細な分析を行ったアーヴィング・ゴフマン（Erving Goffman, 1922-1982）。歴史学や考古学の手法を使って近代ヨーロッパの精神医療を分析した『狂気の歴史（1961）』や『臨床医学の誕生（1963）』、社会の隅々まで浸透している規律権力を著した『監獄の誕生（1975）』、知に内在する権力の働きを説明した『性の歴史（1976-1984）』など、医療社会学にとって重要な理論を次々と発表していった哲学者としても有名なミッシェル・フーコー（Michel Foucault, 1926-1984）。人間の日常行動の論理を解明し「ハビトゥス（habitus）」理論を作ったピエール・ブルデュー（Pierre Bourdieu, 1930-2002）。グローバリゼーションが推し進められる現代社会を、近代という時代への分析から解釈する『近代とはいかなる時代か（1990）』などを著わした、現在も活躍中のアンソニー・ギデンズ（Anthony Giddens, 1938-）などの人物を知っておくとよいでしょう。

医療社会学(medical sociology)とはどんな学問か？

医療社会学とひとことで言っても、様々な立場があります。より医療寄りの「医療における社会学（sociology in medicine）」から、より社会学寄りで医療を批判的に捉える「医療についての社会学（sociology of medicine）」まであります。

今回の内容は、元医療者であった私がその考え方に衝撃を受けた「医療についての社会学」を、社会学者である黒田浩一郎（2001）の考え方に基づいてお話ししていきたいと思います。詳しく確認したい方は、『医療社会学のフロンティア（世界思想社）』をご覧下さい。

☞ **医療社会学とはどんな学問か？**
医療についての社会学（sociology of medicine）

・医療という社会現象についての、社会学の立場からの研究

・行動のシステムとしての医療の、組織構造、役割関係、価値システム、儀礼、および機能といった要因の研究

・健康と病気の社会学（Sociology of Health and II lness）

（黒田浩一郎,『医療社会学のフロンティア』, 2001）

上の定義は1957年のストラウス（R.Straus）のものです。1950年代の後半に米国で医療社会学という学問が確立してきました。Sociology of medicine、医療についての社会学、つまり、医療という社会現象についての社会学の立場からの研究です。医療を社会現象として捉えて、それを社会学の立場からみていこうということです。具体的には、行動のシステムとしての医療の、組織構造、役割関係、価値システム、および機能、などといった要因を研究する学問分野です。

この立場にたつ研究として、英国では『健康と病気の社会学（Sociology of Health and Illness）』という専門雑誌が、米国では『健康と社会行動誌（Journal of Health and Social Behavior）』という専門雑誌が発行されているようです。

医療社会学の前提①：意味づけとしての病気（1）

黒田氏は、医療社会学の前提として大きく三つの軸を提

示しています。

① 意味づけとしての病気

② 医療における対立・葛藤の偏在

③ 逸脱としての病気・社会統制としての医療

以上の三つです。この三つの軸をみていくと、医療社会学の全体像が分かりやすいので、それを順番に提示していきたいと思います。

☞ **医療社会学の前提①**

意味づけとしての病気（1）

・医療は、人びとによる、自己あるいは他者の心身の状態に対する「病気」という意味づけに基づいて行なわれるが、その意味づけは、多様であり、かつそれら多様な意味づけは真偽や優劣の点で対等である。

⇒「ノン・コンプライアンス」、「ドクターショッピング」、「非正統医療の利用」などの現象

(黒田浩一郎, 2001)

まず、上の前提①「意味づけとしての病気」です。

「医療は、人々による、自己あるいは他者の心身の状態に対する病気という意味づけに基づいて行われるが、その意味づけは多様であり、かつそれら多様な意味づけは真偽や優劣の点で対等である」

このような内容を初めて聞く方には、ちょっと難しいかもしれませんので、詳しく解説していきたいと思います。まず、人々は「病気」にさまざまな意味づけをしているということです。いろんな心身の状態を、自分でこれは病気であるとか、あるいは病気でないとか、あるいは病気みたいだとか。または、他人に「あなた病気だよ」とか「病気じゃないよ」などと言われます。ここには価値判断があるわけです。その意味づけは、非常に多様です。ひとが10人いれば、10の意味づけがあるといっても良いくらいです。大きく言えば、医療者・医者の意味づけに対して、患者や病者といった病気を持っているひとの意味づけは大きく異なるわけですし、さらに、患者や病者自身の意味づけと家族の意味づけというのも、また違ってくるわけです。医療社会学では、その多様な意味づけに、真偽、すなわち、どちらが正しくてどちらが間違っているとか、どちらが優れていてどちらが劣っているとか、そういったことはない、という前提に立ちます。

ノン・コンプライアンスという現象も、この「意味づけとしての病気」が多様にあることによって説明ができます。

コンプライアンス（compliance）とは、服従とか遵守とか従順といった意味です。ノン・コンプライアンスという言葉は、医療者が患者の病気を管理しようとして、患者が医療者の指示にしたがわないときに使われます。糖尿病の治療などでよく言われますが、医療者が患者に対してこういうふうにすべきだ、このような治療をするのだから、このような生活をすべきだ、というようなことを患者に言うわけです。客観的に見れば、医療者の言うことがうまく患者に伝わらない現象なのですが、医療者側からみると、患者は勝手なことをするというようにみてしまいます。そういうことを「ノン・コンプライアンス」、「コンプライアンスが悪い」とうように表現するわけです。

この背景には、意味づけの違いというものがあるわけです。たとえば、医療者が狭心症などのある程度重度の生活習慣病に対して次のように言うことがあります。「この病気は放っておくと10年以内には死ぬ病気です。生活習慣をきちんとしないとあなたは死にますよ」と。ところが患者には患者なりの言い分、意味づけがあるわけです。「10年というのは統計的な数字でしょ。それが自分に当てはまるとは言えないんじゃないですか。自分の親父も50歳の時に同じこと医者に言われたけど、今80歳でぴんぴんしていますよ。今は仕事が忙しくて、ゆっくりと食事を摂っているヒマさえない、睡眠時間さえ十分とれない。どうやって生活習慣を改めろって言うんですか。身体のことは大事かもしれないけれど、それよりも、もし身体のことを優先させて仕事をちょっとでもサボってしまったら、すぐにリストラですよ。そうなったらどうしてくれるんですか」と。医師の意味づけと、患者の意味づけが異なったときに、こういったコンプライアンスが悪い状態というのが起きてくるわけです。

次に、ドクターショッピングも同じように、意味づけの違いから出てくる現象です。患者側からすると、「あの医者はああ言うけれど、どうしても納得できないから別の医者に行って診てもらおう」というところから始まります。しかし、その医者も納得できない、もうひとり別の医者のところへ行く、といったような形で、次々とショッピングが始まるわけです。「納得できない」ということでドクターショッピングがされるわけですね。そこには病気への意味づけの違いというものが背景にあるわけです。

そして三つ目、非正統医療の利用です。このテーマは、私が長年研究してきたことです。正統医療（orthodox medicine）というのは、制度によって正統だと認められた

医療のことをさします。我が国でいえば、いわゆる西洋近代医学がこれに相当するわけです。病院や診療所、保健所などで行う医療ですね。そうではない医療を非正統医療（unorthodox medicine）と言います。たとえば一般的な用語でいうと民間医療（folk medicine）と言われたり、最近では代替医療（alternative medicine）や補完医療（complementary medicine）それらを合わせて補完代替医療（CAM；Complementary and Alternative Medicine）などと呼ばれたりもします。たとえば糖尿病と言われたら、ドクダミ茶をもっと飲んだら毒が出ていいよとか、オオバコを煎じて飲めば治るよとか、そういった民間医療です。あるいは、もっと広く言えば宗教的な治療も入ります。たとえば、がんなどの不治の病気にかかったときに、西洋医療では治療法がないと言われ、お寺や神社に行って病気平癒の祈祷をしてもらうとか、そういったことが起きてくるわけです。

私が2005年に「健康日本21所沢市計画」を策定するための基礎調査に併せて行った調査では、過去1年間に病院や診療所における医療以外の治療や健康法を利用した者は、回答者433名のうち335名で、77.4％の利用率が示されました。埼玉県所沢市民のうち、30代から50代までの各年代を250名ずつ無作為抽出した合計1,500名に行った調査です。最も多かったのが、健康食品・栄養補助食品・保健機能食品などの生物学的治療法で、続いて多かったのが按摩・指圧・マッサージ・整体・リフレクソロジー・鍼灸・カイロプラクティックなどの専門的治療者による手技療法でした。病気平癒の祈祷を利用する方もいました。

ひとそれぞれによって病気の意味づけが違ってくるために、こういった非正統医療、いわゆる正統でない医療の利用が起きてくるというように医療社会学では考えます。ただし、医療社会学の前提として、医療が正統か非正統かということに真偽や優劣という価値判断を持ち込まないことが大事なわけです。それを次にみていきたいと思います。

医療社会学の前提①：意味づけとしての病気（2）

☞ 医療社会学の前提①
意味づけとしての病気（2）
・近代医学は、多様に存在する「病気の意味づけ」のひとつの方法に過ぎない。
・病者による意味づけ、各種非正統医療による意味づけなどと真偽や優劣の点で対等である。
・しかし、今日では、近代医学による意味づけは、その他の意味づけよりも"真理"に近く、それゆえ"優れている"とされている。
・近代医学は、病気概念の構成と、その概念の病者への適用を通して、病気と病者を社会的に構成する支配的な様式である。
・これは近代医学が"真理"であるからではなく、歴史的な政治的交渉の結果"真理"とみなされる権力を獲得したからである。
（黒田浩一郎，2001）

医療社会学では、近代医学、近代西洋医療は、多様に存在する「病気の意味づけ」のひとつの方法に過ぎない、という見方をします。近代医学に基づく近代西洋医療は、欧米や日本において今では正統医療になっているわけですが、それは、たまたま歴史的に政治力のあった医療体系が正統性を獲得しただけであって、さまざまな非正統医療を含めて「病気の意味づけ」という点においてひとつの方法に過ぎないと考えます。そして、そのさまざまな意味づけは、真偽や優劣の点で対等であるとみなします。多様にある中のひとつだと考えるわけです。もうひとつは、病者による意味づけも医療者による意味づけも、各種正統医療による意味づけと近代医学による意味づけが対等であるのと同様、どちらが正しいとか、どちらが間違っているとか、どちらが優れているとか、どちらが劣っているとか、そういうものの見方はしないのです。

しかし、医療社会学的に現代社会の多様な意味づけの裏にある力関係・権力関係をみていくと、近代医学による意味づけは、その他の意味づけよりも"真理"に近く、それゆえ"優れている"とみなされている、と考えるわけです。近代医学の意味づけというのは、病者による意味づけとか、各種非正統医療の意味づけよりも正しい、優れているという見方が社会に広がっている、ということですね。近代医学は、病気概念の構成と、その概念の病者への適用を通して、病気と病者を社会的に構成する支配的な様式である、というふうに考えます。ちょっと言葉が難しいですが、社会的に力が強い近代医学が、診断や治療といった行為を通

して、そのものの見方を病者に適用させていきます。強制的に受けさせられる健康診断によって、それまで全く病気などないと思っていたひとが、その瞬間に病人になりますね。病気の概念だけでなく、病人という存在をも、社会的につくり出していく様式なのだということです。これは近代医学が"真理"であるからではなく、歴史的な政治的交渉の結果、"真理"とみなされる権力を獲得しかたらだと医療社会学では考えます。

この考え方は、医師をはじめとする正統医療の従事者の反感を買うかもしれません。近代医療は科学的真理に基づく医療なのだ、非正統医療には根拠がなく、ただ信じているだけの宗教のようなものだ、と反論されるかもしれません。しかし、20世紀末に医学会に急速に浸透した「根拠に基づく医療（EBM ; Evidence Based Medicine）」[脚注8-1]というムーブメントが起きたことを逆説的に考えてみると、実はそれまでの近代医学がいかに根拠に基づいていなかったのかということが見えてきます。米国の保健政策研究局が発表したエビデンスの質の分類［脚注8-1］をみても、エビデンスとして一番低いのが「Ⅳ専門家委員会の報告や意見、あるいは権威者の臨床経験」と定められています。これが意味するところは、従来の近代医学が、いかに専門家委員会の権力や権威者の臨床経験などによって成り立っていたか、ということでしょう。

医療社会学の前提②：医療における対立・葛藤の偏在（1）

さて、次は医療社会学の前提②について話していきます。医療における対立・葛藤の偏在についてです。

☞ 医療社会学の前提②
医療における対立・葛藤の偏在（1）
医療の基本は、治療者と病者の相互作用であるが、それは潜在的に対立・葛藤に満ちたものであり、その相互作用は、今日の正統医療では、医師という専門職とクライアントとしての患者の相互作用というきわめて特殊な形態をとっている。
（黒田浩一郎，2001）

「医療の基本は、治療者と病者の相互作用によるものですが、それは潜在的に対立・葛藤に満ちたものであり、その相互作用は、今日の正統医療では、医師という専門職とクライアントとしての患者の相互作用というきわめて特殊な形態をとっている。」（黒田浩一郎，2001）

いわゆる、社会で問題になっている医師－患者関係の問題といってもいいでしょう。まず、医療の基本は、治療者と病者が出会い、病者が治療者に治療を依頼し、治療者が病者に治療を提供する、といった両者の相互作用によって成立しているものです。しかし、病気の意味づけの違いということを考えるだけでも、ここには潜在的な対立や葛藤があることがわかります。

[脚注8-1]
EBMの定義

Evidence based medicine is the conscientious, explicit, and judicious use of current best evidence in making decisions about the care of individual patients. (Sackett DL, et al.,1996)

入手可能な範囲で最も信頼できる根拠を把握したうえで、個々の患者に特有の臨床状況と患者の価値観を考慮した医療を行うための一連の行動指針。(福井次矢, 1999)

エビデンスの質の分類

Ia 複数のランダム化比較試験のメタ分析による
Ib 少なくとも1つのランダム化比較試験による
IIa 少なくとも1つのよくデザインされた非ランダム化比較試験による
IIb 少なくとも1つの他のタイプのよくデザインされた準実験的研究による
III 比較研究や相関研究、症例対照研究など、よくデザインされた非実験的記述的研究による
IV 専門家委員会の報告や意見、あるいは権威者の臨床経験

（米国保健政策研究局；AHCPR, 1993）

医療社会学の前提②：医療における対立・葛藤の偏在（2）

> ☞ 医療社会学の前提②
> ### 医療における対立・葛藤の偏在（2）
> 1）患者が治療を望んでいない場合。
> 2）患者以外の誰かが治療を望んでいて、患者を強制したり騙したりして医師に受診させている場合。
> 3）患者の病気が他者に与える恐れがあるとされた危害を未然に防止するための強制的な隔離を目的とした医療の存在。（感染症、精神障害）
> 4）個々の病気の治療ではなく、集団としての人々の全体的な病気予防や健康増進を目指すとされる活動の存在。
> 5）医師に患者の病気を治療するすべがない場合。
> ⇒医師・患者の間の対立・葛藤／医療不信を生む
> （黒田浩一郎, 2001）

それでは、どのようなときに、この対立や葛藤というのがみられるのかということを考えていきます。

まず、1）患者が治療を望んでいない場合、を考えてみましょう。患者は、ある場合は病識がない、つまり病気だという認識がない。医者からみれば明らかに病気なのに、患者からみると「自分は病気じゃない」と思っている場合、当然患者は治療を望まないですね。医者は治療したい、治療させようとするわけです。一番よくある例が、精神疾患です。家族も含めて周囲が皆病気だと考えていて治療をさせたい。しかし、患者本人は拒否するという場合です。

あるいは患者自身が病気だと思っていても、治療を望んでいない場合も有り得るわけです。最近よく言われています、がんの治療の自己選択に関わる話です。がんだというふうに診断を受けて医者は手術と抗がん剤治療を勧めた。しかし、患者自身は手術を受けたくない、抗がん剤治療を受けたくないという場合があります。このような、治療選択という場面で、ある治療法を医療者が提示して、その治療法を患者が望まないという場合が見受けられるわけですね。このような場には当然、医療における対立・葛藤というのが起きてくるわけです。

次に、2）患者以外の誰かが治療を望んでいて、患者を強制したり騙したりして医者に受診させている場合です。騙す、というとちょっと強い表現ですが、家族がこれを行う例があります。家族が病気だから治療を受けさせたいということで、病院に無理矢理連れて行くという場合です。特に、精神的な病気に関係した場合に、こういったことは

よくあります。たとえば、不登校を考えてみましょう。不登校で、学校に行かない。本人は、身体の調子が悪いということで学校に行かない場合もありますし、ともかく学校が嫌で行きたくない、という場合もあるでしょう。それを、この子は病気だ、病気なのだから病院に連れて行って治療してもらわなければならない、あるいはカウンセリングが必要だとか、精神科の先生に診てもらわなきゃとか、そのようなことを家族は考えるわけです。何だかんだとうまいことを言って騙して、その子を病院に連れて行ったりするという例が考えられます。このような場にも、対立・葛藤というのが顕在化してくるわけです。

そして、3）患者の病気が他者に与える恐れがあるとされた危害を未然に防止するための強制的な隔離を目的とした医療の存在です。感染症や精神障害において歴史的にもよくみられた現象です。

まず、感染症という歴史的にも非常に大きな問題として、ハンセン氏病という病気がありました。いわゆる、らい病ですね。ハンセン氏病の患者の方々が、もう排菌していない、菌を排出していない、つまり感染の恐れがないにも関わらず隔離され続けていました。それに対して、法廷で争われた結果、2001年にハンセン氏病者の権利・主張が裁判で認められて、病者側の勝訴となりました。それに対して政府は、今まで行ってきた隔離政策に対するお詫びをしなければいけないというような裁判があったのを知っている方もいるかもしれません。また、2009年に世界中に新型インフルエンザが流行した折にも、この隔離問題が発生しました。成田空港で海外から帰国した旅行者が隔離されたり、修学旅行に行っていた学生が集団で隔離されたりした事件がありましたね。新型インフルエンザに感染して隔離された人々は、ある報道によると400名を超えたとも言われていますし、感染者に対して「帰ってくんな、責任取れ、バカヤロー」などという誹謗中傷の電話が殺到したということもありました。みなさんは、この当時、新型インフルエンザをめぐる社会現象をどのように経験されましたでしょうか？

精神障害に関しても、現在進行形の話です。まわりのひとたちに危害を与える恐れがある場合に、今は医療保護入院という言葉に変わっているわけですが、かつては強制入院という言葉を使っていました。暴れるとか、まわりのひとを傷つけるとか、あるいは自分を傷つけるとか、そういった場合に強制的に入院させられたりすることが今でもあるわけです。ここには対立・葛藤が当然あります。

次は、本書のテーマである生活習慣病に大きく関係している部分です。4）個々の病気治療ではなく、集団としての人々の全体的な病気予防や健康増進を目指すとされる活動の存在です。国民の健康増進を目的としたさまざまな施策がなされているわけですが、そこには当然対立や葛藤があるわけです。この内容に関しては、第9回「生活習慣病キャンペーンの問題点」で詳しく考えていきたいと思います。

最後に、5）医師に患者の病気を治療するすべがない場合。つまり、治療法がない場合です。そこには当然、対立・葛藤がでてきます。がんの末期の状態で「もうあなたには治療する方法がない、おうちにお帰り下さい。」という意味で、家族には「余生を楽しませてあげてください」などと言うことがあります。ここの背景には、医療者に立場からすると「自分たちにはもうやることはない」というように "さじを投げた" 状況があるわけです。もちろん医療者の誠意の見せ方によって、患者や家族がそれをどう受け止めるかによって違ってきますが、多くの場合は "さじを投げられた、もう死しか待っていない" と感じることでしょう。ここには当然、対立・葛藤が偏在しています。

社会学的には、潜在的な医師・患者関係の対立・葛藤があるのだという前提にたって、医療をめぐる社会現象を読み解いていこうとするわけです。

医療社会学の前提③：逸脱としての病気

さて、医療社会学の前提③の「逸脱としての病気」という概念について解説していきます。

> ☞ 医療社会学の前提③
>
> 逸脱としての病気
>
> ・病気は「逸脱的役割」のひとつのタイプであり、この役割には権利と義務が付随していて、人はときにはその権利ゆえに、この役割を引き受けることを求める。
>
> ・病気それ自体が、社会の一員として期待される心身の状態にない。
> ⇒「逸脱」
>
> ・病気という状態は、人が社会の一員として、あるいはその中で占める位置に応じて期待されることを不可能にするような状態である。
> ⇒「逸脱」⇒病人役割（sick role）を求められる。
>
> (黒田浩一郎, 2001)

黒田浩一郎（2001）は、「病気は『逸脱的役割』のひとつのタイプであり、この役割には権利と義務が付随していて、ひとはときにはその権利ゆえに、この役割を引き受け

ることを求める」と述べています。

逸脱的役割が意味していることは、社会からの逸脱、つまり社会からはずれているという状況に、ある独特の役割があるということです。病気には、この逸脱していることにともなう役割、逸脱的役割というのがついてまわっているということですね。病気それ自体が、社会の一員として期待される心身の状態にない。つまり、社会の一員として、病気は期待されていないわけです。病気になると社会から外れるわけですね。たとえば、病気になって仕事ができない、仕事に行けない、仕事を休む、というように共同体の一員、社会の一員として期待されることができなくなるわけです。これがまずひとつ、逸脱としての意味ですね。

もうひとつの逸脱としての意味は、病気という状態は、ひとが社会の一員として、あるいは社会の中で占める位置に応じて期待されていることを不可能にするような状態である、ということです。つまり病気によって、社会から期待されていることができない状態になる。病気が「逸脱」を生むわけです。シック・ロール（sick role）、すなわち病人役割という言葉がありますが、社会には、病気になった限りには病人として振る舞わなければいけないというような力が働いているわけです。たとえば会社を一定期間以上休むというときには診断書が必要です。診断書は、病人であるということの証明ですね。ひとたび診断書をもらったからには、病人なのですから、それなりの振る舞いを求められるわけで、たとえば勝手に遊びにいったりしていては批難されるわけですね。このようなことが、「逸脱としての病気」という言葉に表わされているわけです。

医療社会学の前提③：社会統制としての医療（1）

もうひとつの大事な事項は、「社会統制としての医療」です。社会統制、この言葉にはちょっと過激なニュアンスもありますが、重要なキーワードです。

☞ 医療社会学の前提③

社会統制としての医療（1）

正統医療はそれに対する社会統制の仕組みであり、この「逸脱的役割」への人々の就任と離脱をつかさどる制度である。

・・「逸脱」に対処する仕組みであると同時に、社会的に認知・承認された「逸脱」をつくり出す仕組みでもある。

⇒病人を治すだけでなく、病人をつくり出す制度でもある。

⇒これまでに病気とは考えられていなかったような心身の状態を、病気とみなして医療の対象としていく傾向。健康診断・人間ドックによって病人をつくり出す。新しい病名（例：PTSD,更年期障害,軽症うつ病,自律神経失調症,学習障害,適応障害）が、新しく医療の対象をつくり出す。

(黒田浩一郎, 2001)

「正統医療はそれに対する社会統制の仕組みであり、この『逸脱的役割』への人々の就任と離脱をつかさどる制度である。」（黒田浩一郎, 2001）

これはどういったことでしょうか。医療社会学の前提①のところで勉強したとおり、正統医療というのは、制度で認められた医療です。制度としての医療は、いろいろな形で社会統制の役割を担っています。たとえば健康診断や診断書によって病気だと認められたひとは、逸脱的役割へ就任したひとですね。逆に正統医療によって病気が治ったという診断書をもらうことで、逸脱的役割から晴れて離脱できるわけです。病人と非病人を線引きするのが、いわゆる正統医療なわけです。

たとえば、大学に入るにあたっても、みなさんは健康診断を受けたと思います。それでは、健康診断で健康だと診断されなければ、大学はその学生を合格させないのだろうか、という疑問はみなさんお持ちになったことがあるでしょうか。大学の入試における健康診断の比重というのはどのくらいのものか私も分かりませんが、企業などですと明確かもしれません。病気のひとは採用しないというような企業もあるでしょう。正統医療は、こういったことを司っている制度なわけです。

医療といえば病気を治すためのものなので、ある意味で、病人という「逸脱」状態に対処する仕組みです。しかし同時に、社会的に認知・承認された「逸脱」をつくり出す仕組みでもあるわけです。つまり、この正統医療の仕組みというのは、病人に対処する仕組みであるのはもちろんです

が、それを一歩別の視点からみていくと、病人をつくり出す仕組みでもあるわけです。これは非常におもしろい視点ですね。病人を治すだけでなくて、病人をつくり出す制度でもあると言い換えてもいいでしょう。

ここでの問題をみていきますと、これまでに病気とは考えられていなかったような心身の状態を、病気とみなして医療の対象としていく傾向があるということです。次の章で勉強する「医療化（medicalization）」です。健康診断・人間ドックによって病人をつくり出す現象。新しい病気が発見されたり、新しい病名ができると、新しい医療の対象がつくり出される。たとえば、PTSD（心的外傷後ストレス障害）、更年期障害、軽症うつ病、自律神経失調症、学習障害、適応障害。正統医療は、こういった病気をつくり出している制度であるというわけです。

たとえば米国のベトナム戦争後に一気に増加したPTSDの病人ですが、そもそもPTSDという概念や言葉ができなければ病人とはみなさなかったわけです。更年期障害も同じです。更年期障害という言葉や概念がつくり出されなければ、更年期障害のような状態を呈しているひとたちは病気ではなかったわけです。何だか調子が悪いとか、そのくらいの年齢になったら仕様がないとか、あるいは厄年だとか、そういった意味づけがされていたものが、更年期障害という概念の枠組みが社会に広く認識されるにあたって、更年期障害の病人が当然増えていくわけです。

軽症うつ病も同じです。うつ病というような明らかなものは昔からありましたが、この10年20年で、軽症うつ病という概念が出てきました。軽いうつ病も、ひとつの病気だとされるようになり、うつ病の範囲が非常に大きく広がったわけです。うつ病という病名に社会的に大きな偏見がもたれていた90年代には、自律神経失調症などいう病名が一種のブームのようによく使われました。

学習障害という言葉もまた非常におもしろいと思います。学習障害は本当に病気なのでしょうか。ひとつの現象であることは確かですが、学習に関するある状態を病気だとみなしたことによって、教育の対象ではなく医療の対象とされるようになったわけですね。適応障害も非常に微妙な名前です。社会に適応していない、あるいはその場に適応していないという状態を、障害として、ひとつの病気としてみなすわけです。

新しい病気が発見されて、原因がわかって、治療法がわかって、ある病態で苦しんでいる病人達が救われる、そういった良い面がこれまでの医療のイメージにはありまし

た。しかし、全く同じことでも視点をかえてみてみると、別の姿がみえてきます。新しく病気の概念がつくり出されて、ある状態で苦しんでいるひとたちを医療の対象にしていき、新しい病人という存在がつくられてきた、そういった視点も忘れてはならないと思います。

医療社会学の前提③：社会統制としての医療（2）

☞ 医療社会学の前提③

社会統制としての医療（2）

・既存の社会秩序を維持・強化するように作用する。

1）既存の社会的秩序に生物学的な根拠とされるものを与えることによる。（ジェンダー・性役割など）

2）逸脱的な行動や状態を病気とすることによる。（性同一性障害,学習障害,適応障害など）

3）逸脱的な状態に対する改善法を開発し、人々に提供することによる。（不妊治療,生活習慣病予防など）

（黒田浩一郎，2001）

いままでのことをまとめますと、1）既存の社会的秩序に生物学的な根拠とされるものを与えることによって、医療は既存の社会秩序を維持・強化するように作用している、と言えます。医学的な根拠を、社会の秩序、つまり逸脱しているか逸脱していないか、病人か病人じゃないか、あるいはこれは社会から逸脱したひとかそうじゃないかをはっきり分ける生物学的根拠みたいなものを医学が与えるわけです。

2）社会から逸脱した行動や状態を病気とみなした、という経緯があります。たとえば、性同一性障害です。これは果たして病気でしょうか。性的な嗜癖、あるいは嗜好、そういったものは、かつては文化によってひとつの社会的な逸脱ではありましたが、病気というふうにはみなされていませんでした。それが、1952年にアメリカ精神医学会が定めた『精神障害の診断と統計の手引き（DSM；Diagnostic and Statistical Manual of Mental Disorders)』に、性同一性障害［脚注8-2］という病名が載ったということで、歴史的に病気だとみなされるようになったわけです。病気というふうにみなされることによって得られた役割、病人役割によって得をするということもあったわけですが、逆にそれを病気というふうにみなすことによって失われたものというのも当然あるわけです。たとえば、病気だと認められることで、性転換手術を受けて生物学的な性を変えるということが医療の中で行われるようになりました。しかし、もし社会や文化が、性同一性障害を病気とみなしていなければ、あえて手術をしないという選択もあったのかもしれません。これが本当に病気なのか、という疑問をここで投げかけておきたいと思います。学習障害や適応障害と同じですね。社会から逸脱している行動や状態を病気とみなす力が医療には厳然として存在しているということです。

最後ですが、3）逸脱的な状態に対する改善法を開発し、人々に提供することが社会統制として働いているということです。逸脱的な状態に対する改善法、つまり治療法を開発することによって、さらに逸脱をつくりだすという仕組みをさしています。たとえば不妊治療です。はたして不妊は病気なのでしょうか。不妊治療という言葉には、妊娠しない女性、あるいは結婚していても子どもをつくらない夫婦をネガティブにみなす力が含まれていますね。人工授精という技術が開発されて、不妊治療がかなり進んでいます。不妊治療がある程度社会に浸透していくにつれて、不妊、つまり妊娠しないということは良くない、というよう

［脚注8-2］性同一性障害

現代社会は、女性として生まれたならば女性として生き、男性として生まれたならば男性として生きることを強制する社会といえる。しかし、自分の肉体的性別と心の性別（性自認）の間に違和感を持つ人も多く、医療的な側面からそうした人々の持つ違和感のあり方が診断基準を満たす場合を、性同一性障害（Gender Identity Disorder;以下 GID）と呼ぶ。

GID を診断するための国際的な基準として DSM-IV-TR を紹介する。①反対の性に対する強く持続的な同一感、②自分の性に対する持続的な不快感、またはその性の役割についての不適切感、③身体的に半陰陽を伴ったものではない、④臨床的に著しい苦痛、または社会的、職業的、他の重要な領域における機能の障害を引き起こしているという四つの診断を満たすと、GID と診断される。また、GID は同性愛とは違うものである。GID はジェンダーアイデンティティに関するものであり、同性愛は性的志向に関することである。性志向は、性的興味、関心、魅力などを感じる性別が何処に向くかということである。男性が女性に、女性が男性に性志向が向けば異性愛であり、男性が男性に、女性が女性に性志向が向けば同性愛である。（針間克己，2011）

な社会的な圧力が人々に働くということです。

　この例と同様に、今私たちが勉強している生活習慣病をめぐる社会現象を考えてみるとどうなるでしょうか。生活習慣病を予防する方法、生活習慣をこういうふうにすべきだという方法が力強く提示されればされるほど、そうできないひとたちを逸脱的な状態に押しやっていくという力になるわけです。何らかの理由があって生活習慣を改善させられない、あるいは変えられないひとたちは世の中に大勢います。自分の身体を管理できないひとという、社会の逸脱者としてのレッテルを貼っていく、ラベリングをしていく、というようなことが起きています。医療社会学が提示してくれる、このような視点をしっかりと考えておかないといけないと思います。このテーマについては、第9回「生活習慣病キャンペーンの問題点」で詳しく扱います。

参考図書

　最後に参考図書をあげておきたいと思います。『医療社会学のフロンティア：現代医療と社会』世界思想社で2001

年に発行されたもので、黒田浩一郎先生の編集です。今お話させていただいた内容は、この『医療社会学のフロンティア』に、一部書かれている内容です。興味のある方は、是非熟読していただければと思います。

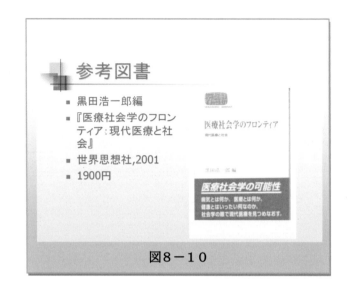

図8−10

第2章　医療社会学の近代医療批判

医療社会学では、どのように医療をみていくのかということを続けてお話していきたいと思います。

ここでは、医療社会学の近代医療批判の見方・近代医療を批判的にみる見方をいくつか提示していきたいと思います。

医療社会学の近代医療批判

☞ 医療社会学の近代医療批判

①ラベリング（labelling）：―ゴッフマン Goffman,1961 ら

②医療化（medicalization）：―イリイチ Illich,1975 ら

③専門職化（professionalization）：―フリードソン Friedson,1970 ら

④資本主義の構成要素となっていく問題：―マルクス主義医療社会学者ら

⑤生‐権力（bio-politics）―フーコーM,Foucault,1986

医療社会学の近代医療批判は5つあります。ひとつ目は、ラベリングという考え方。ふたつ目は医療化という考え方。3つ目は専門職化という考え方。4つ目は資本主義の構成要素となっていく問題。5つ目は生―権力（bio-polltics）の問題です。この5つの問題についてそれぞれ勉強していきたいと思います。

① ラベリング（labelling）‐ゴッフマン Goffman, 1961 ら

☞ ①ラベリング （labelling）

「診断」によって、個人に対して社会の逸脱者というラベルを貼り、「治療」によってその逸脱状態を恒常化させる。

医師は、診断と治療を通して病人をコントロールする。

精神病院の入院患者の全生活が規律化され、患者であること以外のアイデンティティが捨象されていく課程。

入院＝隔離によってコミュニケーション能力が阻害され、退院後も社会復帰が困難になる。

精神疾患、麻薬中毒、アルコール依存,各種障害。

（ゴッフマンら，1961）

まず1番目ですが、ラベリング。これはゴッフマンという医療社会学者によって1960年代に提示されたものです。診断によって、個人に対して社会の逸脱者というラベルを貼り、治療によってその逸脱状態を恒常化させる。逸脱と

いう概念は、前の章で出てきましたね。社会の逸脱者。社会から外れている。共同体から外れている。そういったラベルを、診断というものが貼るのです。治療を継続させるということで、逸脱状態を恒常化させるというふうにみることができます。診断と治療というシステムですね。これを通して、医師は、病人をコントロールすることができます。診断と治療によって逸脱者というラベルを貼り、逸脱状態を恒常化せることによって医師は、病人をコントロールすることができます。その現象が、1番顕著に表れているのは精神病院であるとゴッフマンは考えました。精神病院の入院患者の全生活が規律化され、患者であること以外のアイデンティティが捨象されていく過程です。精神病院に入院するということは、患者というひとつの患者役割が強く与えられて、患者役割が求められるわけで、それは社会から逸脱して隔離されたひとつの状態に置かれる、逸脱者になるわけです。それまで持っていた、社会人としてのアイデンティティ（家族・社会人・会社のひと）社会におけるさまざまなアイデンティティが入院ということによって切り捨てられていくわけです。これは、非常に面白い実験があります。社会学の研究者が、精神病の演技をして、かなりこまかく精神病を研究して、それを演技できるようにトレーニングを積んで、救急で精神病院に入院するという調査をした報告があります。調査者は精神病を演じて、医師はそれに騙されて、精神病というラベルを貼って強制入院させたわけですね。そこで完全な精神病の患者として生活をするという、究極のフィールドワークを行ったという調査があります。そこでさまざまに見えてきたことは、ラベリングということです。全生活が規律化されていく。つまり社会から逸脱したものとして扱われ、病者役割（sick roll）が求められて、患者の役割を演じることに求められて治療に入っていく。いったん入院した後、徐々に徐々に治療によって改善したふりをして、無事に退院するというようなことをフィールドワークとして実験した調査者がいたそうです。非常に恐ろしい、究極のフィールドワークなわけですが、そこでもこういった現象が如実にみえてきたという報告があります。こういった入院と隔離によって、コミュニケーション能力がどんどん迫害されていって社会的に退院後も社会復帰が困難になるということがラベリングにはあるわけです。

②　医療化（medicalization）-イリイチ Illich，1975ら

次に、2番目をみていきましょう。イリイチが1975年に書いた、『脱病院化社会』という非常に有名な本があります。医療社会学者、医療に限ったわけではないですが、イリイチが強く広めた考え方です。医療の知識と技術が、臨床の場を越えて人々の日常生活に浸透していき、直接的には医療と関わりのないさまざまな活動においても医療専門家が大きな権限を持つようになること。つまり、医療の対象、医療の技術と知識によって、それが広まっていくことによって、日常生活に医療が浸透していってしまう。医療が日常生活に浸透していくと、医療の専門家が非常に大きな権限を持つ。そういった現象を社会の医療化というのです。これは非常に大事な概念です。

医療化（medicalization）

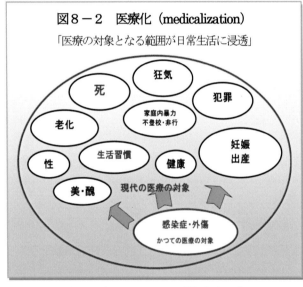

図8-2　医療化（medicalization）
「医療の対象となる範囲が日常生活に浸透」

かつての医療の対象というのは、感染症や外傷といったものに限られていたわけです。ところが、現在、医療の対象が次々に増えてきました。病気をつくりだしたといってもいいですね。

たとえば、妊娠・出産。これは病気でしょうか。現在では多くの方が、病院で妊娠と出産を経験します。病院が妊娠を管理します。医師が妊娠を管理します。出産も病院でおこなわれます。これは医療化の非常に大きな現象ですね。もともとは医療の範疇になかったわけですね。いってみれば、日常のひとコマだったわけです。

同じく犯罪。最近では、これまでに例がなかったような犯罪が起きると、当然のように精神鑑定が行われます。つまり犯罪というのは精神障害と関係あるかどうかという

ことが鑑定されるわけで、精神障害があれば、犯罪の責任をとる必要がなくなるというわけですね。犯罪は、社会から逸脱した行為なわけですが、それをひとつの病気というふうにみなすようになってきている。

狂気もそうです。狂気というのは、昔は病気ではなくて、むしろ宗教の範疇だったわけですね。神が憑いた、あるいは、悪魔がついたというふうにいわれていた時代もあるわけです。

家庭内暴力・不登校・非行。はたしてこれは病気でしょうか。医療化と同時に、最近では心理学化という言葉が出てきています。心理学というのが、社会に浸透していく、社会の心理学化現象というのが言われています。特にこの分野では、家庭内暴力とか不登校とか非行とか、こういったものは心理的な病気とみなされて、医療者あるいはカウンセラーがそれに対処する。教育の問題よりも病気の問題ということになってきている。そのような現象があることもひとつの医療化です。

次に死ぬということ。みなさんは、お医者さんに「死んだ」ということを証明してもらわないと死ねません。少しおかしなことを言いましたが、みなさんは、お医者さんに「あなたは死にました」という死亡診断書というものを発行してもらわないと焼き場で焼いてもらえないんです。その証明書がないと死んだことにならない、戸籍も抹消されないわけです。つまり私たちの社会は、医師の診断が必ず死に付いてくるわけですね。死の医療化現象ですね。

もうひとつは老化現象。歳をとったら、だんだんいろんな変化が起きてきます。年老いて、身体も変化し、心も変化していくわけですが、それは今ではほとんど医療の問題として扱われますね。老化現象というのは医療の問題として扱われるわけです。かつての社会では、むしろ年老いていくことが、ひとつの価値のある状態として、あるいは痴呆老人、痴呆という状態も、ある地方や過去の日本では、ひとつの神様に近づいていくような状態としてむしろ尊敬される存在であったという話も聞きます。それが、年老いて老化して、ボケていったりすることは、医療の問題あるいは病気なんだというようなことが通説になるわけです。新聞や日本医師会の宣伝で、ボケは、早期発見早期治療すれば治るんだ、ボケはあきらめないで早く病院へ行こうといったキャンペーンが一面の広告記事に出ていたりします。痴呆のような状態は、はたして医療の関係する分野だけの問題でしょうか。社会の問題。社会がそういった状態をひとつの逸脱した状態、あるいはネガティブな状態

としてみなしていっているからこそ、痴呆というのがひとつの強い逸脱状態として位置づけられているようにはみえないでしょうか。

もうひとつは性ですね。セックスの問題。ジェンダーの問題。性同一性障害の話をしました。同性愛というのは病気でしょうか。

それから美しい、醜い。美・醜という問題も同じく医療化されています。美容外科。新聞の折り込み広告によく美容外科の宣伝が入っています。テレビのコマーシャルにも美容外科の宣伝がたくさん流れています。病気というふうにはみなされないので自費の診療ということになって、何十万何百万円とはらって手術を受けるわけです。これが美しい顔であるという、たとえば二重まぶたであるとか、鼻が高いとか、口が小口であるとか、顔が細長いといった医療が提示している美しい顔と美しいプロポーションというものを医療が作り出しているというのが現代の社会です。それはまさに医療化の現象です。

まとめますと、医療の対象となる範囲が、日常生活に浸透してきていることを医療化といいます。私たちが今勉強している生活習慣もここにあげておきました。生活習慣も今、医療化されているわけです。健康も医療化されているわけです。生活習慣のことをクローズアップしてみますと、これが正しい生活習慣である、あるいは、正しくない誤った危険な生活習慣をしているひとたちは、病気になりますよということで、病気になる前にすでにそれを医療の問題としてしまっているわけですね。予防という概念はそういった力をもっているわけです。つまり病気になる前から医療の対象にしてしまう、医療化してしまう。そういった力が、現在の医療には見受けられるわけですね。

イリイチ Illich, 1975 ら

> ☞ イリイチ（Illich）ら，1975
> **＜臨床的医原病＞**
> 　生物医療は歴史的に見て必ずしも健康状態を向上させてきたわけではなく、副作用や医療事故により健康を損なってきた。
> **＜社会的医原病＞**
> 　公的医療費増大は国家の生物医療への依存を助長。薬消費量増加は消費者への薬依存を助長。日常生活の様々な局面（入学・就職・資格取得・裁判・死の判定など）において医療専門家の診断が必要。
> **＜文化的医原病＞**
> 　生物医療による痛みの排除が、痛みのもつ人類社会に根源的な文化的意義を消滅させる。

イリイチは、大きく3つの医原病を提示しています。まず、臨床的医原病についてです。生物医療は歴史的にみて必ずしも健康状態を向上させてきたわけではなく、副作用や医療事故により健康を損なってきたという歴史もあります。生物医療、あるいは現代医療は、人々の病気を減らしてきたでしょうか。かつて17・18・19世紀にわたって世界を脅かした伝染病は、20世紀の半ばから、急激に世界から少なくなっていきました。これはいわゆる現代医療の成果であると、みなさんは常識的に思っているでしょう。しかし、歴史と医学と医療社会学の分野からよくよく分析していくと、たとえば結核の患者数の減少というのは、ペニシリンという抗生物質が発見されて、市場に出まわって、みんなが利用できるようになるずっと前に、すでにピークを越えて減り始めているわけです。つまり歴史的な順序から考えても抗生物質の普及が結核の減少の原因になっているわけではないのです。むしろ社会の様々な状況や環境の改善によって、結核という病気が大きく減ってきたとみる。しかし医学によって伝染病が減ったわけではなく、それ以外の要因が非常に大きく関与していることが明らかになってきているわけです。そういうことで、現代医療も決して病気を減らしてきたわけではないというわけですね。

次に社会的医原病。公的な医療費増大は、国家の生物医療・近代医療への依存を示しています。国が近代医療に依存すればするほど、医療費が増大してきます。たとえば、薬の消費量が増えています。その背景には、消費者の薬への依存があるわけです。テレビをみると薬の宣伝、電車のつり革広告をみると薬の宣伝にあふれていますね。あのよ

うにして薬への依存というのが増えていって、同時に医療費も増大していくわけですね。社会が病気を作り出しているということです。

　もうひとつ文化的医原病です。ちょっとニュアンスが変わりますが、この近代医療によって、痛みを排除する方向性があるわけです。痛みの持つ人類社会に根源的な文化的意義を消滅させるというものです。

　痛みというものは、非常に意味のあるものとしてそれぞれかつての文化では意味づけられていたわけです。たとえば出産に伴う痛みというのは、非常に大事な痛みだったわけです。宗教儀礼やさまざまな社会的な成長、社会人として成長していく段階での痛みというのは、非常に大きな意味があったわけです。ところが痛みはネガティブなものだというニュアンスが、この近代医療によって定着していきました。アメリカでは無痛分娩という、麻酔をかけて分娩する方がポピュラーだと聞いています。出産による痛みも、よくないものとして麻酔をかける。そういった方向に進んだ。これは文化的な医原病だというのがイリイチの主張です。医療化の問題は非常に重要で、生活習慣病を考える上で、非常に大きなキーワードになりますので、みなさんしっかり頭に入れておいてください。

③ 専門職化(professionalizatoin)-フリードソン Friedson, 1970 ら

☞ 専門職化
①高等教育機関での学習
②専門的な知識・技術
③国家による資格化
④雇用者やクライアントからの一定の自律性の確保
⑤市場の独占を目指す職業集団の戦略。

　3つ目に、専門職化についてお話したいと思います。近代医療の専門職にみられる専門職化です。フリードソンが提示した概念です。高等教育機関で学習し、専門的な知識と技術をもち、国家により資格化され、雇用者やクライアント、両方からの一定の自立性の確保を行い、市場の独占を目指す集団の戦略。これを専門職化と提示します。高等医療機関・高等教育機関・教育・専門的な知識と技術を持っている。国によって資格化されている。そしてその職業は一定の自立性を確保している。市場の独占を目指すことができる。

フリードソン Friedson, 1970 ら

☞ フリードソン（Friedson）ら，1970
　大学医学部という高等教育機関で学習し、専門的な知識や技術を身に付けた者が、国家によって医師という資格を付与され、医療組織のヒエラルヒーの頂点に立ち、自律性を確保すると共に、病人を合理的に管理する職業集団。
　19世紀後半に、医師会結成による国家への政治活動で、その他のさまざまな医療を駆逐し、資格に関する優先的な権限を戦略的に獲得した。

　これはですね、医者の集団というのはまさに専門職集団。大学医学部という高等教育機関で学習し、専門的な知識や技術を身に付けた者が、国家によって医師という資格を付与され、医療組織のヒエラルキーの頂点に立ち、自立性を確保するとともに、病人を合理的に管理する権限を持ちます。このように職業集団というふうに医者をみなすことができます。フリードソンがいった専門職化、医療の専門職というのはこのようにつくられたわけですが、これは19世紀後半に医師会結成による国家への政治活動で、そのほかのさまざまな医療を駆使し、資格に関する優先的な権限を戦力的に獲得したのが、西洋近代医学の医師集団なのです。

　医療社会学の前提のところでも出てきましたが、医療・医学というのは社会に浸透していますが、それが真理だからその地位を獲得しているのではなく、実は、歴史的にみると、19世紀後半に、その他にあったさまざまな非正統医療と政治的な駆け引きがあって、その結果、政府が近代医療を正当とみなして、西洋近代医療が正当性を獲得したという歴史があるのです。たとえば日本は、漢方といわれる伝統的な医療が江戸時代に栄えていました。それが江戸末期に蘭方・蘭学・オランダ医学・ヨーロッパの医学が日本に入ってきて、ヨーロッパのさまざまなシステムをよしとして、日本の政府のシステムとして取り込もうとしていきました。明治政府は、漢方を非正統なものというふうに格下げしました。漢方医は、現在診療を行っている者一代限りとするという法令を出しました。つまり漢方医の息子は、そのまま医者になれないわけです。それと同時に大学の医学部を作りました。東京大学をはじめとした医学部を作って、ヨーロッパの医学を正当な医学として導入しました。大学の医学部を卒業しないと医者の資格を与えないという制度を作ったのです。それは、明治政府がヨーロッパのものの考え方をよりよいものと考えるひとつの方針が

あったからこそ、そういった結果になったわけです。それに対して漢方医は、私たちがやっていることは非常に有効なのだ、西洋・近代医療にひけをとらない。むしろそれよりもすぐれた医療の治療技法をもっているのだという主張をしました。一度、マスコミにも取り上げられ、漢方と蘭方の治療タイトルマッチといいますか、患者をどう治療するかという公開実験が行われたことがありました。それは、脚気の患者に対する治療のプレゼンテーションだったのですが、両方とも優れているという結果だったにもかかわらず、その結果はあまり公開されず、結局漢方医は正当性を再び確保することができず、どんどんと社会の主流から外れざるを得なかったという歴史があります。その背景には、明治天皇が脚気になりかかっていて、西洋医学の医者にかかっていたのだけどなかなか良くならず、漢方医が治療をして脚気を治すことで、漢方が非常に有効であることを証明しようという思惑があったとも聞いています。いずれにせよ漢方と近代医学が戦った結果、決着がつかなかった。どちらも優れているという結果になったにもかかわらず、日本では漢方はだめで、近代医学が正当性を獲得したという歴史があります。アメリカでも同じく19世紀の後半に、ホメオパシーという自然療法の陣営が非常に社会的に強くなって、いったん近代医療の医師免許がなくなるというような事態さえあったわけですね。ところがそれの巻き返しで、アメリカでは医師会を結成しまして、また政治家を取り込んで権力を獲得して、19世紀の末にもう一度医師免許を獲得したという背景があります。そのように専門職化ということから考えても、医師という西洋医学は決して正しいから広まったわけではなく、歴史的に獲得されたものだという視点を頭の中にいれておいてください。

以上で2番目の医療社会学の近代医療批判の3つ目までお話しして終わりにしたいと思います。

④ 資本主義の構成要素となっていく問題

☞ ④資本主義の構成要素となっていく問題
(1)資本主義経済がもたらす健康問題：
　効率性を求めた労働環境が様々な疾病をもたらす。
(2)資本主義国家の医療政策：
　資本・経営に有利な政策。産業の振興に結びつかない公的医療への支出を削減すると同時に、健康問題を国民の個人的な責任として強調する。
(3)医療の商業化：
　メディアを通じて消費者の購買意欲を喚起する、医薬における巨大市場の存在。

医療社会学からみた近代医療批判です。4番目の資本主義の構成要素となっている問題点についてみていきましょう。資本主義経済は私たちの社会にあるひとつのシステムですが、資本主義経済がもたらす健康問題を考えなければいけません。効率性を求めた労働環境がさまざまな疾病をもたらすというのがひとつ。効率性にはさまざまな病気を生み出さざるをえない、病気にならざるをえないひとつのシステムがあります。ふたつ目に資本主義国家の医療政策という視点も頭に入れておきましょう。資本、経営に有利な政策が当然なされるわけです。産業の振興に結びつかない公的医療への支出を削減すると同時に、健康問題を国民の個人的な責任として強調する。これは生活習慣病のいわゆる「健康日本21」にある医療政策を的確に指摘したひとつの問題点ですね。つまり、医療費削減をしようと、国の経済の振興に結びつかない医療費削減すること、それと同時に健康問題を国民の個人的な責任として強調する。社会の責任、国家の責任ではないという医療政策が資本主義ならではのひとつの考え方として出てきているわけですね。3番目、医療の商業化。先ほど薬の宣伝のところで少し出てきましたが、メディアを通じて、消費者の購買意欲を喚起する。メディア、吊り広告、テレビ、新聞の折り込み広告、そういったところには薬のことを宣伝したものがたくさんあります。いわゆる病院の医薬品だけではなく、市販薬、サプリメント、そういったものが非常に増えています。健康を目指す人々に対してその購買意欲を喚起するような宣伝がたくさんあり、それを消費する巨大市場、大量な消費者が存在しています。医療が商業化している、そういった問題点があります。当然生活習慣病を考えた場合に、この生活習慣病という言葉が、メディアによる消費者の購買意欲の喚起に使われるわけですね。みなさんも今後、

たとえば新聞の折り込み広告にサプリメントの広告を見つけたら、それをちょっと眺めてみてください。またサプリメント以外にも，さまざまな飲み物や金魚運動，自転車こぎ，ウォーキングマシーンといった運動器具が流行ったのを覚えておられる方もいるかもしれません。あれも、生活習慣病を予防するというようなことが宣伝文句に使われているわけです。そういったわけで、行政，政府，あるいは国家が強く打ち出している医療政策だけではなく、それを商業化していく、いわゆる企業側の考え、思考、それとそれを消費する消費者たちの思考が複雑に織り交ざって、現在の資本主義独特の医療の現象が起こっている、というようにも考えることができます。

⑤　生一権力（bio-politics）

> ☞　⑤生一権力
>
> 　身体を"規律化"する権力（健康管理）と、人口を調整（出産管理）する権力が、ともに個人と集団の「生」を経営・管理する。
>
> 　工場・兵舎・学校・監獄・病院などを生み出した近代社会においては、空間的・時間的に細部にわたって人々の行為が"統御"され"標準化"される。
>
> （フーコーM. Foucault, 1986）

　最後に5番目の、生一権力バイオポリティクスについてみていきます。身体を"規律化"する権力と人口を調整する権力、健康管理の権力と出産管理の権力が、ともに個人と集団の「生」を経営・管理する。これは80年代にフーコーが言い出したひとつの考え方です。フーコーはフランスの歴史的に大きな仕事をなした哲学者、思想家といえる人ですね。工場・兵舎・学校・監獄・病院などを生み出した近代社会においては、空間的・時間的に細部にわたって人々の行為が"統制"され"標準化"されるという指摘をしました。工場とか兵舎とか学校、監獄、病院、この構造に何らかの共通性が見出せないでしょうか。フーコーはこういった時空間のシステムを近代社会の象徴とみなしたわけです。そのシステムそのものが人々の行為を制御し、統御し、コントロールし、そして人々を標準化させていくひとつの装置であるというような概念を提示したわけです。

臨床医学のまなざし

> ☞　フーコー, 1986
>
> 「臨床医学のまなざし」：
>
> 　解剖学という死からのまなざしを通じて、身体を組織と器官の集合体という生物医学の対象として客体化する。
>
> 　他者を特定の抽象的な知識体系においてのみ分析し扱う"客体化"の課程。
>
> （フーコーM. Foucault, 1986）

　解剖学が臨床医学の一番の基礎になっています。いわゆる近代医学というのは解剖学を発展させることによってできたと言われています。解剖学は死んだもの、死体、をみるまなざしを通じて、身体を組織と器管の集合体という生物医学の対象として客体化する視点を持っています。対象化するといってもいいですね。人間の身体というのは組織と器管の集合体だ、というものの見方は近代医学独特の考え方なのですが、私たちはやはりその考え方に支配されていることが多いですね。もうひとつは他者を特定の抽象的な知識体系においてのみ分析し扱う"客体化"の過程。これもまた難しい表現ですが、他者をひとつの医学という抽象的な知識体系においてみるわけです。人間というものをひとつの対象としてみる。生物医学の対象としてみる。そういったまなざしがこのバイオポリティクスのひとつの考え方の例としてあるわけですね。

一望監視装置パノプティコン

　もうひとつ大事なのが一望監視装置「パノプティコン」、ご存知の方もいるかもしれませんが、規律化、標準化、人々の生活や行動などが規律化されていくということで、それが外部からの強制的なものでなくて、個人が無自覚のうちに自らの行為を規律化していく装置。知らないうちに自分を律していく、規律化していく、そういった仕組みが社会にあるということです。規律化されない逸脱者を異常とみなす、その異常者、逸脱者を生み出す力が社会にある、医療社会学の前提をみてきましたが、社会の逸脱者を生み出す仕組み、装置が社会に存在している。それが非常に象徴的に表れているのが一望監視装置「パノプティコン」なわけです。

　いったいそれは何なのか。写真をみてみましょう。

図8−3　一望監視装置パノプティコン

（M.フーコー「監獄の誕生」，新潮社，1977，口絵より）

①少年教護院監獄

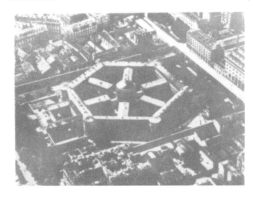

②A.ブルーエ作、585名の受刑者を収容する独房監獄の設計図

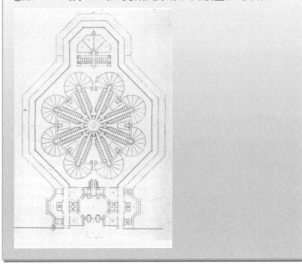

図8−4　一望監視装置パノプティコン

（M.フーコー「監獄の誕生」，新潮社，1977，口絵より）

①米国ステイトヴィル懲治監獄内部（20世紀）

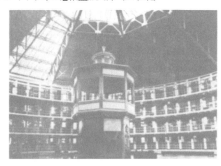

②N・アルー＝ロマン作「懲治監獄の計画」（1840）被拘禁者は自分の独房の中で、中央の監視塔に向かって祈りをささげている。

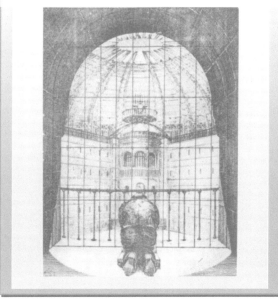

　図8−3①は少年教護院、少年の収容所です。監獄ですね。②は、585人の受刑者を収容する独房監獄の設計図です。上から見た図なのですが、円形になっていて真ん中からそれぞれ収容されている者を全員監視できるわけです。そして小部屋にいるひとたちも（中央から）監視できるわけです。監視員が（それぞれの小部屋に）いるわけですが、その監視員をも（中央にいる）監視員が監視できるわけです。つまり、非常に監視がシステム化されていて、とにかく独房に収容されている人々を効率よく監視する空間的な配置ができています。これを「パノプティコン」と呼ぶそうです。

　もうひとつみてみましょう。

　図8−4①は米国の監獄の内部の図です。この一つひとつに監獄、囚人が入っているわけですが、1階、2階、3階、4階、5階くらいありますね、大ホールのようになっていて、真ん中に監視塔があります。監視塔からは、全員がこの部屋の中でトイレをしているとか、食事をしているとか、何をしているか全部見通せる、そういう仕組みになっているわけですね。図8−4②は、その監獄の側から中央監視塔を見た絵なのですけれども、拘禁されている収容者が、中央の監視塔に向かって祈りを捧げている図です。ここには宗教というものを上手く利用した統治があるのですが、ある時間になると、この中央監視塔にもしかしたら祭壇があるのかもしれません。そこに向かって祈りを捧げる時間というのがある。まるで、神に常に監視されているかのような仕組みがこの監獄に作られているんですね。これを一望監視装置と呼びます。

病院の外来診察室の構造

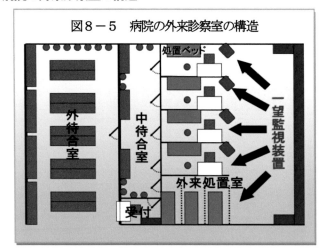

図8-5　病院の外来診察室の構造

病院の外来診察室の構造をみてみましょう。ここにも一望監視装置のような仕組みがみてとれます。外待合室、中待合室、それぞれの診療の部屋にドアを開けて入りますと、裏には仕切りが無い、病院によってはカーテンが半分くらいしてあったりするところがありますね。でもカーテンも何も無い、看護婦さんたちあるいは病院のスタッフが、処置室からいくつも並んでいる診察室へ行ったり来たりしている、そういった仕組みがあります。ここには、病院の中央からそれぞれの患者さんを監視するだけではなく、医者の行為も監視されているわけです。医療者の行為も監視されている。こういった仕組みが病院にもある。つまり監獄と同じなのです。監獄は、監獄の外、そして監獄の中、といった儀礼的な仕切り、外から中に入る、そしてさらに中に入る、収容される。病院も同じく、外の柵、中の柵、というふうに、それぞれ順番に入ってきて、最終的に入ってきた小部屋では、そこには一望監視装置のような状況が生まれている。

以上、医療社会学から見た近代医療批判をダイジェスト版という形で勉強してきました。この医療社会学の視点は驚くような視点を示してくれます。私も臨床医だった時代からこの医療社会学、医療人類学の視点を勉強するにつれて、今までの自分の行為を大いに反省させられることになりました。そういった意味でも、生活習慣病を考える上で、この考え方の基盤をひとつ応用してみていってもらえればと思います。

参考図書

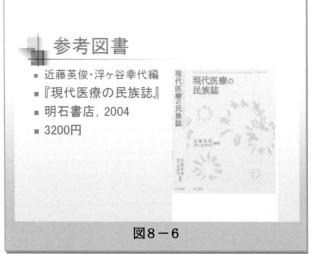

図8-6

最後に参考図書を挙げて終わりにしたいと思います。最初に、教科書のところでイントロダクションでもご紹介しました。近藤英俊・浮ヶ谷幸代編『現代医療の民族誌』の第5章に私が、補完代替医療について書いていますが、医療社会学、医療人類学のものの見方から、現代の医療をみている本です。非常に勉強になる本ですので、関心のある方はぜひお読みいただければと思います。特に第1章に今の医療社会学の近代医療批判のことについてまとまっています。

［文献］

・三宅武司：社会学の学び方－社会を生き、社会を学ぶ－.
早坂裕子，広井良典，天田城介（編著）：『社会学のつばさ－医療・看護・福祉を学ぶ人のために－』．ミネルヴァ書房，p17-31，2010

・黒田浩一郎：医療社会学の前提．黒田浩一郎（編）：『医療社会学のフロンティア－現代医療と社会』．世界思想社，p.2-52，2001

・福井次矢：『EBM 実践ガイド.』医学書院，1999

・野宮亜紀，針間克己，大島俊之，原科孝雄，虎井まさ衛，内島豊：『性同一性障害って何？；一人一人の性のありようを大切にするために』．緑風出版〈プロブレム Q&A〉，2011

・近藤英俊：現代医療の民族誌；その可能性．近藤英俊，浮ヶ谷幸代（編著）：『現代医療の民族誌』．明石書店，p11-46，2004

・フーコー，M.：『監獄の誕生』．新潮社，1977

■ディスカッション・テーマ■ （田中乙菜）

　第8回は、医療社会学についてのトピックでした。医療社会学が、病気あるいは医療という現象に対して、どのような前提を置き、どのような視点からアプローチしているのかについて解説を行いました。病気が社会の「逸脱」のひとつであり、医療が「社会統制」の仕組みであるという医療社会学の視点は、私たちがこれまで抱いてきた医療の視点とは、大きく異なるものであったかもしれません。ここでは以下のディスカッション・テーマに取り組みながら、医療社会学の視点から、私たちをとりまく医療の現状、位置づけを見直していただければと思います。

Q1．第1章で、医療が「社会統制」の仕組みのひとつであると説明しました。ここでいう「社会統制」とは、病気・病人という「逸脱」に対処するだけではなく、「逸脱」を作り出す仕組みでもあるといえます。それでは「逸脱」が作り出されていく過程は、なぜ生じるのでしょうか。また、ある現象・状態を病気とみなし、治療の対象とすることは、どういった意味をもつのでしょうか。さまざまな視点から多角的に検討しましょう。

Q2．第2章では、医療社会学の観点から近代医療を批判的にみる視点のひとつとして、医療化を取り上げ、妊娠・出産をはじめとしたいくつかの例を挙げました。本書で取り上げた例の他に、現在医療化されているものにどのようなものがあるか、私たちの生活をふり返ってみましょう。また、こうした現象・状態が医療の対象として扱われていることに対するあなたの感想・意見を述べてください。

Q3．社会の中で、様々な現象・状態が「医療化」されることのプラスの側面とマイナスの側面を挙げてみましょう。また挙げたプラスとマイナスの両面を比較して、医療化が私たちの生活に与える影響について考察を行いましょう。

Q4．医療や健康と、資本主義経済との関係について、医療社会学の観点から説明してください。医療や健康にまつわる私たちの生活や制度をふりかえり、本書が述べている点以外にも、具体的に考えましょう。

第9回 「生活習慣病」キャンペーンの問題点

第1章 検診の抱える問題

まず第1章では、検診の抱える問題点についてお話したいと思います。
佐藤純一・黒田浩一郎編『医療神話の社会学』,世界思想社，1998

検診は病気をつくる？

> ☞ 検診は病気をつくる？
>
> ・検診の普及率は、成人病／生活習慣病の罹患率・受療率の上昇とパラレルである。
> ・新しい検診システムは、疾病概念が存在しないところに、新たな疾病概念を持ち込む。
> ・〈自分は健康であると自らが定義する集団〉、つまり〈健康な人々〉を、医学的諸検査という医学のまなざしを通すことによって、医学の定義する〈健康と疾病・危険因子〉に再分類する仕掛けである。
>
> （佐藤純一・黒田浩一郎編「医療神話の社会学」世界思想社,1998）

ちょっとショッキングなタイトルがいくつか出てくるかと思います。「検診は病気をつくる？」という項目です。検診は普通、病気を早期発見し、早期治療に繋げるためのものです。つまり、健康診断、あるいは人間ドックと言ってもいい

でしょう［脚注9-1］。ところが医療社会学の視点から検診をみていくと、検診が実は病気をつくっているのではないか、ということがみえてくるわけです。具体的に説明していきます。

まず、社会的な背景として、検診の普及率と、成人病／生活習慣病の罹患率・受療率をみていくと、普及率と罹患率・受療率の上昇は、並行して上昇していることがわかります。どういうことかと言いますと、普通は検診の効果が発揮されれば、病気になるひとが減っていくはずですね。ところが病気になるひとが、検診の普及と一緒に上昇しているという事実があるわけです。

一体なぜこういったことが起きてきているのかのひとつの要因として、新しい検診のシステム、新しい検査技術の開発が挙げられます。そうすると、それまで存在しなかった疾病概念というものが、新たに持ち込まれることになるわけです。

たとえば超音波の診断技術が検診に導入されたことをちょっと考えてみてください。超音波が導入される前は、肝臓の状態を映像としてみることができなかったわけですから、脂肪肝や

［脚注9-1］
健診
"健康診断"、"健康診査"の略称。各種検査や医師・保健師等による診察によって健康状態を評価し、健康維持や疾病の早期発見・予防に役立てるためのもの。
「健診センター、集団健診、学校健診、定期健診、など」

検診
特定の疾患の発見を目的とした健康診断。
「がん検診、内科検診、婦人科検診、妊婦検診、検診車、など」

厳密には上記の意味ですが、混在して使われているのが現状です。英語では、どちらも medical (physical) examination, medical checkup です。

肝臓がん、あるいは肝臓の腫瘍やのう腫というような概念は、検診では発見されなかったのです。ところが検診をすることによって、そういう病気が発見される、あるいは新たに病気や病人が「つくられ」ていくという仕組みになっているわけです。

これは、別の見方からすると、自分は健康であると自らが定義する集団、つまり健康な人々、自分は健康だと思っているひとを、医学的な諸検査という医学のまなざしを通すことによって、医学の定義する健康と疾病・危険因子に再分類する仕掛けであるといえます。つまり、健康だと思っているひとが、この検査を受けることで、その瞬間にいわゆる「病人」なるわけですね。「病人」として分類されるのです。

医療社会学のところで、病気の意味づけについてお話ししましたが、医療者、あるいは検診する側が、このひとは病人であると意味づけするにもかかわらず、本人は病人だと思ってないということがありますね。

生活習慣病の中で、高脂血症、コレステロールが高い、というようなことを例として挙げます。見かけも、本人の自覚もいたって健康であり、スポーツもし、食事もバランスよく摂っている。そういう方がひとたび血液検査でコレステロールが高いと診断された場合、医学的にみればそのひとはもういわゆる「病人」なわけです。コレステロール血症、高脂血症という病名がつけられるわけですね。ところが本人は病気だという自覚は全くありませんし、周りのひとも、本人が病人だというような認識は全くもたないわけです。このように、自分が健康だと思っているひとを瞬く間に病人にしたてあげる、そういう仕掛けを検診というシステムはもっているというわけです。

検診が健康を奪う？

☞ **検診が健康を奪う？**

　検診は、人々の健康・病気を定義する能力・権利を剥奪し、医学による人々の生活・行動などの〈日常的身体〉の"医療化"を行なう仕掛けである。

　「潜在する疾病や危険因子を発見する」という名目で、人々の〈健康である〉というリアリティを剥奪し、〈病気（疾病）〉を社会的現実として構成してゆく。

　　⇒あなたには自覚症状・病識がないようですが、本当は病気なのです。

（佐藤純一・黒田浩一郎編『医療神話の社会学』世界思想社,1998）

またこれもショッキングな言葉かもしれませんが、「検診が健康を奪う？」という項目でお話しします。

検診は普通、健康をつくるために行われるはずです。健康になっていくため、あるいは病気にならないために検診が行われるはずですが、検診が健康を奪うとは一体どういったことなのでしょうか。

それは、検診は、人々の健康・病気を定義する、人々が本来自分自身にもっている健康や病気を定義する能力や権利、それを剥奪し、医学による人々の生活・行動などの日常的身体の医療化を行う仕掛けであるというものです。医療化、メディカリゼーションという言葉を医療社会学の解説でお話ししたと思います。医療の知識と技術が、臨床の場を超えて、人々の日常生活に浸透していき、直接的には医療と関わりのない医療専門家が大きな権限をもつことになる。それを医療化と言いました。簡単に言えば、医療の対象となる範囲が日常生活にどんどん浸透していっている状態のことです。本来、健康や病気を定義する能力・権利、これは本来一人ひとりがもっているものなのです。自分が健康なのか、自分が病気なのかそういったものを、自分で判断したり感じたりする力、あるいは権利というものを人々はもっているはずですが、検診というひとつの仕掛けによって、個人、あるいは一人ひとりが主体的にもっている権利・能力が奪われて、医者、医療者、あるいは医学の

まなざしが健康と病気を定義してしまうわけです。

　検診で健康・病気が決められるわけですが、健康とか病気というものは誰に属しているものなのでしょうか。みなさん、ちょっと考えてみてください。

　今の検診システムでは、あなたは健康ですというお墨付きを与えたり、あなたは病気ですという宣告をしたりするのは、医者、あるいは検診に関わっている医療者側です。医療者側が健康と病気というものを定義しているわけですね。ところが、本来健康や病気とはそういうものだろうかという疑問が浮かぶわけです。

　もうひとつみていきますと、潜在する疾病や危険因子を発見するという名目で、人々の健康であるというリアリティを剥奪し、病気を社会的現実として構成していく。どういうことかというと、あなたには自覚症状、病識がないようですが、本当は病気なのですよ、という言葉に表れていると思います。隠れている病気、あるいは沈黙の病気という言葉が最初のパンフレットのところに出てきましたが、検診は、そのひとの背後に隠れている、潜在している病気や危険因子を発見するのだというような、非常にそのひとのためになるような名目があるわけです。しかし実は、健康だと思っていたひとが、検診によっていきなり病気になるわけです。

　がんを例に考えてみたいと思います。あるとき、胸のレントゲン検査を行い、肺がんがみつかったとしましょう。1年に1回行われるレントゲン検査で、去年はなかったものが今年突然みつかるわけですね。検診をして、先生に「あなたにはがんがありますよ」と言われる直前までは、そのひとは肺がん患者ではないんですね。ところが、そういうふうに宣告された瞬間に、そのひとは肺がん患者になってしまうのです。そして、自分でも自分が肺がん患者だという認識を強めていき、たとえば家族に話したり、職場には話せないにしても、治療を受けなきゃいけないとか、これから先どうなるんだろうといった不安が一気に噴出します。それはまさに社会的な現実として、その瞬間に構成されてしま

うわけですね。そういう意味で、本人も健康だと思っていたものが、その瞬間、検診によってひとつの社会的現実として病気が構成されるというのが、医療社会学の観点からみえてくるわけですね。

検診は本当に有効か？

☞ **検診は本当に有効か？**

1960年代に始まった、検診を普及させて「早期発見・早期治療」を行なう成人病2次予防キャンペーンにも関わらず、成人病は歴史的に増加しつづけた。

検診が疾病の減少に有効であるという疫学的証明はない。

日本では、検診の有効性評価がされないまま、様々な検診が保健事業として導入され、社会的に既成事実化している。

1996年にはじめて厚生省に「がん検診の有効性評価に関する研究班」が設置された。

　1960年代に検診の普及、いわゆる疾病の2次予防ということで早期発見早期治療、成人病2次予防キャンペーンというものがはじまりました。ところが、成人病は歴史的に増え続けました。結果的に、早期発見・早期治療という旗を掲げて開始された2次予防キャンペーンは失敗に終わったわけですね。実は1980年代から、本当に検診は有効なのだろうかということが、特に欧米で先駆けていろいろ疑問視されることになりました。これは当然の結果だといえます。早期発見・早期治療をしているにも関わらず、どうも病気が減らず、増え続ける一方だ。これは、早期発見・早期治療が追いつかないという考え方もあるかもしれませんし、早期発見・早期治療が有効でないという考え方もあるかもしれません。

　実際にその後、検診の有効性をしっかり図る疫学的な調査というのがなされていったわけですが、現在のところ、疾病の減少に有効であるという疫学的証明はないのです。特に日本では、検診の有効性の評価というのは非常に遅れていて、がん検診を含め、さまざまな検診が保健事業として導入されて社会的に既成事実化してい

るわけです。先に検診がありきで、検診が有効であるかどうかはきっちり議論されないまま、すでに制度として定着してしまっているという事実があります。

　慌てた厚生労働省（当時は厚生省）は、がん検診の有効性評価に関する研究班というのを、1996年に設置したのです。この結果はこれから出てくることになりますが、まさに検診が有効かどうかという疫学調査ははじまったばかりです。

　このきっかけには、がん検診が本当に有効かどうかということを社会的に大きく問われるようなことがありました。慶応大学の放射線科の近藤誠先生が書かれた一連の書物、がん検診は本当に有効かどうかという疑問を投げかけたことが大きな社会的な働きを果たしたようです。

米国メイヨークリニック肺がん検診調査[脚注9-2]

　米国のメイヨークリニックの肺がん検診の調査をひとつ例に挙げてみます。45歳以上の男性9,211人を無作為（ランダム）にふたつのグループに分け、1971年から11年間の追跡調査をした報告です。

　ふたつのグループとは、まず、A、検診受診グループ。これは4か月ごとに胸部のX線写真を撮る検査や、痰の細胞をとる喀痰細胞診を行いました。がんがあったりしますと、痰の中にがん細胞が出てきたりするわけですね。それを6年間、メイヨークリニックで行いました。

　それに対してB、対照グループでは、年に1回検診をしなさいということを最初に1度勧奨しました。つまりおすすめですと言っただけで、

この検査は提供しないわけです。だから、本当に検診をしたいなと思ったひとは年に1回しているわけですね。

　こういうグループ分けをした結果、肺がん患者の発見数をみるとA206人、B160人と有意差がありました。つまり、4か月に1度、検査したり痰を出したりしているひとは、この半分の4，5千人の中から200人、肺がん患者が発見されたわけです。ところが対照グループの方は160人しか発見できなかったわけです。

　しかし、ここからが問題です。肺がんの死亡数をこの11年間でみてみると、A122人、B115人と有意差がなかったわけです。どういうことかというと、この検診によってたくさん肺がん患者を発見したにもかかわらず、それは死亡率に影響を与えなかった。発見しても発見しなくても、検診してもしなくても、結局肺がんによる死亡率は変わらなかったということなのです。

　肺がんの検診は、より多くの肺がんをみつけたが、肺がん死亡を減少させることはできなかったというひとつの驚異的な結果が出されました。これはキャンサーという医学雑誌に掲載されたもので、非常に価値の高い論文だと考えられます。

米国内科医師会のガイドライン[脚注9-3]

　もうひとつ米国の内科医師会のガイドラインをみてみたいと思います。これは1996年に発表された、成人の冠動脈疾患予防のためのスクリーニング検査として、血清コレステロールを用いることに関するガイドラインです。つまり、狭心症や心筋梗塞を予防するために、コレステロールを検査するということに関するガイドラ

[脚注9-2]米国メイヨークリニック肺がん検診調査

対象と方法：45歳以上の男性9211人を、無作為（ランダム）に2つのグループに分ける。1971年から11年間の追跡調査。

A）検診受診グループ：4か月毎の胸部X線検査、喀痰細胞診を6年間提供。

B）対照グループ：年1回は検診を受診するように、最初に1回勧奨だけ行なわれる。

結果：①肺癌患者の発見＝A；206人、B；160人。有意差あり。②肺癌死亡数＝A；122人、B；115人。有意差なし。

結論：肺癌検診は、より多くの肺癌を見つけたが、肺癌死亡を減少させることはできなかった。

(Fontana.RS.,et al.,"Screening for lung cancer; A critique of the Mayo Lung Project," *Cancer*, vol.67, 1991)

インです。

　日本では、いわゆるこの冠動脈疾患を予防するためには、コレステロール検査はそれこそ当たり前になっているわけですね。ではアメリカでそれまでの疫学的調査をもとにつくられた、根拠に基づいたガイドラインではどうなのでしょうか。

　まず、年齢が若年男性若年女性、35歳未満、女性は45歳未満の場合です。家族性高脂血症、および冠動脈疾患の危険因子、喫煙・高血圧・糖尿病などこういった危険因子、あるいは家族性の高脂血症をもっているひとは、当然、コレステロールを計る必要性があるわけですが、それ以外の者については、コレステロールの検査をうける必要はないと出てるわけですね。

　次に、35歳から65歳の男性、45歳から65歳の女性は、冠動脈疾患の1次予防をするためのコレステロールの検査は適切だが、必ずしも必要はない。

　そして高齢者である65歳から75歳の男女に関しては、コレステロール検査が必要か否かは科学的根拠がないため決定できない。65歳以上から75歳のひとは、コレステロールを計ることに価値があるかどうかはまだ根拠がない、決定できないというふうにしています。

　最後に、75歳以上の男女では、必要ではないとまで言われているわけです。

　これはですね、それまでのいわゆる既成事実として勧められている冠動脈疾患予防のため、1次予防のためのコレステロール検査というのは、実はそれほど有効ではないかもしれない、根拠があまりない、ということがかなり根拠をもっ

て示されているわけですね。

　科学的根拠がないため決定できないというこの姿勢は非常に評価できるものですね。根拠に基づく医療、エビデンス・ベイスド・メディスン（Evidence Based Medicine；EBM）というものが、1990年代後半から世界中で提唱されてきています。根拠に基づいた医療政策というのが大事なわけですが、アメリカのガイドラインのように、わが国ではまだここまで根拠に基づいたことがなされていません。つまり日本では疫学的検査がしっかりされていませんので、まだデータがそろわないという状況にも関わらず、もうすでに検診のゴーサインが出ている、既成事実となっているというところが問題なのです。

今後の課題

> ☞ 今後の課題
> 日本においても、検診の有効性を問う、ランダム化比較試験（RCT）のような適切に計画された疫学的研究が必要である。
> 検診をすればする程、病人が生産され、逆に医療費が加算されてきたという悪循環に気づき、これまでの2次予防政策の失敗の原因を探るべき。
> 現在推進されている「健康のセルフケア」という1次予防健康増進キャンペーンも、医療費を抑制するだろうという、証明されていない「仮説」に支えられたものにすぎない。国際的にもこの仮説の立証はまだされていない。

　今後の課題なのですが、日本においても欧米のように検診の有効性を問うランダム化比較試験RCT（根拠エビデンスが一番高いと言われている検査方法で、被験者をランダムに分けて効

[脚注9-3]米国内科医師会のガイドライン

「成人の冠動脈疾患予防のためのスクリーニング検査として、血清コレステロールを用いることに関するガイドライン」

①家族性高脂血症、および冠動脈疾患の危険因子（喫煙・高血圧・糖尿病など）が最低2つ以上ある者以外については、若年男性（35歳未満）・若年女性（45歳未満）は、コレステロールの検査を受ける必要はない。

②35〜65歳の男性、45〜65歳の女性に関しては、冠動脈疾患の1次予防をするためのコレステロール検査は、適切だが必ずしも必要ではない。

③65〜75歳の男女に関しては、コレステロール検査が必要か否かは、科学的根拠がないため決定できない。

④75歳以上の男女については、コレステロール検査は必要ではない。

*(Annuals of Internal Med.,*vol24,1996)

果を比較するという臨床試験のスタイル）を使った疫学的調査を行っていく必要性があります。次に、検診をすればするほど病人が生産されているという、最初に出てきた医療社会学からみた視点ですね。それが逆に医療費がかさんでいくという悪循環に気づいて、これまでの２次予防政策の失敗をさぐるべきじゃないかということも課題として挙げられると思います。２次予防が失敗したので、１次予防にしようということで、成人病という病名を生活習慣病という病名に改め、１次予防、病気になる前に発見あるいは危険因子をみて、改善させようという政策に変えたのです。言ってみれば失敗は認められているわけなんですが、それでも２次予防に関しては盲目的にそのまま続けられているのですね。早期発見・早期治療は正しいとされているのです。そのことについてしっかり検討する必要があるのではないかという課題もあります。

　３つ目は、現在推進されている健康のセルフケア、つまり「健康日本２１」、生活習慣病キャンペーン、あるいは１次予防健康増進キャンペーンです。これも医療費を抑制するだろうという証明されていない仮説に支えられたものにすぎないわけです。国際的にも、健康増進キャンペーンというセルフケアを推進する考え方が、本当に有効かどうかということは立証されていません。試しにやっているというと語弊があるかもしれませんが、１次予防が大事だということ

とから「健康日本２１」がつくられて、いま日本国中がそういう方向に進もうとする動きになっているのですが、それには実は根拠がないのです。つまり仮説なんだということを認識したうえで、この生活習慣病キャンペーンというものをみていかなければいけないと考えます。

参考文献

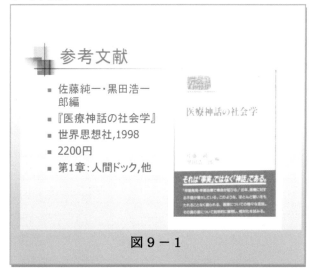

図９－１

　最後に、今まで述べたこの検診の問題について、詳しく書かれている参考文献を紹介します。佐藤純一・黒田浩一郎編、『医療神話の社会学』です。第１章の人間ドックという章に、本章で説明したようなことを佐藤純一先生が論理的に展開していますので、さらに詳しく勉強したいひとは、これをお読みいただければと思います。

第2章 「自己責任化」「社会責任回避」の問題

　第2章では、生活習慣病キャンペーンの問題点として、自己責任化、社会責任回避の問題について考えてみたいと思います。

自己責任化の問題

> ☞ 自己責任化の問題
>
> 　「あなたが病気になったのは、あなたの生活習慣が悪かったのが原因だ。誰のせいでもない、あなた自身の責任だ。」という隠れたメッセージがある。
>
> 　　⇒犠牲者非難イデオロギー（victim blaming ideology：被害者が被害を被った原因は被害者にある）
>
> 　＜遺伝要因＞や＜環境要因＞といった、生活習慣以外の要因を無視することに繋がり、それらへの対策が遅れる。
>
> 　社会における様々な制約によって「変えたくても変えられない生活習慣」が存在する。「誤った・危険な」とされる生活習慣を生み出し維持させている"社会の責任"を回避することに繋がる。

　自己責任化の問題ですが、この生活習慣病という用語には隠れたメッセージが入っています。「あなたが病気になったのは、あなたの生活習慣が悪かったのが原因だ、誰のせいでもありません、あなた自身の責任です」というものです。つまり、病気の責任は病気になった本人にあるという考え方です。

　自己責任という用語は、さまざまな領域でも最近問題になったりしました。みなさん、ご自分で考えられたこともあるかもしれませんが、生活習慣病という用語にはどうしてもこの自己責任という言葉が背後に隠れているということを認識しなければなりません。

　これは言ってみれば、犠牲者非難イデオロギー（victim blaming ideology）という考え方です。犠牲者を非難する、被害者が害を被った原因は被害者にあるんだ。被害者が悪い、自己責任だ。というひとつの論理なわけですね。ここには、大きな問題が当然隠されているということは理解できると思います。

　次に、遺伝要因、環境要因といった生活習慣以外の要因を無視することに繋がり、それらへの対策が遅れることになりますね。生活習慣病といっても、遺伝要因や環境要因というのはゼロではありません。むしろ、非常に大きな位置を占めています。

　たとえば、コレステロール血症、高脂血症にしても、高血圧症にしても糖尿病にしても、家族内の発症が異常に多かったりする。あるいは家系内の発症が異常に多かったりする。それは、食習慣なんだとか生活習慣なんだとか言ってしまっているひともいますが、明らかに何らかの遺伝的要因があるという現象なわけですね。しかしその遺伝がどういうような遺伝なのかということが分かっていないがために、むしろその生活習慣の関与の方がクローズアップされて、生活習慣病という病名になっているということがあるわけです。

　そして、社会におけるさまざまな制約によって、変えたくても変えられない生活習慣というものが当然存在します。本人の責任とは言い切れない生活習慣というのが当然あるわけですね。その背景には、誤った、あるいは危険とされる生活習慣を生み出したり維持させたりしている社会の存在があり、その社会の責任を回避することに繋がります。生活習慣病という病名には、こういった自己責任と社会責任の回避といった問題が隠れているということです。

疾病の発症要因

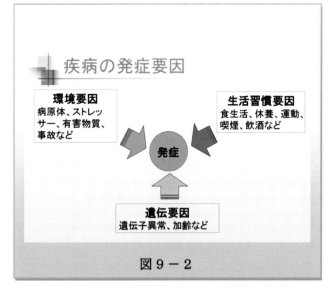

図９－２

疾病の発症要因というのを少し確認してみたいのですが、生活習慣病も食習慣、食生活、運動、喫煙、飲酒、休養といった生活習慣、要因が発症に当然関わってくるから生活習慣病と言うのですが、外部の環境要因や遺伝要因が全くゼロじゃない。実は結構あったりするわけですが、そこが明らかにされていない。あるいは、そこが隠蔽されてしまうというのが大きな問題です。

日本自治体労組公衆衛生部会幹事会の見解１

> ☞日本自治体労組公衆衛生部会幹事会の
> 見解１
>
> 「健康日本21」原案は、「生活習慣病の改善」「危険因子の低減」及び「疾病等の減少」に関する「戦略目標」を数値化するなど在来の「計画」にない“斬新さ”を打ち出しながらも、
>
> 目標の実現に対する国家責任を希薄化し、
>
> 個人責任を強調するなどの多くの問題点を併せ持っている。

非常に面白い資料をみつけましたのでご紹介したいと思います。日本の自治体労組、そこの公衆衛生部会の幹事会の見解として、「健康日本２１」に対する見解を述べています。

「健康日本２１」原案は、生活習慣病改善、危険因子の低減、及び疾病等の減少に関する戦略目標を数値化する。「健康日本２１」では、か

なりいろいろ具体的な目標、数値を出し、在来の計画にない斬新さを打ち出している。しかし、目標の実現に対する国家責任を希薄化しているのではないか。個人責任を強調するなどの多くの問題点を併せ持っているということを指摘しています。

日本自治体労組公衆衛生部会幹事会の見解２

> ☞　日本自治体労組公衆衛生部会幹事会の
> 見解２
>
> ・「原案」の最大の特徴は、地域保健法の制定以降、いよいよ顕著になってきた厚生省の公衆衛生退却路線の当面の完成版であって、「健康・疾病自己責任論」を計画の基本理念として公然と打ち出したところにある。
>
> ・それは国民の立場からすれば、『基本的人権としての健康権』の否定であり、『行政の公的保障責任』の放棄ということができる。

原案の最大の特徴は、地域保健法の制定以降、いよいよ顕著になってきた厚生省の公衆衛生退却路線の当面の完成版であって、健康・疾病自己責任論を計画の基本理念として公然と打ち出したところにある。健康の自己責任論、病気の自己責任論ですね。それを基本理念として公然と打ち出しているとまで見抜いているわけですね。それは国民の立場からすれば、健康という基本的人権を否定しており、行政の公的保証責任というものを放棄していると考えられる。とこの自治体労組は批判しています。

WHO『ヘルスプロモーションのためのオタワ憲章』

1986

> ☞ WHO『ヘルスプロモーションのためのオ
> ワタ憲章』1986
>
> ・健康のための基本的な条件と資源は、平和、住居、
> 教育、食物、収入、安定した生態系、生存のための
> 諸資源、社会的正義と公正である。
>
> ・個人の努力に基づいた予防活動に対する批判が展開
> され始めた。予防は個人のみで実現できるものでは
> なく、社会環境の整備が必要であり、病気になった
> 人をいたずらに非難することは避けるべきという
> ことである。

　ここで、WHO が 1986 年に提唱したヘルスプロモーションという考え方をちょっとみなおしてみたいと思います。

　健康のための基本的な条件と資源は、平和、住居、教育、食物、収入、安定した生態系、生存のための諸資源、社会的正義と公正である。健康の条件や資源には、いわゆる食物とか住居といったものだけでなくて、収入、経済的なもの、それから自然環境、生態系ですね、それから社会の正義、いわゆる戦争のようなものがあったり、あるいは、社会における不正が続いてその富が不平等に分配されていたりとか、そういうようなことがあったりすると、やはり健康というのはなかなか維持できないという見解を、オタワ憲章として、WHO は提唱していますね。

　また、個人の努力に基づいた予防活動に対する批判が展開されたわけです。それまで、健康の予防、病気の予防には、個人の努力が大事だということが主流でしたが、予防は個人のみで実現できるものではなく、社会環境の整備が必要であり、病気になったひとをいたずらに非難することは避けるべきであるということをWHO は述べています。

　ＷＨＯは，1980 年代から 1990 年代初めにかけて，病気の自己責任に対する反省を言い始め、むしろ病気になったひとを批判し、自己責任とする犠牲者非難イデオロギーを避け、社会環境を整備することが必要であることを述べています。

ヘルスプロモーションの理念に基づく「健康日本２１」

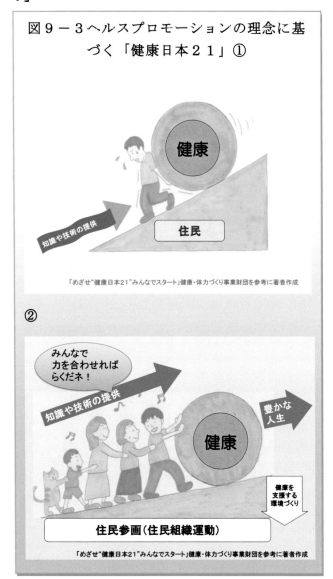

図９−３ヘルスプロモーションの理念に基づく「健康日本２１」①

②

　この図は「健康日本２１」のときに出てきたと思いますが、この図の右端の矢印、すなわち「健康を支援する環境づくり」が大事なのではないかというわけです。

目標達成のための環境づくり

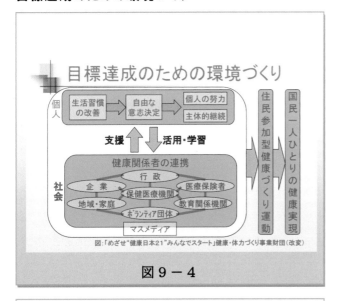

図9−4

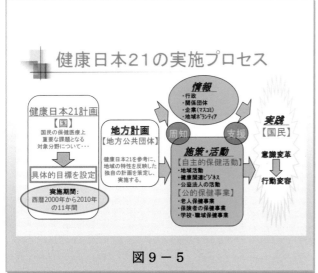

図9−5

　「健康日本21」は環境づくりとして、図9−5のようなことを挙げていました。

　マスメディアを通して、行政、企業、ボランティア、保険医療機関、それから教育関係といった健康関係者が連携して個人を支援する。そして個人が努力して、主体的な継続をしていくのが大事だということです。「健康日本21」で考えられている社会的な支援というのは、こういうことなわけですね。これをもう少し詳しくみていきますが、何を社会的資源としているかというと、大きくは情報です。正しい情報を伝えていくということ。次に施策活動。そこには自主的保健活動と書いてありますね。そして公的保健事業、もちろん保健事業も大事です。ただしこれは、情報を周知させていくということ

で、健康になるためにはどうしたらいいのかというような情報を伝えていくというものが、社会の環境づくりのメインの施策になっているわけです。

「健康日本21」の社会環境整備？（1）

> ☞ 「健康日本21」の社会環境整備？（1）
>
> 　健康日本 21 には「健康を支援する環境づくり」とあるが、そこには「社会」健康関係者が連携して、「個人」の健康へ向けた努力の継続を支援するという、病気予防の知識や技術の情報提供を主軸とした施策・活動があるのみである。
>
> 　健康日本 21 には、WHO が「健康のための基本的な条件と資源」として提示した、「平和、住居、教育、食物、収入、安定した生態系、生存のための諸資源、社会的正義、公正」といった諸領域にわたる社会・自然環境整備についてはほとんど言及されていない。

　「健康日本21」の社会環境整備をもう一回みてみますと、こういうことが言えるでしょう。

　「健康日本21」は健康を支援する環境づくりということを謳っていますが、図9−3にもありましたように、社会の健康関係者が連携して、個人の健康に向けた努力の継続を支援するという、病気予防の知識や技術の情報提供を主軸とした施策活動がある。それがメインの活動です。

　しかし、「健康日本21」では、WHO が健康のための基本的な条件と資源と提示した、平和のことであるとか、住居のことであるとか、教育のことであるとか、あるいは収入であるとか、安定した生態系、自然の生態系であるとか、生存のための諸資源、社会的な正義や公正、こういった諸領域にわたる社会環境、それから自然環境の整備については、ほとんど言及されていません。この状況について、みなさんはどうお考えでしょうか。

　「健康日本21」には、こういうふうにしていると病気になりますよ、ということを伝えて、それを予防するためにこうしましょうとか、食事とか、運動とか、喫煙とか、生活習慣をこういうふうにしましょうというような、いわゆる「正しい」情報、正しいとされている情報を提

示して、それを普及させるということをキャンペーンとしてやっているだけで、実はその背景にある、この WHO が定義したような健康の条件や資源といったものに対する整備については、全然言及していません。

では、今度は「健康増進法」をみていきたいと思います。

「健康増進法」の社会環境整備？（2）

> ☞　健康増進法の社会環境整備？（2）
>
> 　健康増進法があげる「国及び地方公共団体の責務」は、①正しい知識普及のための教育活動・広報活動、②健康増進に関する情報の収集・整理・分析・提供・研究推進、③健康増進に係る人材育成・資質向上、④健康増進事業実施者への技術的援助、のみである。
>
> 　これは、WHO が提示した「健康のための基本的な条件と資源」の整備からほど遠い内容である。
>
> 　健康増進法における社会環境整備の具体的項目は、第 5 章第 1 節特定給食施設における栄養管理、第 2 節受動喫煙防止、という「栄養・喫煙」に関する 2 項目のみである。

「健康増進法」は、「健康日本２１」を法制化し、実際に社会の中で「健康日本２１」の理念を推進させるために整備された法律です。

「健康増進法」が挙げる国及び地方公共団体の責務というのは、

（1）正しい知識普及のための教育活動・広報活動。

（2）健康増進に関する情報の収集・整理・分析・提供・研究推進。

（3）健康増進に係る人材育成・資質向上。

（4）健康増進事業実施者への技術的援助。
という4点のみなのです。

法制化されたものをみても、健康を支えている条件、あるいは資源となっている社会環境の整備、自然環境の整備に関しては、ほとんど謳われていないのです。唯一、「健康増進法」では社会環境整備の具体的項目として、第 5 章第 1 節特定求職施設における栄養管理、第 2 節受動喫煙防止があります。つまり栄養・喫煙この 2 項目に関することだけが社会環境整備として挙げられているのです。

このように、「健康日本２１」、そして「健康増進法」の中をみても、さまざまな問題が隠されているわけです。健康の自己責任の問題。社会責任の回避の問題。社会環境整備、自然環境整備が言及されていないこと。それよりもむしろ自己責任。「自分で努力しなさい、われわれは、教科書を書いて情報を提示し、内容の理解を促す段階までを担当しますが、その後努力をするのは、あなたたち自身の責任ですよ」という姿勢であると例えることができるかもしれません。このような部分が、我が国における健康政策の問題点として浮かび上がってきます。

第3章 「社会統制」の問題

生活習慣病キャンペーンの問題点、第3章では、「社会統制」の問題について触れたいと思います。

新たなスティグマ

> ☞ スティグマ(烙印):
>
> ・他者から認知可能な心身の諸特徴<しるし>をもって、ある社会集団がその人を「望ましくない」と価値づけるとき、その<しるし>をスティグマと言う。
>
> ・スティグマは社会や時代によって作られたものであるが、一度その属性が決定されると、それは固定的・永続的であるとみなされやすい。
>
> ・医学上の「診断」や「検査データ」が、今日において新たなスティグマ付与を決定づける大きな要因となっている。
>
> (医療人類学研究会編「文化現象としての医療」メディカ出版,1992)
>
> ⇒精神障害,エイズ,がん,生活習慣病

生活習慣病キャンペーン、生活習慣病という言葉が新たなスティグマになる。このスティグマとは一体何でしょうか。スティグマとは日本語に訳すと烙印になります。他者から認知可能な心身の諸特徴<しるし>をもって、ある社会集団がそのひとを「望ましくない」と価値づけるとき、その<しるし>をスティグマと言います。スティグマは、社会や時代によって作られたものですが、一度その属性が決定されると、それは固定的・永続的であるとみなされやすい。たとえば、かつての結核やらい病、最近ではがん、HIV(エイズ)患者が社会的スティグマになっています。その観点からみると、「医学上の診断」や「検査データ」が今日において新たなスティグマ付与を決定づける大きな要因となっている。

つまり生活習慣病という病名が新たなスティグマになっているということです。悪い生活習慣を送っているひと、という望ましくない価値づけをされたしるしなのです。

「健康によい」が倫理・道徳規準？

> ☞ 「健康によい」が倫理的・道徳的規準？
>
> 「健康にいいか悪いか」という基準が、人の行為・習慣の善悪を決める倫理・道徳規準にまでなりつつある。何らかの理由で「健康になれない」人々を追い詰め、社会生活を送る上でのある種の息苦しさをもたらしてしまう。
>
> ⇒社会的"逸脱者"を生み出す
>
> 不健康な行動・習慣を続けている人々、病気になってしまった人々を、暗に非難することにつながる。不健康は本当に"罪悪"か?

「健康にいいか悪いか」という基準が、そのひとの行為の習慣の善悪を決める倫理・道徳規準にまでなりつつあるという問題があります。つまり、あなたは生活習慣病ですとみなされると、あなたは生活習慣が悪い、あなたの行いが悪いのだということにつながってきます。医療者によっては、そういったことで患者をあなたが悪い、そんな生活をしていたら病気になっても当然という方もいます。何らかの理由で「健康になれない」人々を追い詰め、社会生活を送る上でのある種の息苦しさをもたらしてしまうという弊害があります。つまり「健康になれない」ひと、病気のひとを攻撃して、そのひと自身の行動が悪い、生活が悪い、態度が悪い、そういった倫理・道徳的に良くないというレッテルを貼ってしまう。既に病気になったひとであるとか、あるいは病気を抱えて生きていかざるを得ないひとに対して、非常に息苦しいものをもたらしてしまうのです。これは医療社会学の概説で説明しました「逸脱者」を生みだす仕組みになっているということです。不健康な行動・習慣を続けている人々、病気になってしまった人々を暗に非難することにつながる、犠牲者非難イデオロギーなのです。不健康というのは本当に「罪悪」でしょうか?みなさんも考えてみてください。不健康なことは、本当にそのひとの道徳や倫理が悪いことを意味するのでし

ょうか？

なり得るという問題なのです。

「国民の責務」？？

> ☞ 「国民の責務」？？
>
> 『健康日本21』では、「生活習慣の改善」にあたって、「個人の努力と主体的継続」が重要であるが、そこには、あくまでも「自由な意思決定に基づく」という文言が含まれていた。
>
> ところが『健康増進法』では、「国民の責務」として、「生涯にわたって自らの健康状態を自覚するとともに、健康の増進に努めなければならない」と明言されている。
>
> 健康増進の方向性に協力できない人々、すなわち健康への努力を行なわない人々は、国の政策に協力できない人々であり、非難の対象となりうる。

　3つ目の問題は、「国民の責務」です。

　「健康日本21」では「生活習慣の改善」にあたって、「個人の努力と主体的継続」が重要であるが、そこには、あくまでも「自由な意思決定に基づく」という文言が含まれていました。生活習慣を正していくのは大事なのだが、あくまでも本人が自由に意志決定するということが「健康日本21」には書いてあったのですが、なんと、「健康増進法」という法律になった時点で、個人の主体性や自由意思というニュアンスは消えてしまっています。「国民の責務」と題する条文で、「生涯にわたって自らの健康状態を自覚するとともに、健康の増進に努めなければならない」と、明言されています。つまり努力義務です。自分が健康であるかどうか常に自覚し、それを一生続け、健康になろうと努力し続けなければならないと法律で定められています。ということは、何らかの社会的制約によって努力できないひとに対して、それは間違っていると言うことになるわけです。健康増進への方向性に協力できない人々、すなわち健康への努力を行わない人々は、国の政策に協力できない人々であり、批難の対象になり得るわけです。こういう法律ができてしまうと、健康になろうという考え方を持っているひとは良いのですが、そういう考えを持っていない人々は非難の対象に

健康な労働力の確保を目指す

> ☞ 健康な労働力の確保を目指す
>
> 「成人病」も「生活習慣病」も同様であるが、働き盛りの人々の早世（早死）を防止する目的があった。
>
> この背景には、社会における健康な労働力の確保と増員という目的がある。
>
> 国の経済力（国力？）の増進という隠れた目的。
>
> かつての「富国強兵」に類似した志向性をもつ。
>
> 日本の検診制度の発端は、戦前の「健康な兵隊」を選別する「健兵政策」のために行なわれた結核・感染症を発見する集団検診であり、それが戦後の学生・労働者の結核感染対策のための検診システムを経て、現在のものに発展した。

　この「健康増進法」は、健康な労働力の確保を目指しているのではないかという読み方ができます。

　「成人病」はまさに働き盛りの早死というニュアンスがありました。「生活習慣病」も同様なのですが、働き盛りの人々の早世（早死）を防止する目的がありました。これそのものはそんなに悪いことではないように思えますが、この背景には、社会における健康な労働力の確保と増員という目的があるようにみえます。国の経済力、国力と言っても良いでしょう、その増進という隠れた目的があるのです。これはかつての「富国強兵」に類似した志向性を持っているという読み方もできます。その背景に日本の早期発見・早期治療の検診制度は非常にスムーズに進みました。なぜかというと、戦前には、「健康な兵隊」を選別する「健兵政策」というものがありました。それに基づいて行われた結核・感染症を発見する集団検診は、すぐに戦後の学生・労働者の結核感染対策のための検診システムに置き換わりました。戦前は兵士だったものが、戦後はすぐに学生や労働者に対象が変わったわけです。そして現在では、生活習慣病予防という検診制度にそのまま発展してきている、そういう意味で、現在のこの社会的なシステムの歴史的な背景として「健兵政策」という

のが実はあるのを忘れてはいけないと思います。そういう意味で、この検診制度や生活習慣病キャンペーンには、健康な労働力の確保を目指す国の目的というのが隠れているというのを指摘しておきたいと思います。

社会統制の装置（まとめ1）

☞ 社会統制の装置 （まとめ1）
　国が定義する「健康」概念が、既存の社気秩序を維持・強化するためという、社会統制の装置として利用されている。
　「健康概念」は、「病気の意味づけ」と同様に本来多様なものであるにもかかわらず、ひとつの観念のみが肥大化し、"ある種の倫理・道徳規準"のように人々を内外から拘束・規律化する。

　社会統制についてこれまでいくつか指摘しましたが、まとめていきます。

　ひとつは、国が定義する「健康」概念が、既存の社会秩序を維持・強化するためという、社会統制の装置として利用されているということです。

　少し過激な言い方かもしれませんが、「健康増進法」という法律までつくって、健康を国が決めようとしているわけです。一人ひとりの考える健康観・健康像、病気観・病気像はもう些細なものになってしまっているのです。国が強大な力をもって、健康とはこのようなものだ、健康になっていかなくてはいけないと強く打ち出しています。それは、社会統制の装置としての役割を果たしているのではないか、というのがひとつです。

　もうひとつは、「健康概念」は、「病気の意味づけ」と同様に本来多様なものであるにもかかわらず、ひとつの観念のみが肥大化し、ある種の倫理・道徳規準のように人々を内外から拘束し、規律化する。健康の概念というのは当然、多種多様であるにも関わらず、国が定義したひとつの観念のみが非常に力を持って社会に浸透していっているのです。それが、ある種の倫理・道徳規準になってしまい、人々を内外から拘束

し、あるいは規律化をしていると分析することができます。

社会統制の装置（まとめ2）

☞ 社会統制の装置 （まとめ）
　人々の日常的な身体だけでなく、心や精神の領域まで管理する社会統制。
⇒"心の健康キャンペーン"、"心のケア"という名を利用した統制。
　人々の中に「自発的に健康管理（セルフケア）に参加する新しいアイデンティティ」を構築する
⇒「健康」な労働力を自動生産する暗黙の規律となる。パノプティコン。
　経済的な生産に従事できない人々に、 「非健康」な人々という"スティグマ（烙印）"を付与し、 社会からの"逸脱者"として管理しようとする装置である。

　また、人々の日常的な身体だけでなく、心や精神の領域まで管理する社会統制が起きてきています。

　心の健康キャンペーン、心のケアという言葉を近年は耳にするようになりました。特に阪神淡路大震災や、地下鉄サリン事件といったさまざまな事件のあとに、心のケアが必要だということが言われるようになりました。心の健康が大事だとマスコミでもまことしやかに言われています。確かに大事なのですが、これが行き過ぎてしまうと、こういった心や精神の領域まで管理する、いわゆる心の健康も、どういった状態を健康とするかが規定され、そうでないものは健康でないというふうに社会が向かっているとも言えます。心のケアも必要だということで、本人が望んでいないにもかかわらず、心のケアと題して、カウンセラーの面接や精神科医の治療がそのまま施行されたりするわけです。何か事件があると、その被害者に心のケアが必要だということで、全員にカウンセリングをすることもあります。そこにはやはり問題があると読み取ることができます。

　次は、人々の中に「自発的に健康管理（セルフケア）に参加するアイデンティティ」を構築

することです。

　自分で健康管理することはいいことだと医療・看護・心理の世界では言われています。一見よさそうな考え方なのですが、こういった方向性が正しいとするアイデンティティが構築されることが、「健康」な労働力を自動生産する暗黙の規律となる、という指摘があります。いわゆる内なるまなざしで自らを律していくパノプティコンです。欧米の監獄の図を前の章で提示しましたが、一望監視装置パノプティコンのように、健康になっていかなくてはいけないという暗黙の規律ができあがってきているということです。経済的な生産に従事できない人々に、不健康というよりも「非」健康な人々というスティグマを付与し、社会からの逸脱者として管理しようとする装置です。生活習慣病キャンペーン、そこには、いわゆる経済的な生産に従事できない人々、病気のひとや健康じゃないひとは良くない存在だとスティグマを与えてしまい、社会からの逸脱者であるとしてうまく管理するということが問題点として考えられます。

　本章ではいくつかこれまでの常識を覆されるような考え方が出てきたと思います。私も以前は生活習慣病の患者さんを診療しており、健診の結果などを解説して、その方たちが病気から回復していくように支援していました。その中で、自分が医者としてそのひとのために良かれと思って「生活習慣をこういうふうに改善した方がいいですよ」、「この生活習慣では病気になっても仕方ないですよ」というようなことを、その言葉のもつ影の意味や影響力などを考えもしないで患者さんに発していたのです。そういう自分の医師としての行為に対する反省が、この医療社会学的な視点を勉強することによって育まれたと言っても良いと思います。確かに「社会責任回避や社会統制」など、政治的に過激と思われる言葉遣いが出てきたと思いますが、それはこの生活習慣病キャンペーンの背後にある問題点を鋭く指摘した言葉だと思います。この隠れた影響力をしっかり認識したうえで、どういう医療のスタイルが良いのか、いわゆる自己責任化させない生活習慣病というのはあり得るのか、それから社会責任を回避せずに社会的な環境整備というものを求めていくような方向性は持てないだろうか、あるいは、医療者が患者を管理・支配する方向に行くのではなく、社会統制の一部を担わない医療の形態はないだろうか、そういった方向にこれから考えていかなければならないのではないでしょうか。

［文献］
・佐藤純一：人間ドック．佐藤純一，黒田浩一郎編：『医療神話の社会学』．世界思想社，p.1-29，1998
・Fontana.RS.,et al.,"Screening for lung cancer; A critique of the Mayo Lung Project," *Cancer*, vol.67, 1991
・米国内科医師会ガイドライン：*Annuals of Internal Med.*,vol24,1996
・「めざせ"健康日本２１"みんなでスタート」健康・体力づくり事業財団 HP：（ http://www.kenkounippon21.gr.jp/kenkounippon21/others/pdf/panf.pdf，2012.1012 取得）
・医療人類学研究科医編：『文化現象としての医療』．メディカ出版，1992

■ディスカッション・テーマ■（田中乙菜）

　第 9 回は、「生活習慣病」キャンペーンの問題について取り上げました。まず第 1 章では、検診が健康・病いに対してもつ機能や検診の有効性に関する議論を紹介しました。検診を「毎年受ける当たり前のもの」「病気の早期発見、早期治療のために必要なもの」であると考えてこられた方には、少し衝撃的な内容に感じられたかもしれません。検診がもつさまざまな側面を知り、その上で自分が検診とどのように向き合っていくのかについて考える、ひとつの機会にしていただきたいと思います。また第 2 章以降では、「自己責任化」「社会責任回避」「社会統制」というキーワードから、生活習慣病キャンペーンの問題を掘り下げていきました。第 8 回でご紹介しました医療社会学の視点をさらに深めていただければと思います。

Q1．第 1 章では、検診が健康を奪い、病気を作っているという検診に関する医療社会学的観点をご紹介しました。あなたはこの意見についてどのように考えますか。あなたや周囲の人が今まで受診してきた検診のエピソードを照らし合わせて考えてみましょう。

Q2．WHO が 1986 年の「ヘルスプロモーションのためのオタワ憲章」において提唱した「健康のための基本的な条件と資源」の整備に関して、あなたはどのような社会的・環境的整備があればよいと思いますか。WHO が掲げている「平和、住居、教育、食物、収入、安定した生態系、生存のための諸資源、社会的正義と公正」を参考にして、具体的に挙げてください。

Q3．第 3 章では、「健康にいいか悪いか」という基準が、人の行為・習慣の善悪を決める倫理・道徳規準になり、社会的"逸脱者"を生み出す構造を作っているという解説を行いました。こうした"逸脱者"を生み出す社会統制の仕組みが、私たちにもたらす影響にはどのようなものがあるでしょうか。考察してみましょう。

第10回　メタボリックシンドロームの人間科学

第1章　メタボリックシンドロームの疾患概念　[田中乙菜・辻内琢也]

生活習慣病招くメタボリック症候群（図10-1）

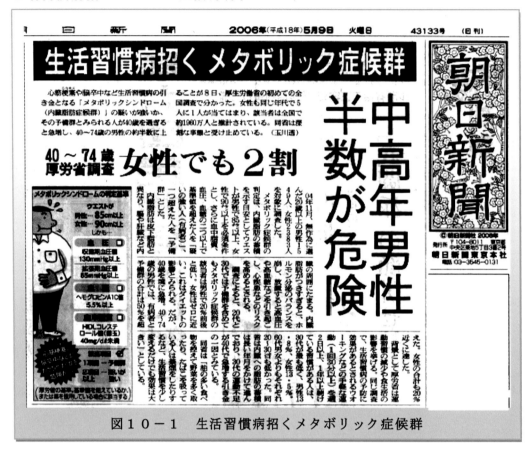

図10-1　生活習慣病招くメタボリック症候群

　まず生活習慣病の中でも、このメタボリック症候群、メタボリックシンドロームというのが、マスコミで急に一躍、脚光を浴びるようになってきたのはみなさんよくご存じだと思います。本当にこの数年のことなんですね。これは、2006年5月9日の朝日新聞の一面記事になりますが、「生活習慣病を招くメタボリック症候群」「中高年男性半数が危険」「40歳から74歳、厚労省調査」「女性でも2割」というような見出しで、大々的に報じられた記事があります。

中高年男性半数が危険（2006 年 5 月 9 日、朝日新聞）

　この新聞記事の中身をみていきたいと思います。

　心筋梗塞や脳卒中など、生活習慣病の引き金となる「メタボリックシンドローム（内臓脂肪症候群）」の疑いが強いか、その予備軍とみられる人が 40 歳を過ぎると急増し、40～74 歳の男性の約半数にのぼることが 8 日、厚生労働省の初めての全国調査で分かった。女性も同じ年代で 5 人に 1 人が当てはまり、該当者は全国で約 1,960 万人と推計されている。同省は申告な事態と受け止めている。

非常に多い数ですが、同省は深刻な事態と受け止めている、と書いてあります。この調査は2004年11月に行った、無作為で選んだ20歳以上の男性2,549人、女性2,383人を対象とした厚生労働省の調査です。メタボリックシンドローム診断のガイドラインに沿って、内臓脂肪の蓄積を示すウエストでの調査、血中のコレステロール・血圧・血糖といった調査によって、メタボリックシンドロームの判定を行いました。それによってメタボリックシンドロームの疑いの強い人を予備軍というふうにして、人数を割り出したそうです。この調査によると、20代30代では、メタボリック症候群の該当者は、男性で20%と低く、女性はゼロに近い。これは新聞によれば、ダイエットの影響ではないかとされています。ところが40歳を超えると急増していくんですね。まさに男性では40歳から74歳の半分、2人に1人がメタボリック症候群だと言われるようになってきました。厚労省は、生活習慣の中での運動の減少、食生活の悪化などがきっかけになって、このようになってきているのではないかと考えており、油の多い食べ物を控えて、野菜を多く取ったり、煙草を吸っている人は禁煙するなど、生活習慣を少し変えるだけでも効果は大きいと述べています。

日医ニュース[健康プラザ No.264] "健診を受けましょう"（図10−2）

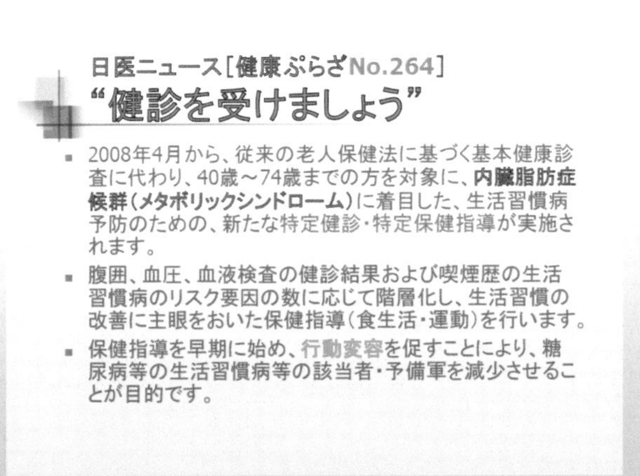

図10−2

こうした事態を受けて厚生労働省は、特定健診・特定保健指導を2008年4月から開始しました。従来の老人保健法に基づく基本健康診査に代わって、40歳から74歳を対象にしたメタボリックシンドロームに着目した、新たな特定健診・特定保健指導が実施されるようになったのです。この特定健診・特定保健指導の重要なポイントは、リスクごとに階層化して、それで保健指導によって行動変容を起こそうという点です。これが、新たな特定保健指導の大きな特徴であるといえます。

メタボリックシンドロームの定義

メタボリックシンドロームの定義が、2005年に日本内科学会雑誌に掲載されました。メタボリックシンドローム診断基準検討委員会による定義です。

「メタボリックシンドロームはインスリン抵抗性、動脈硬化惹起性リポ蛋白異常、血圧高値を個人に合併する、心血管病易発症状態（しんけっかんびょう・い／えき・はっしょうじょうたい）である。」（メタボリックシンドローム診断基準検討委員会，日本内科学会雑誌 94(4), pp794-809, 2005）

つまり、心血管病になりやすい状態をメタボリックシンドロームと定義しています。

大きな社会的損失

☞ 大きな社会的損失

・厚生労働省発表の死因統計でも、脳血管障害、心血管病が全死亡の約30%を占め、癌と匹敵する。
・しかも、働き盛りに突然発症することが多く、社会的に極めて損失が大きいうえに、死亡から免れたとしても、多数の後遺症で苦しむケースが多いことから癌よりも深刻である。
（メタボリックシンドローム診断基準検討委員会，2005）

そしてこの論文には、何故このメタボリックシンドロームに今着目しなければならないのかという根拠として次のように書かれています。厚生労働省発表の死因統計でも、脳血管障害、心血管病が全死亡の約30%を占めて、癌と匹敵

する人数となっている。しかも、働き盛りに突然発症するということが多く、社会的に極めて損失が大きいうえに、死亡から免れたとしても、多数の後遺症で苦しむケースが多いことから癌よりも深刻である。こうした根拠に基づき、このメタボリックシンドロームという、心血管病になりやすい人達を予防グループに仕立てようということを考えついたわけです。

マルチプル・リスクファクター症候群

> ☞ **マルチプル・リスクファクター症候群**
> ：一個人に複数のリスクが集積した状態
>
> 　動脈硬化性疾患の発症は、必ずしも高コレステロール血症が決めてではない、という実地医家の経験がもとで、beyond cholesterol という概念が 1980 年代後半に注目されはじめた。
>
> 1988 年；Reaven⇒シンドローム X
> 1989 年；Kaplan⇒deadly quartet "死の四重奏"
> 1991 年；DeFronzo⇒インスリン抵抗性症候群
> 1992 年；Matsuzawa(松澤)⇒内臓脂肪症候群
>
> 　同じような病態概念が様々な呼称で提唱されはじめたため、これをひとつの疾患概念として統一しようとWHO が働きかけた。

　ここで、マルチプル・リスクファクター症候群のもととなっている考え方、歴史的な経緯を簡単にご説明します。歴史的な経緯といっても、実は歴史はそれほど長くないわけで、たかだか20 年から 30 年程度です。マルチプル・リスクファクター症候群とは、一個人にリスクが多数、同時に集まってきている状態のことです。1980年代の後半にこういった考え方が注目され始めました。それまでの研究によって、動脈硬化性の疾患の発症が、必ずしも高コレステロール血症が決め手ではないというデータも出てきていますし、実地医家、臨床医達の経験から、beyond cholesterol、コレステロールの次に来るものを考えていかなければならない、という学問的なスタンスが 1980 年代に出てきたからです。有名なのは1988年の Reaven による「シンドローム X」、それから 1989 年、Kaplan による「deadly quartet；死の四重奏」と言われるものです。そ

して 1991 年、DeFronzo の「インスリン抵抗性症候群」。それから、メタボリックシンドロームという概念を日本、あるいは世界的にも一躍広めたドクターの松澤氏による「内臓脂肪症候群」です。こういった概念が 1980 年代後半から 1990年にかけて次々と提示されてきました。そしてその後、同じような病態概念が様々な呼称で提唱され始めたために、これらをひとつの疾患概念として統一しようという動きが起こりました。そこで WHO を中心に、この考え方をひとつの主幹として、病態として、疾患概念として、統一していこうという流れになったわけです。

メタボリックドミノ

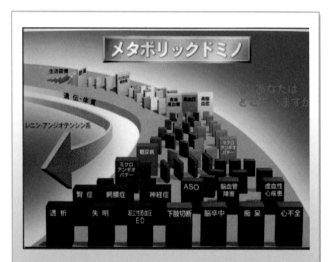

図１０－３（新しい眼科 23(10)：1275，2006）

　図１０－３が「メタボリックドミノ」（伊藤裕：新しい眼科 23(10)：1273-1281,2006）と言われる、マルチプル・リスクファクター症候群を図にしたものです。これはマルチプル・リスクファクターをドミノ倒しに見立てて、図の奥から崩れ始めるとパタパタパタパタパタと、図の手前まで倒れていってしまうというのを象徴的に表したものです。これは内科学会や各種医学系の学会が作成し、広く提唱されている図になります。

　では詳しくみていきましょう。一番奥にある最初のところが「生活習慣」になります。それが今まさに倒れ始めてきていて、その次に「肥満」が来ます。そして、その後「インスリン抵

抗性」になってきて、いくつかに分かれてきます。こうパタパタと、倒れていくわけです。「食後の高血糖」、それから「高血圧」「高脂血症（現在は「脂質異常症」）」などに派生していきます。そしてその後、「マクロアンギオパチー」というところに、パタパタと流れていくことになります。このマクロアンギオパチーというのは、血管の病気ということです。血管が大きな炎症を起こして、それがきっかけで大きな血管の内部の炎症状態を起こし、血管の内皮が脆くなっていきます。それがひいては、心臓の冠動脈と脳の血管等々に派生していき、血管障害・脳血管障害・虚血性心疾患、心筋梗塞や虚心症などになります。それから下肢の静脈の問題、というふうに血管の問題に広がっていきます。一方で糖尿病の系統でいくと、糖尿病の三大合併症である、腎症、糖尿病性の網膜症、糖尿病性の末梢神経の問題が起きてきます。そして血管の方でいえば、心臓がかなりのダメージを受け、死に繋がる「心不全」、そして脳血管障害の後は「脳卒中」や「痴呆」、「認知症」になることもあります。それから下肢の静脈、下肢の血流の問題になってくると、下肢切断ということになったりします。糖尿病の方から来た場合、網膜症がひどくなると失明になりますね。それから腎臓病になると透析を受けなければならなくなる。それから自立神経、末梢神経がやられてきますから起立性の低血圧になったりします。このように、QOL（クオリティー・オブ・ライフ）を著しく低下させる、命に関わるような障害に繋がっていくのが、図の一番手前です。一番奥の生活習慣というものがパタパタパタと倒れてきて、ひいては一番手前、重度の障害にまで来てしまうぞと、いうことがこの図に書かれているんですね。

　ところで、このドミノの台のところに、「遺伝・体質」と書いてあります。遺伝や体質というものの土台の上に生活習慣からいろんな病気に派生するドミノが乗っかっているのです。この「遺伝・体質」には、レニン・アンジオテンシン系の生理学的な内分泌のシステムが関係しているというふうにこの図には表わされています。

内臓脂肪型肥満

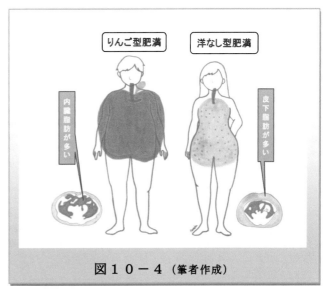

図１０－４（筆者作成）

　それでは、なぜこのメタボリックシンドローム、内臓脂肪という概念が注目されたのか説明していきます。

　図１０－４をみてください。みなさんも一度は聞いたことがあるかもしれませんが、「洋ナシ型肥満」（図右）と「リンゴ型肥満」（図左）と言われているものです。

　それぞれCTスキャンでお腹の断面図を撮ってみると、洋ナシ型の肥満の場合、ちょうどお腹の部分には、皮下脂肪が多いです。白い部分が骨とか腸などの内臓ですが、この外側が皮下脂肪です。皮下脂肪が多いタイプが洋ナシ型肥満です。

　一方メタボリックシンドロームが注目しているのは、洋ナシ型肥満ではなくて、リンゴ型肥満のほうです。リンゴ型肥満では、皮下脂肪よりもむしろ腸間膜など内臓の中に脂肪がたくさん詰まっています。これが実は心臓血管疾患の大きなリスクになるということが問題視されてきています。

内臓脂肪蓄積による被害

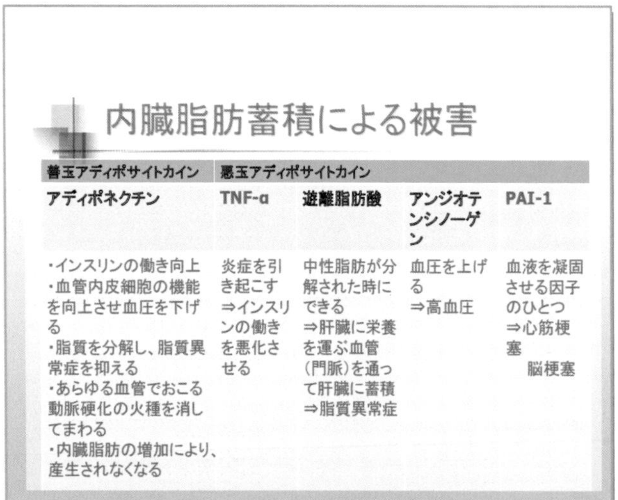

善玉アディポサイトカイン	悪玉アディポサイトカイン			
アディポネクチン	TNF-α	遊離脂肪酸	アンジオテンシノーゲン	PAI-1
・インスリンの働き向上 ・血管内皮細胞の機能を向上させ血圧を下げる ・脂質を分解し、脂質異常症を抑える ・あらゆる血管でおこる動脈硬化の火種を消してまわる ・内臓脂肪の増加により、産生されなくなる	炎症を引き起こす ⇒インスリンの働きを悪化させる	中性脂肪が分解された時にできる ⇒肝臓に栄養を運ぶ血管（門脈）を通って肝臓に蓄積 ⇒脂質異常症	血圧を上げる ⇒高血圧	血液を凝固させる因子のひとつ ⇒心筋梗塞 脳梗塞

図１０－５　内臓脂肪蓄積による被害

　さらにこの内臓脂肪が溜まってくると、どのような生理学的なシステムで人体がどんどん障害されていくのかという仕組みが、図１０－５です。この図は、後に改めて紹介しますが、メタボリックシンドロームのパイオニアである松澤佑次先生が監修されている「知っ得？納得!! メタボリックシンドローム（http://metabolic.jp/)」（図１０－９）というホームページに掲載されているものを参考に作成しました。内臓脂肪の中心的な存在である脂肪細胞があります。その脂肪細胞には、そこから情報伝達する免疫物質として、アティボサイトカインという免疫細胞があります。この細胞は善玉のアディポサイトカインと、悪玉のアディポサイトカインに大きく分けられます。善玉のアディポサイトカインというのは、アディポネクチンという名前で呼ばれているもので、1996 年に松澤佑次先生が発見した物質です。

　一方悪玉の方にはいくつかの物質があります。ひとつずつみていきましょう。まず TNF－α という物質があります。これは炎症を引き起こすサイトカインとか、メイン物質と呼ばれています。この TNF－α が、インスリンの働きを悪化させるということがわかってきています。それから、脂肪細胞から遊離脂肪酸という物質が出てきます。これは中性脂肪が分離された時にできる物質です。私たちは肉類油物等を食べて、中性脂肪を取りますが、それが血中で分解され

て遊離脂肪酸という物質になります。この遊離脂肪酸が腸の中から体内に吸収されて、肝臓に栄養として運ばれていくわけです。肝臓に栄養を運ぶ血管を「門脈」と言いますが、その門脈を通ってこの遊離脂肪酸が肝臓にどんどん蓄積されていき、結果的に脂質異常症、高コレステロール血症になってきます。そしてもうひとつがアンリオキンシノーゲンです。これは血圧を上げる物質で腎臓に関係しているところですが、これによって血圧も高くなります。それから、PAI-1 ですね。これは血圧を凝固させる因子のひとつですけれども、これによって血管中の血栓、あるいは塞栓、血の塊が血管の内皮細胞にどんどん沈着されて、くっついていきます。すると血管はボロボロになり、それによって血管が詰まってしまうのです。これが、心筋梗塞や脳梗塞といったものの原因になってくるといわれています。このように、悪玉サイトカインが、脂肪細胞からどんどん出てきてしまっているというのが、現在メタボリックシンドロームの非常に危ないポイントとして基礎医学的に言われているものです。

　これに対して、このアディポネクチンという善玉のサイトカインは、まずインスリンの働きを向上させます。それから血管内皮細胞の機能を向上させる、つまり、血管の内側を修復する力があります。血管内皮細胞の機能が向上することによって血圧を下げる働きをします。それから脂肪を分解して脂質異常症を抑えてくれる。脂質にも善玉のコレステロールと悪玉のコレステロールがありますが、その悪玉のコレステロールをどんどん分解していくという働きをこのアディポネクチンという物質が持っています。これはいわば、あらゆる血管で起きている動脈硬化の火種を全て消してまわっているようなイメージだというふうに松澤氏は言っています。しかしこのアディポネクチンは、内臓脂肪が増加していくことによって、産生されなくなっていきます。そうなってくると TNF－α や遊離脂肪酸などばかりが、どんどん生産されていって、人体のあちこちに障害を起こしていくんだという考え方です。

インスリン抵抗性を重視する基準①［脚注10-1］

マルチプル・リスクファクター症候群から派生してきたメタボリックシンドロームの基準が、90 年代後半から次々と作られてきました。まず98 年に統一的な疾患概念として提示しようということで、WHO の会議で決定されたものをご紹介します。この基準はメタボリックシンドロームの中でもインスリン抵抗性を重視した概念だと言われています。簡単にみていきましょう。まずベースとなるのが、糖負荷試験 2 時間後の血糖値が高い「IGT」、空腹時の血糖値が高い「IFG」、それからⅡ型の糖尿病、インスリン感受性の低下です。これらのいずれかがあって、そのうえに以下の 4 項目のうちふたつ以上が該当すると、メタボリックシンドロームだということになります。

（1）男性：ウエスト／ヒップ比＞0.90、女性：ウエスト／ヒップ比＞0.85 か、BMI＞30kg/㎡以上

（2）男性：HDL-C＜35mg/dl、女性 HDL-C＜30mg/dl か、中性脂肪≧150mg/dl

（3）血圧 140/90mmHg

（4）微量アルブミン尿

以上が WHO の提唱した基準になります。

インスリン抵抗性を重視する基準②［脚注10-1］

さらに翌年の 1999 年に改訂されたものが、European Group for the Study of Insulin Resistance です。Study of Insulin Resistance ですから、インスリン抵抗性を研究するヨーロッパのグループによって作られた EGIR 基準、WHO 基準の改定版になります。これもインスリン抵抗性を重視しています。まずインスリン値を血液検査によって測定します。そのインスリン値が非常に高くなっている、75 パーセンタイルより高くなっていることがベースになります。この条件を満たしたうえで、以下の 4 つのうちふたつを満たした場合、メタボリックシンドロームであると判断されるわけです。

（1）男性：ウエスト周囲径≧94cm、女性ウエスト周囲径≧80cm

（2）HDL-C＜39mg/dl か中性脂肪≧150mg/dl

（3）血圧 140/90mmHg 以上

（4）IGT（糖負荷 2 時間値異常）、IFG（空腹時血糖値異常）糖尿病を除く

[脚注10-1]

インスリン抵抗性を重視する基準①（1998 年：*WHO 基準*）

IGT（糖負荷 2 時間値異常）、IFG（空腹時血糖値異常）、**2 型糖尿病、低インスリン感受性**のいずれかと以下の 2 つ以上

①男性：ウエスト／ヒップ比＞0.90、女性：ウエスト／ヒップ比＞0.85 か、BMI＞30kg/㎡以上

②男性：HDL-C＜35mg/dl、女性 HDL-C＜30mg/dl か、中性脂肪≧150mg/dl

③血圧 140/90mmHg

④微量アルブミン尿

インスリン抵抗性を重視する基準②（1999 年：European Group for the Study of Insulin Resistance（*EGIR 基準*＝WHO 基準の改訂版））

血漿インスリン値＞75 パーセンタイルと、以下の 2 つ以上

①男性：ウエスト周囲径≧94cm、女性ウエスト周囲径≧80cm

②HDL-C＜39mg/dl か中性脂肪≧150mg/dl

③血圧 140/90mmHg 以上

④IGT（糖負荷 2 時間値異常）、IFG（空腹時血糖値異常）糖尿病を除く

　ここで初めて出てくるのがウエスト周囲径です。1998年のWHO基準ではウエスト/ヒップ比だったのですが、ここで初めてウエストの周囲の径というのが、男性94cm以上、女性80cm以上という基準が出てきます。あとは、みなさんよく聞いたことがあると思いますが、HDLコレステロールが39mg/dl以下、あるいは中性脂肪が150mg/dl以上。血圧は収縮時140、拡張時90mmHg以上。それから、この改定基準で除外されたのがIGTとIFGです。糖負荷試験で2時間値が異常、あるいは空腹時の異常があるというのを今度は除こうということになりました。これが全部入ってくるとものすごく広くなってしまうので、これを除くことになったわけですね。そういった条件で、メタボリックシンドロームの考えになってきました。

内臓脂肪蓄積を重視する基準①[脚注10-2]

　2000年に入りまして、米国の中で研究が活発になってきました。American Association of Clinical Endocrinologists、臨床内分泌学のアメリカ学会ですね。臨床内分泌、米国臨床内分泌学会と言ってもいいと思います。米国NCEPのATP基準になります。

　このATP基準では、もうかなりシンプルになっています。WHO基準のインスリン抵抗性の部分は無くなり、むしろ内臓脂肪の方を重視することになったのです。ですから基準の最初にウエスト周囲径というのが、前面に出てきたわけです。アメリカでは、ウエスト周囲径が男性102cm以上、女性88cm以上という基準になっています。そして、善玉のコレステロールが男性で40以下。女性だと50以下。中性脂肪は150以上。血圧もEGIR基準（WHO基準の改定）では140/90mmHg以上だったのですが、このATP基準ではちょっと基準が下がり、130/85以上を含めるとなっています。さらにこのアメリカの基準では糖尿病を含むという形で、メタボリックシンドロームというものが定義されました。

内臓脂肪蓄積を重視する基準②[脚注10-2]

　2005年には、国際糖尿病連盟（IDF）というところが、メタボリックシンドロームをもっと大々的に、世界的に広めるというスタンスで基準を作りました。地球上の各民族・各地域に応じて基準をいくつか出していこうと、そういった動きを出してきたのがこのIDFです。この基準では大きな「ウエスト周囲径」を民族別に提示しています。中性脂肪は150以上、これは改

[脚注10-2]
内臓脂肪を重視する基準①（2001年：American Association of Clinical Endocrinologists；米国*NCEP* ATP基準）
　以下の3つ以上
①男性：**ウエスト周囲径**≧102cm、女性ウエスト周囲径≧88cm
②男性：HDL-C＜40mg/dl、女性 HDL-C＜50mg/dl か中性脂肪≧150mg/dl
③血圧 130/85mmHg以上
④空腹時血糖＞110mg/dL（2004年に100mg/dLに変更）糖尿病を含む

内臓脂肪を重視する基準②（国際糖尿病連盟（*IDF*：2005年））
　大きな**ウエスト周囲径**（民族別）と以下の2つ以上
①中性脂肪≧150 mg/dL または治療中、
②男性：HDL-C＜40 mg/dL、女性 HD-C＜50 mg/dL または治療中
③血圧 130/85mmHg以上または治療中
④空腹時血糖≧100mg/dL　糖尿病を含む

訂版 WHO 基準やアメリカの ATP 基準と一緒で
すね。それから、善玉の HDL コレステロールが
男性で 40 以下、女性で 50 以下、これも ATP 基
準と一緒ですね。血圧は 130/85、ATP 基準と一
緒です。それから糖尿病も含むということです。
HDL コレステロールや血圧の基準、それから糖
尿病に関する基準はアメリカの ATP 基準とほ
とんど一緒ですね。IDF 基準の最も大きな特徴
は、民族ごとに定めたウエスト周囲径というこ
とになります。

メタボリックシンドローム診断基準検討委員会（2004 年発足）

☞ **メタボリックシンドローム診断基準検討委員会（2004 年発足）**

委員長：松澤佑次
　　　（2004 年まで日本動脈硬化学会理事長）
　　　（2008 年より日本肥満学会理事長）

委員：

日本動脈硬化学会（北徹，齋藤康，寺元民夫）

日本糖尿病学会（清野裕，山田信博）

日本高血圧学会（片山茂裕，島本和明）

日本肥満学会（中尾一和，宮崎滋）

日本循環器学会（久木山清貴，代田浩之）

日本腎臓病学会（槇野博史）

日本血栓止血学会（池田康夫）

オブザーバー：日本内科学会（藤田敏郎）

　このように、世界中に様々なメタボリックシ
ンドロームの基準が次々と、各機関・学会の研
究に応じて作られてきました。そこではウエス
トの太さが 100cm 以上だとか、90cm 以上だと
いったデータがたくさん出てきていましたね。
それに対し、日本もなんとかそれに追随しよう、
むしろリードしようというような気持ちがあっ
たんだと思うのです。

　さて、ここでは 2004 年に日本国内で発足した
「メタボリックシンドローム診断基準検討委員
会」についてみていきましょう。まず委員長は
松澤佑次先生です。松澤先生は先ほど述べまし
た、脂肪細胞中の善玉アディポサイトカインで
あるアギトネプシンを発見した大阪大学の先生

です。以前には阪大病院の院長を務められたご
経験があります。そしてちょうどこのメタボリ
ックシンドローム診断基準検討委員会が発足す
る前年の 2003 年に大阪大学の名誉教授になり、
同年に財団法人住友病院の院長に就任されまし
た。また、以前には日本動脈硬化学会の理事長
をされていまして、2008 年からは日本肥満学会
の理事長に就任されています。松澤先生はまさ
に、メタボリックシンドロームを一気に日本国
中に広めた筆頭者であるといえるでしょう。メ
タボリックシンドローム研究においては国のリ
ーダーです。その松澤佑次先生によって、ペー
ジ：75
メタボリックシンドローム診断基準検討委員会
が出来上がりました。このメタボリックシンド
ローム診断基準検討委員会は全部で 8 つの学会
から主要メンバーが参加して、合同でディスカ
ッションすることになっています。委員はまず、
日本動脈硬化学会から 3 人参加されており、そ
の中には現日本動脈硬化学会理事長の北徹先生
もいらっしゃいます。ですから、実はメタボリ
ックシンドローム診断基準の作成は、診断基準
検討委員会の発足時に松澤先生が理事長をされ
ていた日本動脈硬化学会が核となって始まった
のではないか、と推測されるわけなのです。そ
してそこにメタボリックシンドロームに関連あ
る団体、日本糖尿病学会・高血圧学会・肥満学
会・循環器学会・腎臓病学会・血栓止血学会と
いう各グループから理事が参加したわけです。
さらにオブザーバーとして、日本内科学会の藤
田敏郎先生が入っています。

　そういった形で日本を代表する学会の理事長
クラスの人たちが入って、メタボリックシンド
ローム診断基準検討委員会として発足し、日本
での基準作成に取り組んできました。

メタボリックシンドローム診断基準検討委員会発足の経緯

☞　メタボリックシンドローム診断基準検討委員会発足の経緯

高コレステロール血症に対する対策がほぼ確立された現在，動脈硬化疾患の重要な予防ターゲットとなっていることに加え，ライフスタイルが関与する多くの病態を含むことから，多数の分野から注目されている。

しかし，海外でも複数の診断基準が発表されており少し混乱が生じている。病態を正しく認識し，**日本人に即したエビデンスに基づいた診断基準を作成する**ことが日本人の予防医学上重要であり，世界に向けた発信にもなる。

このような経緯を基盤として，メタボリックシンドローム診断基準検討委員会が立ち上げられた。

　日本のメタボリックシンドローム診断基準検討委員会の発足された経緯を少しご説明します。高コレステロール血症に対する対策がほぼ確立されたといえる現在、メタボリックシンドロームは、動脈硬化疾患の重要な予防ターゲットとなっているということに加えて、ライフスタイル（生活習慣）が関与する多くの病態を含むことから、多数の分野から注目されてきました。しかし、海外でも複数の診断基準が発表されており少し混乱が生じています。例えば IDF、国際糖尿病連盟が民族別にウエスト周囲径の基準値を提示したということは先に述べましたが、その中で日本人向けの基準というものも提示されました。しかし実際、この基準値は日本人研究者の認識と多少ズレがあるということで、混乱が生じています。そこで、病態を正しく認識し、日本人に即したエビデンスに基づいた診断基準を作成することが日本人の予防医学上重要であり、世界に向けたエビデンスの発信にもなりうるということが、この検討委員会発足の意義として述べられています。外からの基準を押し付けられるのではなく、我々日本人が自分たちで調査をして、研究をして、根拠のある診断基準を作っていこう。そういった目的でこの委員会が発足しました。

メタボリックシンドローム診断基準検討委員会の目的

　次に、メタボリックシンドローム診断基準検討委員会の目的をみていきましょう。

　メタボリックシンドロームを疾患概念として確立する目的、それは飽食と運動不足によって生じる過栄養を基盤にますます増加してきた心血管病に対して効率の良い予防対策を確立することであるということです。つまり、このメタボリックシンドローム診断基準検討委員会というのは、2004 年の段階でまだ確立・定着していないメタボリックシンドロームという疾患概念を、日本における調査で、確立・定着させていこうという目的で発足したのです。別の言い方をすれば、メタボリックシンドロームという新しい病名を作ろう、新しい病気を作ろう、そういった目的で集まったグループがこの検討委員会になります。

メタボリックシンドロームの定義

　ここでメタボリックシンドロームの定義をおさらいしましょう。糖尿病患者にみられるインスリン抵抗性、動脈硬化、コレステロール値の異常、それから血圧、こういったものが個人に集まってきた、つまりマルチプルリスクがその人に起きてきた状態をメタボリックシンドロームと言おうということです。このような定義は各学会を代表して日本内科学会雑誌に載っています。しかし、日本動脈硬化学会が主軸になっているはずにも関わらず、なぜ日本内科学会誌なのでしょうか。しかも日本内科学会からは藤田先生がオブザーバーというような形でしか入ってきていないのに、なぜ日本内科学会が出したかのような形で具体的に発表されたのでしょうか。この疑問を解明する資料はみつからなかったのですが、ひとつ考えられるのは、この学会が、最も人数が多いということで、先ほどの 8 つの中の 7 つの学会のメンバーは、日本内科学会にはみんな所属している、親学会であるという意味合いがおそらくあるのだと思います。そういうことで、日本内科学会誌に日本におけ

るメタボリックシンドロームの定義が出された
のだと考えられます。

メタボリックシンドローム診断基準（2005、日本内科学会他）

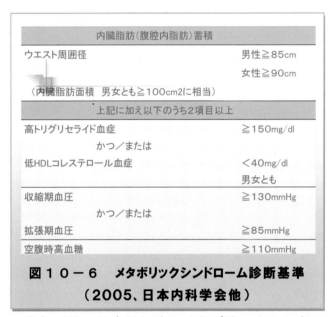

図１０－６　メタボリックシンドローム診断基準（2005、日本内科学会他）

それでは、日本におけるメタボリックシンド
ロームの診断基準について詳しくみていきたい
と思います。

図１０－６の上段から、まずは内臓脂肪の蓄
積状態をチェックします。ウエストの周囲径が、
男性は85cm以上、女性90cm以上、内臓脂肪面
積だと男女ともに 100cm³ 以上というのがベー
スになります。CTを撮って内臓脂肪面積を測定
できたら望ましいと書いてありますが、それよ
りむしろ、簡単に測定できるウエストの周囲径
による基準を採用したのです。後で詳しい測り
方ご説明しますが、お腹のへそのところで測定
した値がウエスト周囲径になります。このよう
にウエストの広さを測定することは、非常に簡
便で誰でもどこでもできるということで、自分
の身体の状態を把握し、「自己管理」しやすくな
ります。そういうわけでこの計算方法を採用し
たのですね。

このウエスト周囲径に加えて、さらに以下の
3つの項目のうちふたつ以上を満たすとメタボ
リックシンドロームと診断されます。まず血液
検査で、高脂血症、つまり中性脂肪が150mg/dl
以上高い。これは今までみてきた海外の四つの

基準と一緒ですね。それから HDL コレステロー
ルは 40mg/dl 未満と、これは他の国と少し違い
ますね。他の国では男女で基準値が異なりまし
たが、日本では男女とも同じで 40mg/dl より少
ないとされています。それから血圧を測って、
収縮期血圧が 130mmHg 以上、拡張期が 85mmHg
以上です。これはアメリカの IDF や NCP の基
準と同じですね。そして空腹時血糖 110mmHg
以上です。NCP も IDF も 100mmHg 以上でした
が、日本では 110mmHg 以上を採用しています。
こういった基準がこの検討委員会から出てきま
した。

もう少しわかりやすくみていきたいと思いま
す（図１０－７）。大きく四つをチェックします。
一番中心になるのはウエスト周囲径です。男性
が 85cm 以上、女性は 90cm 以上です。男女で異
なる基準値が定められているのですが、女性の
方が大きいというのは、今までの海外の四つの
基準にはなかったものなのです。例えば、先ほ
どお示ししたように、1998 年の WHO 基準では
ウエスト/ヒップ比だったわけですが、ウエスト
周囲径が採用されるようになったヨーロッパの
EGIR だと男性94cm 以上、女性 80cm 以上なん
ですね。アメリカの NCEP は男性 102cm 以上、
女性 88cm 以上でした。国際糖尿病連盟の IDF
はそれぞれ民族によって違うようになっていま
す。日本の場合は男性の方が 85cm 以上で女性
の方が 90cm 以上というような基準を出してき
ています。さらに、CT スキャンなどで内臓脂肪
量を測定することが望ましいというふうに書い
てあります。そしてウエスト径を測定する際、
どう測定するかという注意書きが書いてありま
す。このウエスト周囲径がまずメインで、この
基準を満たしたうえに、次に挙げる 3 つのうち
のどれかふたつを満たすとメタボリックシンド
ロームだということになります。まずはコレス
テロール、あるいは中性脂肪、脂質代謝異常が
あるかどうかです。次に血圧が高いかどうか。
そして糖尿病かどうかということですね。これ
ら 3 つのうちふたつを満たしていれば、メタボ
リックシンドロームだと判断されるわけです。

ウエスト周囲径の測定法

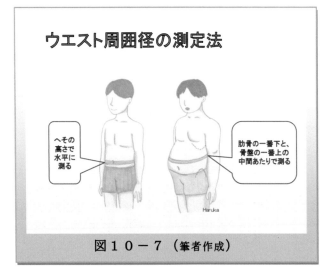

図１０－７（筆者作成）

参考文献

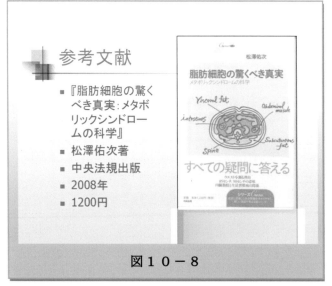

図１０－８

では具体的にウエストをどういうふうに測るのかなと、そんな曖昧なものを基準にしていいのかと、みなさんお思いになると思うのですが、一応原則として次のような測り方があります。図１０－７にわかりやすく示しました。

　まず両足をそろえて立ち、両腕を身体の脇に自然に垂らします。そして腹壁の緊張、お腹の緊張を取り除き、自然に息を吐き切った時点で計測します。「はい、息を吸って～。」「はい、吐いてください。」ふ～っと吐き切った時にパッと測ります。測定位置は一般的にはへその部分です。通常だと図のＡの部分で測定しますが、人によっては腹部がせり出していておへそが下垂している場合があります。おへそが下に垂れさがっている場合、肋骨下縁（肋骨の一番下）と腸骨の前上腸骨棘（骨盤の突出した部分）の中点を測定位置にしましょうというこまかい決まりがあります。

　メタボリックシンドロームという概念は 90 年代末から出てきて、21 世紀に入って一気に広まってきたのです。ここまでお話してきました、メタボリックシンドロームという概念が広がった背景、そしてその生物医学的根拠について書かれた一般向けの本があります。これは先ほど出てきた松澤佑次先生が書いた本です。

　「すべての疑問に答える」「ウエストを測る理由」「85cm、90cm の意味」「内臓脂肪と生活習慣病の関係」という内容になっています。

●松澤佑次：脂肪細胞の驚くべき真実；メタボリックシンドロームの科学. 中央法規出版, 2008

　中央法規出版は厚労省関係の出版をやっているところです。この本に松澤先生の考え方が書かれています。

参考ホームページ

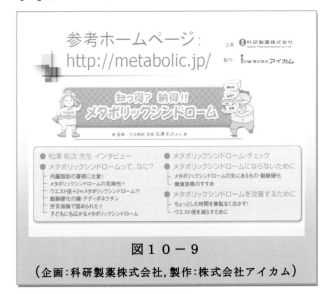

図10－9

（企画：科研製薬株式会社，製作：株式会社アイカム）

次に参考ホームページをご紹介します。メタボリックシンドロームがどういう意図で日本に広められてきているのかということを理解するうえで非常に役立つサイトがあります。metabolic.jp という、松澤佑次先生が監修されたサイトになります。これは非常にわかりやすく書かれていると思います。「メタボリックシンドローム」で、yahoo で検索するとすぐに出てきます。松澤先生は、2006 年に国際肥満学会の最高賞ヴィレンドルフ賞という国際的な賞を受賞している世界的にも非常に有名な方です。その松澤先生のインタビューがこのサイトに掲載されています。そこには、メタボリックシンドロームとはなにか、メタボリックシンドロームのチェック、メタボリックシンドロームにならないためにどうするか、改善するためにはどうするか、というようなことが談話形式で載っています。松澤先生がなにを考えて、なぜ日本にこのメタボリックシンドロームというものを広めたのか、そういったことを理解するうえで非常にわかりやすいホームページだと思います。

以上がメタボリックシンドロームの疾患概念の説明になります。

第1章のまとめ

メタボリックシンドロームが医学界からどのような形で定義されてきたのか、その歴史的な背景、根拠となる科学的な学説、マルチプル・

リスクファクター症候群という概念、その概念が日本ではどのような形で診断基準にまで発展したのか、ということを説明しました。

そしてこの診断基準が、2008 年 4 月から日本中の全ての医療機関・保険機関、それから各市町村に浸透してきました。さらに、こうした診断基準の普及によって、メタボリックシンドロームに着目した「特定健診」、通称"メタボ健診"という健診が行われるようになりました。健診結果に基づいて、リスクのある人には「特定保健指導」という、行動を変容させるためのプログラム等が使われます。メタボだと診断されると、我々は行動変容を仕向けられる社会の仕組みになっています。

保健指導によってどの程度メタボリックシンドロームが改善したのか、どの程度生活習慣が改善させられたのかということが、それぞれの保険者、つまり健康保険事業を運営している各種の保険組合によって個々人が評価されていきます。

この「特定健診・特定保健指導」というのは、保険者に義務付けられたものであって、保険組合がそれをしなければならない、というふうに国から命じられたわけですね。そして保険組合はその義務を果たすために必死になって、"メタボ健診"の受診率を高めるための努力をしているのです。なぜそこまで努力をしなければいけないのかというと、実はペナルティが課せられているのですね。

被保険者である保険組合の加入者である我々一人ひとりには、現在のところ全然ペナルティが課せられていないのですが、保険組合そのものにはペナルティが課せられております。2015年までに、健診受診率や生活習慣病改善率の目標値に達しないと、75 歳以上の後期高齢者の医療費を国に拠出しなければならない、というようなペナルティが課せられます。ですから健康保険組合は躍起になって、受診率を高めているわけです。

メタボリックシンドロームを改善させる保健指導をやっていかなければ保険組合は経営的に非常に困るような事態に陥る、ということなの

です。ですから保険者に義務付けられていることではありますが、保険組合によって受診率が悪いというようなことになってきたとしたら、将来的には健診を受けなかったひとが病気になった場合に、保険料が支払われない事態が起こる可能性があるのではないかとまで言われています。こうした言説が流布するくらい、かなり切迫感のある時代になってきているわけです。

第1章ではまず、医学的観点からみたメタボリックシンドロームを概観しました。次章ではこの「メタボリックシンドロームの医学」を別の観点から詳しくみていきたいと思います。

第2章　医学界内部からの批判

　それでは、メタボリックシンドロームの人間科学という項目の2番目、医学界内部からの批判について議論していきたいと思います。

米国とヨーロッパの糖尿病学会による合同提言［脚注10-3］

　ここまではメタボリックシンドロームという概念について勉強してきましたね。このメタボリックシンドロームが日本の社会において非常に様々な形で受け止められ、一種の健康ブームを支えるような形にもなっている一方、本当にこのメタボリックシンドロームの基準でいいのか、ウエストを測ることにどれだけの意義があるのか、といった疑問まで様々な反応があったかと思います。実は医学界内部からもメタボリックシンドロームの概念について様々な批判が出ているのです。ここではまず、それについて整理していきたいと思います。

　米国とヨーロッパの糖尿病学会、American Diabetes Association（ADA：米国糖尿病学会）と European Association for the Study of Diabetes（EASD：欧州糖尿病研究学会）、このふたつの学会が2005年の8月に合同でメタボリックシンドローム対する提言をまとめました。この提言というのはむしろ批判的な提言です。その主要な論点はふたつあります。

　ひとつめの論点は、メタボリックシンドロームの定義がはっきりしていないということです。世界的に主要な、WHO と NCEP によるふたつの診断基準では異なる診断項目が存在しています。これは前章で勉強したとおりですね。さらにどちらも、ROC 曲線などの科学的根拠に基づいた基準値が実は示されていない。さらにそれぞれの、例えば脂質の異常であるとか、血糖値の異常であるとか、それから血圧の異常であるとか、肥満度の具合ですね、これらの基準値において、多変量解析に基づく有意な因子の抽出、科学的な手続きが行われていないという批判がひとつ目の論点です。

　そしてふたつ目は、"全体として"メタボリックシンドロームと診断することで、"個々の"心血管系リスクを合わせたものよりも予測力が上がるかどうかは不明であるという点です。"全体として"というのは、肥満と糖尿病と高脂血症と高血圧をまとめて診断するということで、"個々の"とは、糖尿病の人は糖尿病のリスクを、高脂血症の人はそのリスクを、と別々に考えるということです。例えば家族歴であるとか、喫煙者であるとか、飲酒習慣であるとか、それから年齢であるとか、その他いろいろな、どんな疾患を併せ持っているのかとか。そういった一人一人の心血管リスクを合わせたものと"全体として"のものを比べてみて予測力が本当に上がるのかどうかは不明だということです。しかもそ

［脚注10-3］米国とヨーロッパの糖尿病学会による合同提言

　2005年8月：American Diabetes Association(ADA：米国糖尿病学会）と European Association for the Study of Diabetes(EASD：欧州糖尿病研究学会）が合同でメタボリックシンドロームに対する提言をまとめた。

（1）メタボリックシンドロームの定義がはっきりしていない。・・・世界的に主要な、WHO と NCEP による2つの診断基準では異なる診断項目が存在している。ROC 曲線などに基づいた基準値が示されていない。多変量解析などに基づく有意な因子の抽出が行なわれていない。

（2）"全体として"メタボリックシンドロームと診断することで、"個々の"心血管系リスクをあわせたものよりも予測力が上がるかは不明である。複数の基準項目それぞれが背負うリスクは同一とは言えず、どの項目の組み合わせによる診断でもっともリスクが上がるかも不明である。

の複数の基準項目それぞれが背負うリスクは同一とはいえないという批判があります。どういうことかというと、脂質異常の背負うリスクと糖の異常の背負うリスク、血圧の背負うリスク、それから内臓肥満、あるいは BMI、肥満の背負うリスク、この四つが基準では並列で並べられていますが、それぞれの背負うリスクが同一だとは言えないということです。つまり心血管系のリスクを目的変数としたときの四つの基準項目そのものが同じ割合でリスクを予測するということは研究されていないわけですね。どの項目の組み合わせによる診断が最もリスクがあがるかということも不明です。つまりその四つの診断項目の中で、心疾患のリスクを予測するために、どの項目とどの項目を組み合わせると最も予測力が上がるか、それも実は不明なんだという、メタボリックシンドロームの概念そのものの根拠を疑うような、厳しい提言がアメリカとヨーロッパの糖尿病学会から出されたのです。

Japan Diabetes Complications Study (JDCS) 大規模臨床研究の結果［脚注10-4］

　そして日本でも、特に糖尿病研究者の中から批判が出ています。Japan Diabetes Complications Study(JDCS)、これは大規模臨床研究の結果です。この JDCS というのは 1996 年に欧米人以外の糖尿病患者を対象にした初の前向き大規模臨床介入研究で、日本でも注目されています。全国の糖尿病専門施設 59 か所に通院する、ヘモグロビン A1c が 6.5％以上の 2 型の糖尿病患者、つまり、いわゆる生活習慣病といわれているタイプの糖尿病 2,205 人を毎年追跡調査している研究なのです。この研究のデータを使ってメタボリックシンドロームの WHO の基準それから NCEP の基準、そして最も新しい IDF 基準、それが日本人 2 型糖尿病患者の心血管系疾患の発症予知ができるかどうかということを検討しています。そうしたところ実は、WHO の基準では男性に有意差がないということが明らかになりました。つまり、この 2 型糖尿病の患者さんを WHO 基準に基づいて、メタボリックシンドロームと診断できるグループ／診断できないグループとふたつに分けます。そしてそれぞれが、どの程度その後、10 年後に心血管系の疾患を発症するかということを分析しているわけです。その結果、男性では有意差がない、女性の場合は逆に 3 倍のリスクが上昇するということがわかっております。また、NCEP の基準を使って分類すると、男性の方は有意差があるのですが、中性脂肪単独によるリスクの上昇の方がむしろ大きい。つまりメタボリックシンドロームということで四つの項目を満たすことよりも、中性脂肪だけの予測率の方が高いということがわかりました。また女性の方は有意差がないという結果が出ています。

　そしてさらに、ウエスト周囲系を基にした

［脚注10-4］［Japan Diabetes Complications Study（JDCS)大規模臨床研究の結果］

　1996 年に開始された欧米人以外の糖尿病患者を対象にした初の前向き大規模臨床介入研究。全国糖尿病専門施設 59 箇所に通院する、HbA1c6.5％以上の 2 型糖尿病患者 2,205 人を、毎年追跡調査する研究。

・WHO 基準・NCEP 基準・IDF 基準が、日本人 2 型糖尿病患者の心血管疾患の発症予知の有用性を検討。

・WHO 基準⇒男性は有意差なし。女性は3倍のリスク上昇。

・NCEP 基準⇒男性は有意差あるものの、中性脂肪上昇単独によるリスク上昇度の方が大きい。女性は有意差なし。

・IDF 基準⇒腹囲条件を満たす患者が男性 32％・女性 9％しかおらず、WHO や NCEP 基準よりも心血管疾患予知能は低い。

＜結論＞欧米人と日本人では、糖尿病の基礎的病態から合併症発症状況やリスクファクターにおいて異なる点が多い。これまで提示されてきたメタボリックシンドローム基準では、2 型糖尿病患者の心血管病発症リスクを予測する臨床的有用度は高くない。

（曽根博仁,山田信博,JDCS グループ：医学のあゆみ,Vol217(1),2006)

IDF の基準がありますが、腹囲条件を満たす患者が男性の32%、女性の9%しかいません。そういったこともあって、心血管疾患の予測能は低いということがこの JDCS のデータに基づいた研究で判明しています。

この研究は曽根博仁氏や山田信博氏らによって行われたものです。このふたりはもともと、東大の糖尿病系の先生だったのですが、今はお茶の水女子大学と筑波大学にそれぞれ出向されています。この研究の結論としては、欧米人と日本人では糖尿病の基礎的病態から合併症発症状況、それからリスクファクターにおいて非常に異なる点が多いということです。これまで提示されてきたメタボリックシンドロームというのは、欧米から出てきた概念なのですが、WHO や NCEP といった基準では、2型糖尿病患者の心血管病発症リスクを予測する臨床的有用度は高くないという結論を出しています。この研究は糖尿病患者を母集団として限定し、メタボリックシンドロームに該当するかしないかで分けた場合に、どの程度心血管病の発症のリスクが予測をできるかという研究ですが、心血管病の発症リスクは予測できないという結果が出ました。

原一雄、門脇孝らの研究［脚注10-5］

次にご紹介するのは、東京大学の医学系研究科糖尿病・代謝内科、原一雄先生と門脇孝先生を中心としたグループによる研究です。このグループでは次のような研究でメタボリックシンドロームの診断基準を批判しています。

この研究は新潟県新発田市における692名の検診受診データを基に、日本の診断基準に定義されたウエスト周囲径の妥当性について検討しています。ウエスト周囲径の cut-off 値と、そのときの IDF 基準リスクファクター（①高中性脂肪、②低 HDL-Cho、③高血圧、④高血糖）を複数もつ者を検出する検出力との関係を、ROC 解析(receiver operating characteristics)に基づいて算出しました。

①～④のリスクファクターのうちふたつ以上をもつ者を予測できるウエスト周囲系は、ROC 曲線を描いたところ、最大の感度・得意度が得られるのは、男性は85cm、女性は78cm だったという結果が出ています。この研究の被験者は人数的には少ないのですが、きっちり集めたデータから測定されているといえるでしょう。日本の診断基準でウエスト周囲径は、男性85cm 以上、女性90cm 以上と女性のほうが高く設定されていますが、逆にむしろ女性のほうが低いという結果が出たわけです。この研究の結論のひとつとして、現在の診断基準のウエスト周囲径は心血管疾患の予測には有効ではないということが提示されています。そしてメタボリックシンドロームの基準は心血管疾患の予測能が優れているわけではなく、あえて診断する臨床的有用性は欧米においても確立されているわけではない、とまでこのグループの研究者たちは結

[脚注10-5] 原一雄，門脇孝らの研究（東京大学医学系研究科糖尿病・代謝内科）
　新潟県新発田市における692名の健診受診者のデータをもとに、ウエスト周囲径の cut-off 値と、そのときの IDF 基準リスクファクター（①高中性脂肪②低 HDL-C③高血圧④高血糖）を複数もつ者を検出する検出力との関係を receiver operating characteristics(ROC)解析にて求めた。
・①～④のリスクファクターのうち2つ以上をもつ者を予測できるウエスト周囲径の ROC 曲線からは、最大の感度・得意度が得られるのは男性85cm・女性78cm だった。
＜結論＞現在の診断基準のウエスト周囲径は、心血管疾患の予測には有効ではない。
メタボリックシンドロームの基準は心血管疾患の予測能が優れているわけではなく、あえて診断する臨床的有用性は欧米においても確立されているわけではない。
（原一雄：「診断基準をめぐる問題点」医学のあゆみ，Vol217(1),2006）
（原一雄，門脇孝：「診断基準をめぐる問題点（1）」医学のあゆみ，Vol.220(13),2007）

論づけています。

島本和明、三浦哲嗣らの研究［脚注10-6］

　さて次は、札幌医科大学医学部第二内科の島本和明氏・三浦哲嗣氏らの研究です。島本氏はメタボリックシンドロームの診断基準検討委員会のうち、日本高血圧学会から参加した委員のひとりです。先ほどJDCSに関わっている山田信博氏をご紹介しましたが、山田氏も実はメタボリックシンドローム診断基準検討委員会に入っておりまして、日本糖尿病学会から参加した委員のひとりです。この島本氏らの研究では、日本のメタボリックシンドロームの診断基準、男性85cm、女性90cmというのは、CTスキャンによる内臓脂肪面積100 cm²を換算した日本肥満学会のガイドラインを採用したものだ、ということをまず整理したうえで、この内臓脂肪面積100 cm²に男性85cm、女性90cmという診断基準に対する疑問を述べています。

　その根拠として島本らの研究では、腹部のCT、それから腹囲の周囲系ですね、ウエストの周囲系、それからふたつ以上のコレステロールが高いとか、血糖値が高いとか、血圧が高いとか、そのリスク集積をする cut-off 値をこの島本らは自分たちのデータを基に独自に ROC 曲線を描いて cut-off 値を算出していますが、そうしたところ男性が85、これはいいのですが、女性は77cmが妥当じゃないかということをいっています。先にお示しした門脇氏らの研究によると78cmだというデータがでていましたが、このグループは77cmだというデータを出してきました。

　そして、ウエスト周囲径のもうひとつの問題点として、HDLコレステロール値について日本の場合、日本動脈硬化学会の高脂血症に関するガイドラインをそのまま採用して、男女ともに40mg/dl 未満としています。一方海外では、男性は45、女性は50というような基準がほとんどですね。ですから女性は本当に40にしていいのかということについてこのグループらは疑問を呈しています。

　この島本氏らの札幌医科大学のグループは、「端野・壮瞥町研究」という北海道のある地域のコホート研究を行っておられるのですが、そこのデータからこのふたつの問題点を論じ、現在の日本のメタボリックシンドロームの診断基準はそれで本当に妥当かどうかというのを再検討しなければならないということを強く主張しています。

大櫛陽一による基準の検証［脚注10-7］

　今度は、大櫛陽一による診断基準の検討という研究をみてみましょう。大櫛氏はマスコミにも非常にたくさん取り上げられた先生で、東海大学医学部医用工学情報系という、医用統計の専門家です。医用統計の専門の立場から、日本の基準のウエスト周囲径を決定した日本肥満学会の論文の問題点を5つに整理しています。

　問題①は、肥満学会のデータは男性775人、女性418人のデータを用いていますが、その中でもウエスト周囲径を正確に測定しているのは男性554人、女性194人のみです。ガイドラインを作成するための対象人数にしては少なすぎると大櫛氏は述べています。

［脚注10-6］島本和明,三浦哲嗣らの研究（札幌医科大学医学部第二内科）

　日本のメタボリックシンドローム診断基準の男性85cm・女性90cmは、CTスキャンによる内臓脂肪面積100 cm²を換算した日本肥満学会のガイドラインを採用している。

しかし、その後のMiyawaki(2005)らの研究や、島本らの研究では、腹部CT＋腹囲＋2つ以上のリスク集積には男性85cm・女性77cm等が cut-off 値だとの報告がある。

HDLコレステロールに関して、海外の基準では男性40mg/dl・女性50mg/dlになっているが、日本では動脈硬化学会の高脂血症に関するガイドラインを採用して、男女共に40mg/dl 未満としている。

「端野・壮瞥町研究」などから、女性の cut-off 値が40mg/dl で良いかどうか再検討が必要だと考えている。

（島本和明ら：「診断基準をめぐる問題点（2）」医学のあゆみ,Vol.220(13),2007)

次に問題②ですが、肥満学会の定義した脂質異常の値が、総コレステロール値 220mg/dl 以上となっていることです。国際的にみるとほとんどが 270mg/dl 以上というのを脂質異常としているのですが、日本の肥満学会では 220mg/dl 以上と設定されています。日本における心筋梗塞の発症率は米国の 3 分の 1 であるにも関わらず、これだけ総コレステロール値を低い値に設定してしまっていいのか、そこには科学的根拠はないと述べています。

問題③です。日本肥満学会の論文では、高血糖・脂質異常・高血圧の三つのリスクのうちひとつをもつ人の平均内臓脂肪面積が 100cm³ だと述べています。これに対し大櫛氏は、マルチプル・リスクファクター症候群、マルチプルのリスクがある人を検出しようという目的があるにもかかわらず、このデータはあくまでもシングルリスクに対する値であり、このデータからはマルチプルリスクに相当する値は求められないと指摘しています。

そして問題④、分析手法の不備に対する言及です。この日本肥満学会のウエスト周囲径を計算していく途中の手順をみていくと、男女別の分析が抜けているところがあるらしいのです。

しかし最終的には男女別のウエスト周囲径を出していまして、その分析の手法そのものに数学的な問題があるということを言っています。

それから問題⑤としては、内臓脂肪面積の基準点を設定する際に、臨床医学で正常と異常を識別する基準を設定する科学的な方法としての ROC 曲線がこの日本肥満学会の論文には示されていないのです。なぜ内臓脂肪面積は 100 ㎠にしたのか、なぜウエスト周囲径は男性 85cm と女性 90cm にしたのかという統計学的な根拠が示されていないと指摘しています。

以上のような 5 つの問題点を挙げて、この大櫛氏は日本版メタボリックシンドローム基準の必須項目であるウエスト周囲径には科学的根拠がまったくない、この基準を使うと中年男性の過半数がメタボリックシンドロームに診断されてしまう、ということを指摘しています。

まさにこの大櫛氏の指摘するとおり、この回の最初に示した新聞に 40 歳〜74 歳の男性の半数がメタボリックシンドロームだという記事がありましたね。ですから言ってみれば、中年男性の半分が病人にされてしまう、メタボリックシンドロームという疾患だと診断されてしまう、という問題点を大櫛氏は指摘しているのです。

[脚注10-7]大櫛陽一による基準の検証（東海大学医学部医用工学情報系）

医用統計学の立場から、日本基準のウエスト周囲径を決定した日本肥満学会の論文の問題性を 5 点に整理している。

問題①：用いられているデータは男性 775 人・女性 418 人だが、ウエスト周囲径を測定しているのはそのうち男性 554 名・女性 194 人のみ。ガイドラインを作成するための対象人数として少なすぎる。

問題②：肥満学会の定義した脂質異常が、総コレステロール値 220mga/dl 以上となっており、国際的に見て極めて低い値（NCEP＝270）に設定されている。日本の心筋梗塞の発症率は米国の3分の1であり、このように低い基準を使う科学的な根拠はない。

問題③：高血糖・脂質異常・高血圧の3つのリスクのうち1つを持つ人の平均内臓脂肪面積が 100c ㎡としているが、これはあくまでもシングルリスクに対する値であり、このデータからはマルチプルリスクに相当する値は求められない。

問題④：途中の手順で、男女別の分析が抜けているにも関わらず、最後には男女別のウエスト周囲径を出している。

問題点⑤：内臓脂肪面積の基準点を設定する際、臨床医学で正常と異常を識別する基準を設定する科学的な方法である ROC 曲線が示されていない。

＜結論＞
日本版メタボリックシンドローム基準の必須項目であるウエスト周囲径には科学的根拠が全くない。この基準を使うと、中年男性の過半数がメタボリックシンドロームにされてしまう。

（大櫛陽一：性差と医療,Vol.3(5),2006）

清野裕、矢部大介らの見解［脚注10-8］

　最後に、今度はまた別の角度からの意見なのですが、今までは基本的に診断基準そのものの科学的根拠に対する批判でしたね。今度はメタボリックシンドロームという基準を臨床的に使っていくときの問題点について、清野裕氏と矢部大介氏らはその問題性を指摘しています。メタボリックシンドローム自体は疾患ではなく、疾病を引き起こしやすい状態を意味しているだけだ、と主張しています。メタボリックシンドローム診断基準検討委員会はメタボリックシンドロームを疾患として確立させる、という目的に基づいてやってきたわけですが、そもそもこのメタボリックシンドロームという概念そのものは実は疾患ではなくて、病気になりやすい前段階であるということを意味しているだけなのだとその本質論が書かれています。

　日本の糖尿病患者のうちメタボリックシンドロームを経由して発症する例は 40％にも満たない。同様に、メタボリックシンドロームを経由して高血圧症になるという人の割合が欧米に比べてかなり低いというデータを示しています。

　このメタボリックシンドロームばかりを重要視してしまうと、肝心の糖尿病や高血圧、脂質異常症の診断および治療が疎かになってしまうのではないかという指摘をしています。そして彼らは、各々の疾患が診断された場合、メタボリックシンドロームの有無はもはや関係ないと主張しています。その疾患に対する治療を遅滞なく開始することが重要で、メタボリックシンドロームの取り扱いには十分な注意を喚起する

必要があると主張しています。

　この指摘は、おそらく全国の大勢の臨床医たちが感じていることではないか考えられます。

参考文献

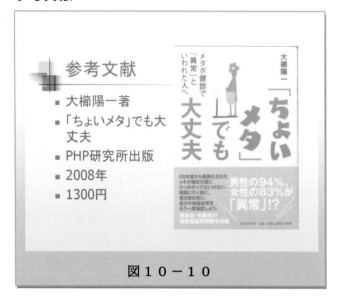

図10－10

　メタボリックシンドロームの問題点について指摘している大櫛陽一氏が本を出しています。

　本の帯には、「2008 年度から義務化されたメタボ健診の罠にひっかかってはいけない。病院に行く前に、薬を飲む前に、自分の検査結果をもう一度確認しよう。男性の 94％、女性の 83％が「異常」！？」と書かれています。

　大櫛氏はメタボリックシンドロームをめぐる社会的動向に提言しなければならないと強く考えて、こういう本を著したようです。

　以上メタボリックシンドロームに対する医学界内部からの批判的な見解を整理してお話ししました。次は医学界の外の反応についてみていきたいと思います。

［脚注10-8］清野裕,矢部大介らの見解（関西電力病院・糖尿病栄養内科）

　メタボリックシンドローム自体は疾患ではなく、疾病を引き起こしやすい状態を意味しているだけである。

　日本の糖尿病患者のうちメタボリックシンドロームを経由して発症する例は 40％にも満たない。高血圧症も同様。

　メタボリックシンドロームを重要視すると、肝心の糖尿病や高血圧、脂質異常症の診断ならびに治療が疎かになる可能性がある。

　各々の疾患が診断された場合、メタボリックシンドロームの有無はもはや関係なく、その疾患に対する治療を遅滞なく開始することが重要であり、メタボリックシンドロームの取り扱いには十分な注意を喚起する必要がある。

（清野裕・矢部大介：急増する糖尿病患者とメタボリックシンドロームの落とし穴．科学 78：661-665, 2008）

第3章　メタボリックシンドローム　社会の反応

第 3 章では、メタボリックシンドロームに対する社会の反応をみていきたいと思います。

どっちがメタボでしょう？

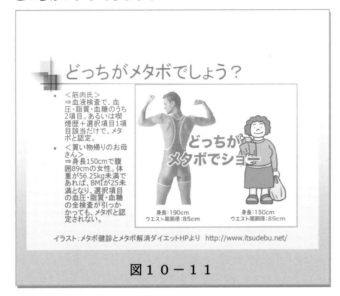

図１０－１１

この絵をみてください（図１０－１１）。これは「メタボ健診とメタボ解消ダイエット（http://www.itsudebu.net/）」という名前のホームページです。「メタボリックシンドローム」や「メタボ」といったタイトルを、Google や yahoo などの検索エンジンで検索をかけてみて、どんな記事が載っているのかをぜひみなさんトライしてみていただきたいと思うのですが、その中で非常に面白い絵をみつけましたのでご紹介します。

男性は身長 190cm、ウエスト周囲径 85cm です。この女性は身長 150cm、ウエスト周囲径 89cm です。どっちがメタボでショー。血液検査で血圧・脂質・血糖のうち 2 項目、あるいは喫煙歴等が該当しただけでこの人はもうメタボになってしまうのです。そして、この買い物帰りのお母さん。身長 150cm でウエスト周囲径が 89cm、女性の場合は 90cm 以上がメタボですから、お母さんはこの基準未満ということになります。さらに体重が 56.25kg 未満であれば BMI も 25 未満になってしまうので、選択項目の血

圧・脂質・血糖、その全検査が引っかかったとしてもメタボと認定されないのですね。この見本はおそらくみなさん、非常に素朴な疑問として感じられてこられていると思います。ウエスト周囲径 85cm 以上という大項目が満たされてしまって、あとひとつふたつあるだけで、この男性はメタボになってしまうのです。一方、買い物帰りのお母さんはウエスト 89cm です。BMI もそれほど高くなければ、他に血圧が高かったり、脂質、コレステロールが高かったりしても、メタボにはならないのです。そういう不思議な現象が起きてくるわけですね。

2007 年 5 月 25 日「週刊ポスト」

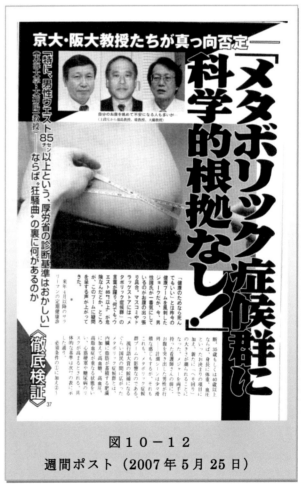

図１０－１２
週間ポスト（2007 年 5 月 25 日）

2007 年 5 月に週刊ポストでこんな記事を発見しました。

「メタボリック症候群に科学的根拠なし！」―京大・阪大教授たちが真っ向否定。

　特に男性のウエスト周囲径 85cm 以上という厚労省の診断基準はおかしいと批判されています。ならばこの「狂騒曲」の裏に何があるのか、ということが書いてあります。ここに挙げられているこの 3 人は、左から京都大学医学部付属病院探索医療センター検証部の福島氏。真ん中が大阪大学人間科学部の堤氏。この右側が先ほども出てきました、東海大学医学部基礎医学系医学教育情報学の大櫛氏。この 3 人が代表者としてメタボリックシンドロームはおかしいと、この記事では語っています。

"メタボ論争・日本人向け二つの基準値"朝日新聞（2007 年 6 月 17 日）

"メタボ論争・日本人向け二つの基準値"
朝日新聞（2007年6月17日）

- IDFは主な地域や国ごとにウエスト値を設定した基準を05年春に定めた。このとき、日本人向けは日本の基準と同じ「男性85、女性90」だった。女性の値が男性より大きいのは日本だけで、中国などアジアの「男性90、女性80」とも違いが際だった。異論が出て、IDFは今春、新しい研究結果も踏まえて「男性90、女性80」に改めた。
- 日本の基準作りに携わった松澤佑次・住友病院長によると、2月にIDF側から改訂の打診があり、拒否したが押し切られたという。改訂の中心となった国際糖尿病研究所（豪州）のポール・ジメット教授は「心臓病や糖尿病のリスクを重視する観点から見直した。詳しいデータが集まるまでは、他のアジア諸国と同様に考えたい」とする。

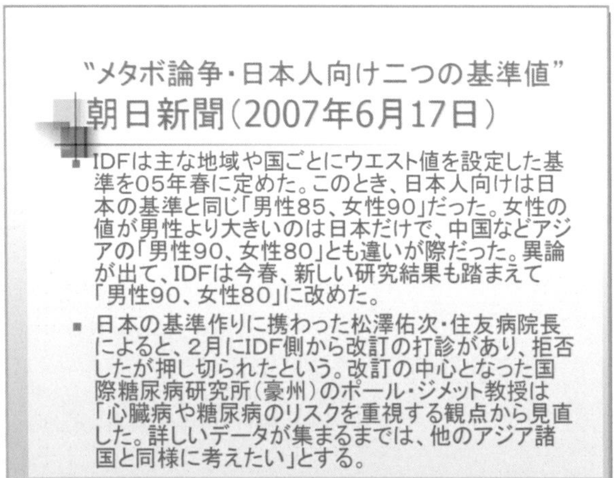

図１０－１３

　もうひとつ、2007 年 6 月の朝日新聞の記事で、「メタボ論争・日本人向け二つの基準値」という新聞記事が載っています。国内の、いわゆる日本内科学会が決めた男性 85cm、女性 90cm という基準がありますね。それに対して 2007 年 2 月に、国際組織 IDF から日本人向けのウエスト周囲径基準を変更するという通達がありました。今まで IDF 国際糖尿病連盟の提唱した日本人向けの基準は男性 85cm、女性 90cm と、日本内科学会が決めた基準と一致していたのですが、新たに 2007 年から IDF の方は日本人向けの数値として、男性 90cm、女性 80cm という男女逆転した数値を提示してきたという問題です。

　IDF は主な地域や国ごとにウエスト周囲径を設定した基準を 2005 年の春に定めました。この時、日本人向けの IDF の基準は日本版の基準と同じ、男 85cm、女性 90cm でした。ところが女性の方が男性より大きいのは日本だけだったということもあって、この値が疑問視されてきたようです。また、中国とか南アジアでは男 90cm、女性 80cm というのが基準になっているということもあって、同じ東アジアの民族であるにも関わらずなぜこんなに違うのかということが疑問点として挙げられ、異論が出ていたわけです。それで、そういったことや新しい研究結果も踏まえて、IDF は 2007 年の春に、男性 90cm、女性 80cm と改めたのです。この IDF の通達を経て、日本の基準作りに携わった松澤佑次住友病院長は、「2007 年 2 月に IDF 側から改訂の打診があり、拒否したが押し切られた」というふうに答えています。改訂の中心となった国際糖尿病連盟、オーストラリアのポール・ジメット教授は、心臓病や糖尿病のリスクを重視する観点から見直しを行ったと述べています。詳しいデータが集まるまでは、日本だけ 85、90 とするのではなく、他のアジア諸国と同様に 90 と 80 というのを日本にも適用したいということのようです。この内容からみれば IDF の基準そのものも、それほど明確な判定根拠、大勢のデータに基づくものではないということが推察されますが、いずれにせよ 2007 年以降、メタボの基準として、国内基準と、IDF 国際基準というのが別々のものが出てきてしまったという問題点があります。

朝日新聞（2008年1月5日）

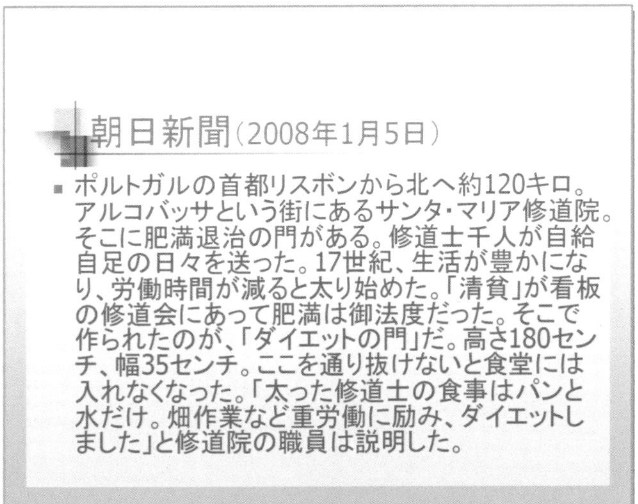

図10−14

　それから3つ目の、また面白い記事をみつけました。2008年1月5日の朝日新聞なのですが、「ニセモノ社会」というタイトルの特集記事の中で、第4回目にメタボリックシンドロームについての記事が載っていました。「メタボ、85cmの怪」と書いてあります。

　記事には写真が載っています。これはポルトガルの首都リスボンから北へ約120キロ、アルコバッサという街にあるサンタ・マリア修道院の写真です。ここに「肥満退治の門」「ダイエットの門」というものがあるそうです。修道士1000人が自給自足の生活を送っていた17世紀に、だんだん生活が豊かになり、労働時間が減って、修道士達が太り始めたことがあったそうです。清貧、清く貧しくというのが修道会の看板だったので、肥満はご法度だというわけです。そこで作られたのがこの「ダイエットの門」というもので、高さ180cmで幅が35cmだったらしいのです。横向きでいいんですが、ここを通り抜けないと、なんと食堂に入れないというものを作ったというのです。太った修道士、ここを通れなかった修道士の食事は食パンと水だけ、そのうえ畑作業など重労働に励み、ダイエットをしたそうです。そういったことを、この修道院の職員は説明しています。こうした肥満に対する脅迫的なまでの社会的な動きというのは、実は17世紀のヨーロッパにもこういうようなものがあったということがこの記事には書かれ

ています。この後は、大櫛氏の意見だとか、様々なことが書かれておりまして、メタボ85cmというのは本当に怪しいのではないか、というような論調で書かれています。

市長発案の「脱メタボ作戦」47 歳課長、運動中死亡

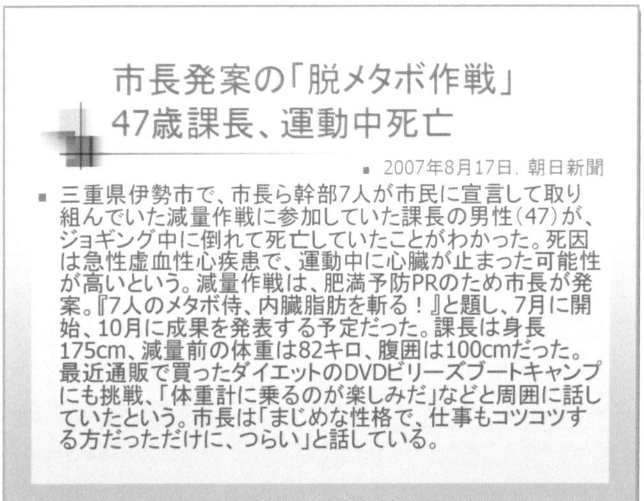

図10−15

　それからもうひとつ、有名な事件なんですが、2007年8月の朝日新聞の記事です。

市長発案の「脱メタボ作戦」、47歳課長、運動中死亡。

　三重県伊勢市で、市長ら幹部7人が市民に宣言して取り組んでいた減量作戦に参加していた課長の男性47歳が、ジョギング中に倒れて死亡していたことがわかった。死因は急性虚血性心疾患で、運動中に心臓が止まった可能性が高いという。減量作戦は、肥満予防のPRのため市長が発案したそうです。「7人のメタボ侍、内臓脂肪を斬る！」と題して、2007年7月に開始、10月に成果を発表する予定だったそうなのです。この課長は身長175cm、減量前の体重は82キロ、腹囲、ウエスト周囲径は100cmだったそうです。このメタボ侍のキャンペーンに取り組んでからこの男性は、通販で買ったダイエットのDVD「ビリーズブートキャンプ」にも挑戦していたそうです。みなさんもテレビショッピングとかでご覧になったことあると思いますが、

筋肉ムンムンとしたアメリカの男性・女性が、ジャンプしたりゴムを使ったりして、非常に激しい汗をかいて減量しているというのがあって、とても売れているらしいですね。そういうものに挑戦したりして、「体重計に乗るのが楽しみだ」などということを周囲に話していたそうです。市長によるとこの男性は「真面目な性格で、仕事もコツコツする方だっただけに、つらい」と話しているということです。「つらい」というだけでは本当は済まない責任を、この市長は持たなければならないはずなのです。市長だけではなく、むしろこういったメタボリックシンドロームに対して、減量作戦や肥満予防、そういったものを積極的に推し進めている国の責任というものも、ある種、ここに表れているといえるでしょう。実は非常に意味の深い事件だと考えます。

　このように、日本社会ではメタボリックシンドロームに対してさまざまな議論や意見が巻き起こっています。みなさんもぜひ、「メタボリックシンドローム」あるいは「メタボ」というタイトルで検索をかけて、どんな記事や主張が出てくるかをインターネットを通じて探してみていただきたいと思います。こうした記事・主張を読んでいけば読んでいくほど、メタボリック

シンドロームという概念そのものに対する疑問が沸いてくることになると思うのですが、中でもやはり最後に出したこの 47 歳の男性の事件というのは、メタボリックシンドロームの特定健診・特定保健指導というもののネガティブな側面がまさに象徴的に表れている、非常に危険を含んでいるということを示唆した事件だと思います。特定健診・特定保健指導の誤った指導がもし横行してしまったり、あるいはケアがうまくいかなかった場合に、逆にダイエット中に、こうした心血管疾患によって、急死するというような事件が日本中で起きてしまう危険性が否めないからです。

　メタボリックシンドロームの基準そのものが、どれだけ科学的根拠に乏しいのかということは、すでに明示してきたとおりです。その根拠に乏しい基準をもとに、国民全体を巻き込んでメタボリックシンドロームを悪者にしているというわけです。そして、それを退治するかのようなキャンペーンがどんどん繰り広げられている、そういった社会的な動きそのものに大きな危険を感じざるを得ません。みなさんもぜひ、メタボリックシンドロームという概念や社会的動向を批判的にみる目を養っていただければと思います。

第4章　医療社会学からの批判

今度は医療社会学の立場からメタボリックシンドロームを批判的に検討したいと思います。医療社会学の考え方は、社会現象として医療をみていくスタンスなのですが、その理論的なバックボーンは第8回でご説明しました。ここでは、その理論的なバックボーンのキーワードをもとに、このメタボリックシンドロームという社会現象を検討していきたいと思います。

「メタボ健診」義務化の影響

☞　"メタボ健診"義務化の影響

「特定健診・特定保健指導」は、医療保険者（健康保険組合や国民健康保健など）に対して、その加入者を対象として実施を義務づけた。

メタボ健診の受診者が少なかったり、あるいは保健指導などの実績が低い保険者は、「後期高齢者医療制度」で拠出しなければならない「後期高齢者支援金」が平成25年度から増額となる「ペナルティ」が待ち受けている。

保険者の負担金が増額すれば、最終的には国民健康保険・健保組合の保険加入者が支払う保険料も増額され、結局、保険加入者の負担増としてはね返ってくる可能性がある。

まず考えていかなくてはならないのが、メタボ健診が義務化されたことによる影響です。「特定健診・特定保健指導」という名の下、医療保険者（健康保険組合や国民健康保険など）に対し、その加入者を対象として実施を義務づけました。メタボ健診の受診者が少なかったり、あるいは保健指導などの実績が低い保険者は、「後期高齢者支援金」が平成25年度から増額されるというペナルティが待ち受けているのです。保険者の負担金が増額してしまえば、最終的に国民健康保険・健保組合の保険加入者が支払う保険料も増額されてくる可能性があります。つまり我々が払う保険料が増加する可能性、保険加入者の負担増としてはね返ってくる可能性があると指摘されています。

実際どうでしょう。みなさんが加入している保険から、「特定健診・特定保健指導」が始まりました。「みなさんぜひ、必ず受けて下さい」というチラシが届くと思います。それぞれの保険組合はメタボ健診の受診者をアップさせるために、大変な努力をしていかなくてはいけないわけです。その金額がいかほどになるかも、それぞれ予測したデータを出している保険組合もあります。

国民の責務としての健康

☞　国民の責務としての健康

『健康増進法』では、「国民の責務」として、「生涯にわたって自らの健康状態を自覚するとともに、健康の増進に努めなければならない」と明言されている。

健康増進の方向性に協力できない人々、すなわち健康への努力を行なわない人々は、国の政策に協力できない人々であり、非難の対象となりうる。

病者は義務不履行の逸脱者として社会的制裁の対象になりつつある。⇒差別、優性思想

生活習慣病のキャンペーンのところ（第9回）でも、「国民の責務としての健康」ということを指摘しました。「健康増進法」では、「国民の責務」と題して、「生涯にわたって自らの健康状態を自覚するとともに、健康の増進に努めなければならない」と、国民は自分が健康であるかどうか常に自覚し、日々健康になろうと努力しなければならないと明言されています。この法律ができたということは、これに従わない、つまり健康増進への方向性に協力できない人々、すなわち健康への努力を行わない人々は、国の政策に協力できない人々であり、批難の対象になり得る、という論理的な帰結がなされます。さらに言ってしまえば、病者は義務不履行の逸脱者として社会的制裁の対象になってしまう可能性があります。つまりこの健康増進法は、社会における差別をどんどん推進していってしまう、

そんな危険性のある法律であるということがわかると思います。

　医療社会学者の研究によるとこうした背景には、優性思想、つまり遺伝的に性質の劣った人間を取り出して囲い込み、そういった人たちが子どもを作れないようにする思想があるとされています。こうした思想は、ナチスドイツが徹底して行ったことで有名です。現代日本の「健康増進法」を筆頭とした「国民の責務としての健康」を考えると、日本をどんどん格差社会に導いてしまう危険性の高い法律であるといえます。

ヘルシズム（Healthism）

> ☞ ヘルシズム （Healthism）:
> ・健康至上主義、健康幻想
> ・健康が何らかの目的を達成するための手段ではなく、健康それ自体を目的とする健康至上主義。
> ・健康が良い生活にとって必要要素なのではなく、良い生活の定義そのものになる。
> （医療人類学研究会編「文化現象としての医療」メディカ出版,1992）

　ここでキーワードをいくつか出していきたいと思いますが、まずヘルシズムという概念をみていきます。これは、健康至上主義、健康幻想と似通った概念です。健康が何らかの目的を達成するための手段ではなく、健康それ自体を目的とする健康至上主義のことをいいます。健康が良い生活に必要な要素ではなく、良い生活の定義そのものになる。つまり、健康であれば死んでもいい、健康のためなら死んでもいいというニュアンスが、このヘルシズムを表した言葉です。今の日本の社会はヘルシズムが横行した健康至上主義社会であると指摘することもできます。これがもっと強くなると、健康というものが良い生活の定義ではなくて、むしろ人々の生活の倫理にまで拡大されていってしまうということが指摘されます。

医療化（medicalization）

> ☞ 医療化 （medicalization）:
> 　医療の知識と技術が、臨床の場を超えて人々の日常生活に浸透していき、直接的には医療と関わりのない様々な活動においても医療専門家が大きな権限をもつようになること。
> イリイチ Illich ら，1975

　もうひとつのキーワードが医療化です。

　医療の知識と技術が、臨床の場をこえて人々の日常生活に浸透していき、直接的には医療とかかわりのない様々な活動においても医療専門家が大きな権限を持つようになることです。メタボリックシンドロームというのは、まさにこの医療化が爆発的に社会に巻き起こった現象であると読み取れます。というのも、40歳から74歳の男性の半数をある意味でメタボリックシンドロームという病気にかかった病人だとみなしてしまっているのですから、国民の半数が病気予備軍・病気なのだというような、医療の対象とさせられるようになってきている。ですから、この医療化というのがメタボリックシンドロームキャンペーンで爆発したとも考えられます。

ヘルシズムと医療化の悪循環

> ☞ ヘルシズムと医療化の悪循環
> ・医療化の中核にヘルシズムが存在している。
> ・社会の近代化のプロセスで、一般の人々の「病い・患いから解放されたい」という原初的欲求は、唯一近代医療でのみ解決されると思い込まされてきた。
> ・人々は「病いからの開放＝医療の追及」という図式を取り込み、自己の身体・健康をすべて専門家の手に預けてしまうようになった。
> ・医療化は、医療専門家による支配に、人々の健康への欲求が加わり、その両者間のダイナミズムによって拡大していく。
> ・もはや健康は、われわれ一般の人々のものではなく、国家と専門家が所持し管理するモノになってしまっている

　このヘルシズムと医療化が悪循環していきます。

医療化の中核にヘルシズムが存在しているのですが、社会が近代化されるプロセスで、一般に人々の「病い・患いから解放されたい」という原初的要求は、病院・診療所といった近代医療でのみ解決されるとだんだん思い込まされてきたのではないかという指摘があります。人々は「病いからの開放＝医療の追及」という図式を取り込み、自己の身体・健康をすべて専門家の手に預けてしまうようになったと考えることができます。つまり、健康というものはもともと、それぞれ一人ひとりの中に健康観があると思うのですが、それをすべて専門家に預けてしまって、言ってみれば自分の身体が壊れたら専門の修理屋に頼む、というようになってきたと考えられます。たとえば自分が持っているコンピュータが壊れたら、自分では直せないからコンピュータに詳しい専門家に頼んで修理してもらう。日常生活で使用するどんな家電製品でも、我々はすぐ専門家やメーカーに修理を頼み、自分で直すことをほとんどしなくなってきています。それと同じように自分の身体だけでなく、こころも含めて専門家の手に修理を委ねていると指摘できます。この医療専門家による支配に、人々の健康への欲求が加わり、その両者間のダイナミズムによって拡大していっているといえます。もはや健康は、我々一般の人のものではなく、国家と専門家が所持し管理するモノになってしまったのではないかと医療社会学から指摘できます。

2006 年ユーキャン新語・流行語大賞、「メタボ」が候補語トップ 10 入り

さてみなさん、知っていますか？　2006年ユーキャン新語・流行語大賞に「メタボ」が候補語トップ10入りしました。

健康情報の広報誌「JA北海道厚生連Webすまいる」にとても興味深い風刺漫画が掲載されていました。「メタボいじめはじまる？！」というキーワードで是非画像を検索してみてください。

“メタボ”と思われる肥満男性が顔を覆って「ひどい！」とつぶやく後ろで、厳しい表情で老若の二人の女性が「ぜったい内臓脂肪型肥満

よ！」、「メタボリックシンドロームね」と男を指さして責め、その横で相手を馬鹿にしたような表情で男女の子どもが「略してメタだ」、「やーいメタ男」と叫んでいます。これはまさに“メタボ”という名のスティグマを意味しています。

どうですか？みなさんの身近にこういった現象が、すでに起きていませんか？

スティグマ（烙印）

☞ スティグマ（烙印）:
他者から認知可能な心身の諸特徴
<しるし>をもって、ある社会集団がその人を「望ましくない」と価値づけるとき、その<しるし>をスティグマと言う。

この「メタボいじめ」は医療社会学の用語からいえば、まさにスティグマ、烙印です。ラベリングともいいます。

他者から認知可能な心身の諸特徴<しるし>をもって、ある社会集団がその人を「望ましくない」と価値づけるとき、その<しるし>をスティグマといいます。メタボというのはまさにスティグマで、昔は「デブ」だったのですが、これがひとを差別する言葉であるというのはみなさんよくわかると思います。この「メタボ」というのが社会に蔓延してメタボを差別し、メタボは自己管理のできない者として、あるいは医療の管理に従わない者、反社会的な人間であるとみなされてしまう危険性が巻き起こってきているということがいえると思います。

朝日新聞（2008 年 5 月 17 日）

このようにメタボというものを医療社会学的にヘルシズム、医療化、スティグマというキーワードで読み取っていくと、実は社会的に非常に問題であるというのがわかってくると思います。2008年5月17日の朝日新聞に、こんな記事がありました。

「メタボ狩り」ちょっと待って　太る自由だってあるのだ

資料として載せてありますので、ぜひじっくり読んでください（図１０－１８）。

参考文献

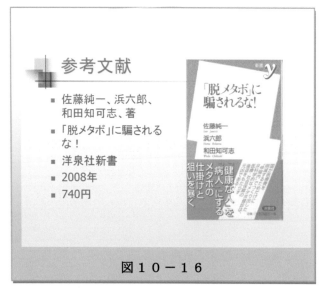

図１０－１６

最後に参考文献です。2008 年にこういった本が出ました。『医療神話の社会学』や『医療社会学を学ぶ人の為に』といった本を出している医療社会学者の佐藤純一さん、その他の研究者やドクターたちがこのような本を出版しました。
●佐藤純一, 浜六郎, 和田知可志：『「脱メタボ」に騙されるな！』. 洋泉社新書, 2008

本の帯には、"「健康な人」を「病人」にするメタボの仕掛けと狙いを暴く。国が医療費を削減するためだけに仲間内で作り出した非科学的なメタボ健診は医療・社会保障の後退をもたらす元凶である"と書かれており、厳しい批判を言いきっている本です。

この本のように、この回では、メタボリックシンドロームをさまざまな角度から人間科学するというスタイルを試みたのですが、私もこのメタボについて調べれば調べるほど、さらに疑念が広がっていくのを感じています。しかもなぜこれほどまでに日本社会に「メタボ」が横行してしまったのか、社会現象として捉えざるを得ないでしょう。メタボの診断基準をめぐる問題点をみていくと、8 つの学会が協力して作ったということになっているものの、みなさんそれぞれの HP をみていただいたらわかると思い

ますが、実は学会それぞれでこの診断基準に対する見方が大きく異なっています。日本動脈硬化学会や日本肥満学会からは、「メタボ」というものが社会で認められるようになったのは非常に好ましいことだというようなスタンスで記事が書かれています。

一方、日本糖尿病学会や日本高血圧学会など、メタボリックシンドロームの診断基準に納得できない医療関係者もたくさんいます。

ではなぜ科学性に乏しいこの基準がまかり通ってしまったのか。そこには当然、政治との関係もみえ隠れしてきます。問題が積もり積もっていることが調べれば調べるほど分かってくる社会現象です。ぜひみなさんも独自の視点で調べていただきたいと思います。

なおこの回の内容は、下記の拙著論文に詳しく記載していますので、是非ご覧ください。

1) **辻内琢也：メタボリックシンドローム言説の社会的危険性[第 1 報]－批判的医療人類学の観点から見た診断基準をめぐる医学的課題－. 心身医学 52(10)：918-926, 2012**

2) **辻内琢也：メタボリックシンドローム言説の社会的危険性[第 2 報]－批判的医療人類学による社会反応の分析－. 心身医学 52(10)：927-936, 2012**

［文献］

● 中谷矩章, 竹下俊文, 及川孝光, 須藤美智子：「メタボリックシンドロームの予防と治療について」〜2008年4月施行の特定健診・特定保健指導の意義と7年後の目標達成に向けた今後の展望を考える〜. 臨床医薬：p3-22, 2008.

● 今村聡, 土肥誠太郎, 山田信博：特定健診・特定保健指導の今後. 肥満と糖尿病7(5)：p644-657, 2008

● メタボリックシンドローム診断基準検討委員会：メタボリックシンドロームの定義と診断基準. 日本内科学会雑誌(94)：p188-203, 2005

- 伊藤裕：メタボリックドミノとは．日本臨床(61)：p1824-1843，2003
- Kahn,R., Buse J., Ferrannini E., Stern M.: The Metabolic Syndrome: Time for a Critical Appraisal; Joint statement from the American Diabetes Association and the European Association for the Study of Diabetes. Diabetes Care(28): p2289-2304, 2005
- 原一雄：診断基準をめぐる問題点．医学のあゆみ217(1)：p47-51，2006
- 原一雄，門脇孝：診断基準をめぐる問題点（1）．医学のあゆみ220(13)：p1107-1112，2007
- 島本和明，三浦哲嗣：診断基準をめぐる問題点（2）．医学のあゆみ220(13)：p1113-1117，2007
- 大村寛敏，代田浩之：メタボリックシンドロームの診断基準と問題点．分子脳血管病5(1)：p20-27，2006
- 大櫛陽一：日本人のウエスト周囲径－5つの問題点－；メタボリックシンドロームの検証＜前編＞．性差と医療3(5)：p557-563，2006
- 大櫛陽一：肥満と異常発生の真の関係；メタボリックシンドロームの検証＜後編＞．性差と医療3(5)：p665-670，2006
- The Examination Committee of Criteria for 'Obesity Disease' in Japan & Japan Society for the Study of Obesity: New criteria for 'obesity disease' in Japan. Circulation Journal66: p987-992, 2002
- 坂本亘，五十川直樹，後藤昌司：日本の「メタボリック・シンドローム」診断基準の統計的問題．行動計量学35(2)：p177-192，2008
- 大平哲也，磯博康：メタボリックシンドロームの心血管リスク：虚血制心疾患vs脳卒中．EBMジャーナル9(2)：p150-154，2008
- 清野裕，矢部大介：急増する糖尿病患者とメタボリックシンドロームの落とし穴．科学78(6)：p661-665，2008
- 日本動脈硬化学会のホームページ：http://www.j-athero.org/meeting/metabo.html，2012 年 3 月取得
- 保健指導への活用を前提としたメタボリックシンドロームの診断・管理のエビデンス創出のための横断・縦断研究ホームページ：http://kourou-metabo.jp/index.html，2012 年 3 月取得
- 坂本亘，五十川直樹，後藤昌司：日本の「メタボリック・シンドローム」診断基準の統計的問題．行動計量学35(2)：p177-192，2008
- 保健指導への活用を前提としたメタボリックシンドロームの診断・管理のエビデンス創出のための横断・縦断研究ホームページ：http://kourou-metabo.jp/index.html，2012 年 3 月取得
- 原一雄，門脇孝：診断基準をめぐる問題点（1）．医学のあゆみ220(13)：p1107-1112，2007
- 河原和夫：『健康増進法と地域保健法；実行ある健康増進施策の推進のために』．P15-20，2003
- 篠崎次男：『「健康自己責任」論と公衆衛生行政の課題；保健から医療構造「改革」を見る』．自治体研究社，p1-5，2006
- JA 北海道厚生連 Web すまいる HP：http://www.ja-hokkaidoukouseiren.jp/websmile/，2008 年 9 月取得、
- 食の安全 HP：http://rockyriverromance.com/foodsafety/magmag105.html，2012 年 3 月取得

新　聞　2008年（平成20年）5月17日　土曜日　12版▲　文化　28

「メタボ狩り」ちょっと待って

太る自由だってあるのだ

都築 響一　編集者

人を取材するのが本業だが、たまには人に取材されることもある。掲載誌が送られてきて、開いてみたら「だれだ、このデブ!?」と自分の醜さに驚き、本気で減量を誓ったのが4年前。身長170センチそこそこで95キロもあった体重を、1年間で20キロ減らそうと決意した。

断食から直腸洗浄から、あらゆる手段を試し、その記録を月刊誌に連載するという、「減量をネタにする」一挙両得方式で無事に目標を達成、その成果は『やせる旅』という単行本にまでなったので、"焼け太り"ならぬ"やせ太り"というべきかもしれない。

後期高齢者医療制度とともに、医療制度改革の目玉ともいえるメタボ健診（特定健診・特定保健指導）が、いよいよ始まった。内臓脂肪症候群＝メタボリック・シンドロームが引き起こす動脈硬化、糖尿病、心筋梗塞、脳卒中などの生活習慣病については、すでにさんざん脅かされてきた。

たしかにものすごく太って（ヘビメタ）いることで、いいことはひとつもない。現在でさえ、国民医療費の約3割が生活習慣病の治療に費やされているというのだから、このままいったら大変なことになると、保険者（健保など保険を引き受ける側）や厚労省が危機感を持つのも、よくわかる。

ただ「やせたほうがいい」というのと、お上（国）から「やせろ」と言われるのは、ちょっとちがうのだ。

報道によれば国は2012年度までの目標を「メタボ健診受診率70%」、「メタボと診断された人の指導実施率45%」などと設定。達成の度合いによって、保険者が支払う75歳以上の後期高齢者の医療費への支援金が、最大で10%加算されたり、削減されたりする（朝日新聞3月28日朝刊）。保険者としては、メタボ健診が義務化される40歳から74歳までのメタボ人間が減ってもらわないと、75歳以上の老人ための医療費が減ってしまうわけだ。

◎

いま日本でいちばん売れている薬は、血圧改善薬なのだという。高血圧による脳出血が多かった時代は、生活環境の改善とともに過ぎ去っているはずなのに、薬の消費量は逆に増えている。これは「血圧の高い人が増えている」のではなく、実は「血圧が高すぎ」とされる基準の数値が年々下がっている」せいなのだ。最高血圧が異常とされる数値は、00年に180mmHgから170に、04年に140に、08年には130へと引き下げられている（「Tarzan」4月9日号）。

いままで問題ない血圧だと思っていた人が、いつの間にか「異常」になってしまうわけで、そのぶん薬も売れることになる。いまメタボを巡って起きているのは、これとまったく同じ事態だ。

厚労省のメタボ基準を当てはめると、40～74歳の男性のうち94%、女性の83%がいずれかの項目で「異常」と判定されてしまうという試算も出ている。10人のうち9人が異常って、ありえるのだろうか。

血圧、身長体重比いずれもちょっとメタボ気味」ぐらいのほうが長生きするという研究も出てきているようだが、いまのところメタボ健診がすぐに見直される気配はない。いままで健康だと思っていた人が「メタボです」と言われれば、まず病院に、そして薬を買いに走るだろう。それも何千万人という単位で。

すでに薬品業界ではメタボ分野のヒット商品がいくつも出てきている。

また厚労省のメタボ健診のガイドラインを作成した委員会メンバーのうち、国公立大の医師11人全員に02～04年の3年間で計14億円の寄付が、高血圧治療ガイドライン作成では9人の委員全員に8億2000万円の寄付が、治療薬メーカーからあったという（読売新聞3月30日朝刊）。やっぱり、そこにはカネの臭いが漂うのだ。

◎

デブ・イズ・ビューティフルとは僕も言わないが、喫煙のように周囲に迷惑をかける習慣とは次元がちがう問題だろう。

メタボ体質改善には、だれしも異論はない。ただそれは、ひとりひとりが自覚して、改善したければ改善する、「病気になってもいいから、おいしいもん食べて飲んで遊びたい！」という人は、病気になるまで趣味嗜好に突き進んでいただく、そういうものだろう。我々には健康的な生活を送る自由もあるが、病気になる自由もあるのだ。

今回のメタボ騒動で、内臓脂肪症候群の恐ろしさが知られるようになったことは喜ばしい。ただ、生活改善や治療は本人の意思に任せるべき。「メタボ狩り」に精出す前に、霞が関のお役人にはみずからのお役所体質のメタボ改善を望みたいものである。

やせる努力をしていたころの都築響一さん。血行促進などの効能をうたった多機能プールにつかって（都築さん提供）

つづき・きょういち　56年生まれ。『ROADSIDE JAPAN 珍日本紀行』で木村伊兵衛写真賞。

図１０－１８　朝日新聞（2008 年 5 月 17 日）

「メタボ狩り」ちょっと待って：太る自由だってあるのだ（編集者：都築響一）

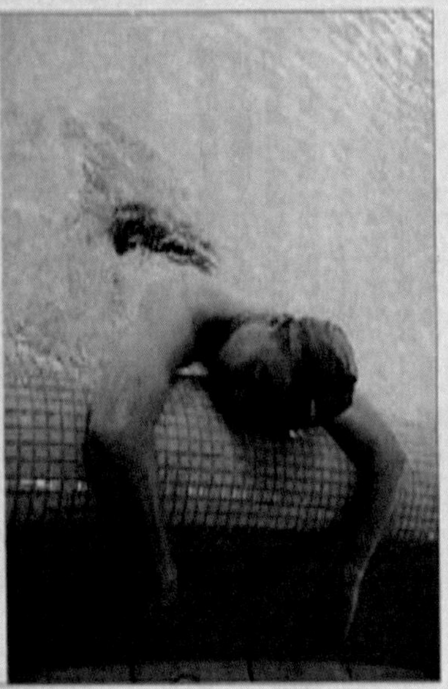

■ディスカッション・テーマ■ （田中乙菜）

　メタボリックシンドロームという言葉は、数年前から TV などのメディアでも大きく取り上げられ、流行語大賞のトップテンにも選ばれましたので、多くの方が聞いたことがあることと思います。キャッチーな話題性と、実際的な特定健診・特定保健指導の実施を伴って、突然私たちの生活の中に入り込んできたといえるでしょう。しかしその背景には、診断基準の科学的根拠や臨床的適用の問題、メタボリックシンドロームという新たなスティグマ・医療化の問題といった、種々の論争があります。これらの論点に目を向け、メタボリックシンドロームという社会現象を多角的に理解していきましょう。またメタボリックシンドロームに対する理解を通じて、これまでの回で何度も考えてきた健康観、日本の健康政策についてもさらにご自身の意見を深めていただければと思います。

Q1．あなたの周囲では、メタボリックシンドロームについて、今までどのような話題が出たことがありましたか。その時メタボリックシンドロームはどのような存在として語られ、それに対してあなたはどのように考えましたか？　メタボリックシンドロームという概念を普及させようとした国やメディアがどのような展開を示し、私たち国民がそれに対してどのように反応したかについて、今回の授業をふまえて、客観的に見つめ直しましょう。

Q2．メタボリックシンドロームの診断基準について、さまざまな批判が論じられていることを紹介しました。どのような機関（研究者）が、どのような視点からの批判を行っているのか、整理してください。

Q3．　メタボリックシンドロームの臨床的適用について、あなたはどのように考えますか。診断基準の問題や、メタボリックシンドロームの使い方の問題、特定健診・特定保健指導（メタボ健診）実施の是非など、さまざまな観点から述べてください。

Q4．第 4 章の最後に掲載しました「『メタボ狩りちょっと待って』太る自由だってあるのだ」の記事を読み、特定健診・特定保健指導や日本の健康政策についてのあなたの意見をまとめましょう。

第11回 医療人類学概説 ［中上綾子，辻内琢也］

第1章 文化人類学の視点

今回は、「医療人類学概説」ということで、生活習慣病を考えていく上で非常に重要な考え方の基礎となる、医療人類学の考え方についてご説明したいと思います。

まず医療人類学の解説を始める前に、そのベースとなっている文化人類学について説明したいと思います。

かつての文化人類学

かつての文化人類学
- 進化主義・人種主義の古典的人類学
- タイラー（EB.Tylor）、モルガン（LH.Morgan）ら

- 18世紀ヨーロッパ植民地主義・奴隷制時代の文化人類学は、アジアやアフリカの「野蛮人＝未開人」の変わった習慣や風俗を理解し、いかにうまく統治するかに関心があった。

- "進化した"ヨーロッパ人が、「野蛮人」の水準を引き上げるために統治する、という植民地支配の正統性の根拠になっていた。

図11-1

文化人類学というものは、いったいどういう学問なのか。

医療人類学というのは、この文化人類学の手法や考え方、学問的なバックボーンを基に、医療について研究していく学問なわけですが、そのベースとなっている文化人類学が、どのように歴史的に変化してきたのか。非常に重要な思想的展開を遂げておりますので、それを説明したいと思います。

まず、かつての文化人類学ということで、まずお話します。18世紀の終わりから19世紀にかけて、ヨーロッパにおいて進化主義・人種主義といったものがひとつの常識となっていた時代がありました。古典的な人類学という言い方をしてしまいますと、タイラーであるとかモルガンといっ

た研究者、文化人類学者が代表的な学者です。18世紀のヨーロッパ植民地主義、奴隷制時代というのは、アジアやアフリカの「野蛮人＝未開人」の変わった習慣や風俗を理解し、いかに上手く統治するかに関心がありました。つまりこの18世紀のヨーロッパは植民地の時代で、帝国主義になっていく時代です。この時代に、アジア・アフリカの人々を野蛮人あるいは未開人と評したりしており、彼らをどうやってうまく統治するか、どうやって管理していくかということが当面の目標でした。ヨーロッパがアジア・アフリカを植民地化していく過程で、そのアジア・アフリカの人々の習慣や風俗というものを理解して、それにあわせてうまく、暴動が起きたり反発が起きたりしないような方法で統治するためのひとつの学問的なバックボーンとして文化人類学は機能していました。そして、ヨーロッパ人は進化した人間だという常識がありまして、野蛮人であるアジア・アフリカの人々の生活水準、あるいは文化水準を引き上げるために我々は統治してやっているの

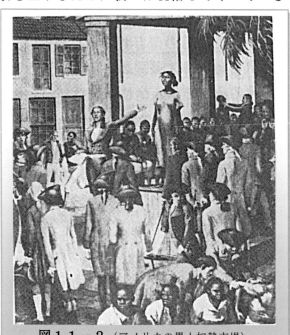

図11-2 （アメリカの黒人奴隷市場）

だ、彼らを教育してやっているのだというような姿勢がありました。文化人類学は、こういった植民地支配の正当性の根拠として使われていたのです。

図11-2をみてください。これは「黒人奴隷市場」ということで、黒人の女性が台の上にのせられて、その周りにヨーロッパの帽子をかぶった、あるいはスーツを着た人々が、「この人をいくらで買いますか」というような形で、奴隷を売り買いしている写真です。

このように、この時代はヨーロッパ人が進化しており、アジア・アフリカの人々は野蛮である、そういった完全な人種主義、あるいは進化主義といったものが常識であった時代です。

自民族中心主義

> ☞　自民族中心主義(ethnocentrism)：
>
> 　自分自身のもつ文化を至高なものとし、その観点から他の社会・文化の優劣をつける態度や方法。
>
> （医療人類学研究会編、『文化現象としての医療』.メディカ出版,1992 より）
>
> 　ヨーロッパの歴史は、異文化を"野蛮だ、遅れている、未開だ、無知だ、非科学的だ"とみてきた。

これを別の言い方で表現すると、自民族中心主義といえます。Ethnocentrism と英語でいい、自分自身のもつ文化を至高のものとし、その観点から他の社会・文化の優劣をつける態度や方法です。つまり自分の持つ文化というものは絶対的に正しく、最高に水準の高いものだ、そうでない社会や文化は劣っている、というような差別化させる考え方です。自民族が正しい、そうでないものは正しくないあるいは劣っているという見方です。ヨーロッパの歴史をみてみますと、異文化を「野蛮だ、遅れている、未開だ、無知だ、非科学的だ」とみてきた背景があります。ヨーロッパの歴史は自民族中心主義の歴史だったと言ってもいいと思います。

フィールドワークと参与観察

さて、こういった古典的な文化人類学が 20 世紀にかけて大きく変貌を遂げます。それがフィールドワークという研究手法、また参与観察という研究手法です。このフィールドワークと参与観察という研究手法を通して、文化人類学は大きく展開していきます。

> ☞　フィールドワークと参与観察：
>
> ・「フィールドワーク（field work）」とは、研究対象となっている地域または社会へ研究者自身がおもむき、その地域または社会に関しなんらかの調査を行うことである。
>
> ・「参与観察（participant observation）」とは、調査対象となっている社会の中で暮らし、そこで営まれている社会生活に関するデータを、人々と交際を行う過程で収集することである。
>
> （弘文堂、文化人類学事典）
>
> ・20 世紀に入り、現地語を駆使し原住民と生活を共にした、マリノフスキー（B.Malinowski；1884-1942）によるメラネシア・トロブリアンド諸島研究が、フィールドワーク／参与観察の範型となっている。

まずフィールドワークですが、これは研究対象となっている地域、または社会へ研究者自身が赴き、その地域または社会に関してなんらかの調査を行うことです。つまり現地へ行って現地で生活するということです。

参与観察もフィールドワークとよく似ていますが、これは調査対象となっている社会の中で暮らし、そこで営まれている社会生活に関するデータを、人々と交際を行う過程で収集することをいいます。このフィールドワークと参与観察という手法を通して文化人類学者は、現地に赴き、現地の人々と直接生活する、という体験をすることになります。

古典的な文化人類学では、時々現地を見に行ったりはするものの、文献や、そこ派遣された人々から見聞きしてきたこと、あるいはそこから採取された資料など、そういったものを基に作り上げられていました。しかしここにおいて、フィールドワーク・参与観察という手法を直接文化人類学者がとることで、みえてくるものが当然変わってきたわけです。

20 世紀に入り、現地語を駆使し、原住民と生活をともにした、マリノフスキーという人物がいま

99

す。この学者は1884年から1942年まで存命して
いた人で、「文化人類学の父」とも呼ばれ、文化
人類学に非常に貢献した人です。彼が、メラネシ
ア・トロブリアンド諸島においてフィールドワー
ク・参与観察を行いました。それがこの方法の範
型となっています。

文化相対主義

> ☞ 文化相対主義(cultural relativism)：
> ・自分が属している文化の価値観を極力排して、相手の異
> 　なる社会・文化を理解し分析しようとする態度や方法。
> 　（医療人類学研究会編,『文化現象としての医療』. メデ
> 　ィカ出版,1992 より）
> ・アメリカ近代文化人類学の父と呼ばれる、ボアズ（Franz
> 　Boaz,1858-1942）によって提唱された概念。
> ・いかなる風習も、その文脈や背景から切りはなして優
> 　劣・善悪の評価をすべきでないとないとする、<u>文化の多
> 　様性・異質性を認知し容認する姿勢</u>。

　こういうフィールドワーク・参与観察という方
法をとることによって、文化人類学者がとるスタ
ンスが大きく変わりました。その新しいスタイル
が「文化相対主義」といわれます。自分の属して
いる文化の価値観を極力排して、相手の異なる社
会・文化を理解しようとする態度や方法です。つ
まり、自分の価値観はとりあえず置いておこう、
そして相手の社会や文化を理解しようとする態
度です。先ほどの自民族中心主義は、自分たちが
正しく優れている、異文化は劣っている、あるい
はだめだというような視点だったわけです。しか
しそうではなくて対等に、あるいは対等以上に、
自分の価値観は置いといて、相手を理解しようと
する姿勢が生まれてきました。アメリカ近代文化
人類学の父と呼ばれるボアズが、文化相対主義と
いう呼称を使って提唱しました。これは、いかな
る風習も、その文脈や背景から切り放して優劣・
善悪の評価をすべきではないとする姿勢です。文
化の多様性・異質性を認知し容認する姿勢だとい
えます。したがってこの文化相対主義というもの
を身に付けることで、文化人類学は大きく変貌を
遂げました。自分たちが正しく、自分たちが優れ
ていて彼らを教育するんだというような、高みか

ら相手を見下ろすような視点から、一緒に生活し、
一緒に寝食をともにし、現地語をマスターして一
緒に語らうということを通して、相手を理解しよ
うと試みるようになったのです。こうした現地社
会においては当然、自分の常識が通用しないわけ
です。その社会に自分がひとりで乗り込んでいく
わけですが、そうすると自分の常識はほんのひと
りのマイノリティのものに過ぎないわけです。自
分の周りは自分とは違う常識・世界観のもとに生
きているという状況に直面するわけです。その中
でどうしても相手の考え方を理解して、相手にあ
わせて語らっていくことをせざるを得ないわけ
ですが、そういった体験を通して、近代の文化人
類学、新しい文化人類学というものが生まれてき
ました。

現代の文化人類学

> ☞現代の文化人類学(Cultural Anthropology)：
> ・「世界の民族と文化・社会を比較研究する学問」
> 　　　　　　　　　　　　　（弘文堂、文化人類学事典）
> ・「文化を営むものとしての人間を研究する学問」
> 　（波平恵美子編：『文化人類学－カレッジ版』. 医学書院,1993）
> ・「他者を理解するための学問、他者の理解を通して自
> 　己を知る学問」
> 　（浜本満・浜本まり子編：『人類学のコモンセンス－文
> 化人類学入門』. 学術図書,1994）

　現代の文化人類学は次のように定義されます。
　まず、弘文堂から出版されている『文化人類学
事典』をもとにしますと、「世界の民族と文化・
社会を比較研究する学問」といえます。もうひと
つ、波平恵美子先生の『文化人類学』、これは医
学書院から出版されている、医学部の学生向けに
作られた文化人類学の書物ですが、これでは「文
化を営むものとしての人間を研究する学問」だと
定義をされています。つまり、人間を文化という
観点から研究しようとする学問だと波平先生は
定義しています。浜本満先生らは、『人類学のコ
モンセンス－文化人類学入門』という書物で、「他
者を理解する学問、他者の理解を通して自己を知
る学問」だと定義しています。この定義は非常に
示唆に富んでいるもので、いわゆる現代のフィー

ルドワーク・参与観察を通して他者を理解していこうという視点から、さらにそれを掘り下げて、他者の理解から自分を相対化し、自分のものの見方を他者のものの見方と照らし合わせることで自己を知ることができるというふうに、現代の文化人類学をとらえています。

文化人類学（Cultural Anthropology）とは

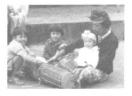

文化人類学
（Cultural Anthropology）とは？

- 文化人類学とは、異なる社会・文化的背景をもつ人々が、どのようなリアリティーを感じ、どのような体験と意味をもって生きているのか、先入観を排してその実像に迫ろうとする学問である。

Photo: Takuya Tsujiuchi in BALI, 2000

図11-3

もうひとつ別の定義をみましょう。これは今までのさまざまなものを総合して、私なりに定義したものです。「文化人類学とは、異なる社会・文化的背景を持つ人々が、どのようなリアリティを感じ、どのような体験と意味を持って生きているのか、先入観を排してその実像に迫ろうとする学問である。」というように定義できるのではないかと思います。異なる社会・文化的背景をもつ人々が生活するリアリティを理解しようとしていく、そしてその際に先入観、自分の常識を排してその実像に迫ろうとする学問だと、そのように考えられます。図11-3の写真は2000年に私がバリ島の調査に行ったときの儀礼の一場面です。儀礼の服を身にまとった小さな子どもが、お父さんのひざの上に乗って、お父さんが太鼓を叩いているという非常にほほえましいバリ島の一場面です。

文化（culture）とは

最後に、文化人類学が文化をどのようにとらえるかということなのですが、それは次のように述べ

られています。

> ☞ **文化(culture)とは何か？**
> ・文化とは、社会の構成員によって後天的に獲得され共有されるものであり、
> ・外面的・内面的な生活様式であり、
> ・認識や行動の枠組みを提供し、
> ・ものごとを解釈し意味づけする観念や象徴の体系、価値体系である。
> ・あるまとまりをもった人々の価値観・世界観とも言える。
> （辻内琢也,文化人類学と心身医学,心身医学 39；
> p585-593,1999）

「文化とは、社会の構成員によって後天的に獲得され共有されるものであり、外面的・内面的な生活様式であり、認識や行動の枠組みを提供し、ものごとを解釈し意味づけする観念や象徴の体系、価値体系である。」

これは、『心身医学』という雑誌に『文化人類学と心身医学』というタイトルで私が書いたものです。「あるまとまりを持った人々の価値観・世界観」とも置き換えられると思います。もう一度言いますと、文化とは、社会の構成員によって後天的に獲得され共有されるもので、そのひとの外面的なものだけでなく内面的な生活様式すらも規定していく価値体系であるといえます。また普段の日常生活における認識や行動の枠組みを提供する観念や象徴の体系、価値体系であるといえます。心理学などで言うと、深層心理とか潜在意識とかいわれたりする構造も、この「文化」の中に含まれると考えられます。心理学や精神分析との関係でいえば、フロイトが精神分析理論を作り上げていく過程が、ちょうどこの文化人類学が変貌を遂げていく過程と近いものがありまして、文化人類学からみてフロイトの理論は批判もあるんですが、歴史的にも近い変遷を遂げた、重要な位置にも考えられると思います。

以上、文化人類学というものがどういうものなのか、ということを説明しました。

第2章　国際保健運動の失敗から学ぶ

　第2章は「国際保健運動の失敗から学ぶ」というタイトルで、引き続き文化人類学、医療人類学についてお話していきたいと思います。

　文化人類学が医療の現場にどういう形で歴史的に関わってきたかといいますと、国際保健運動というものにひとつの貢献があったと言えるわけです。

　それでは、医療と文化人類学の接点という面で考えてみたいと思います。

科学的な医学は普遍的な医学？

☞　科学的医学は普遍的な医学？
・20世紀初頭、寄生虫や伝染病撲滅という大義名分を掲げた国際保健運動は、当初「西洋の科学的医学は、治療成果の面でも技術的な面でも明らかに優れた医学であり、どのような人間にも普遍的に通用する医療システムである」という信念のもとで始められた。
・いわゆる「開発途上国」は、貧しく不衛生で、疾病率や死亡率も高いので、豊かな「先進国」の我々が救いの手をさしのべることは、倫理的・宗教的に正しい行為だ、という信念さえ存在した。

　まず、「科学的な医学は普遍的な医学か？」ということでお話します。

　20世紀の初頭に、寄生虫や伝染病撲滅という大義名分を掲げた国際保健運動という運動が繰り広げられました。この国際保健運動、当初は、「西洋の科学的医学というものは、治療効果の面でも技術的な面でも明らかに優れた医学だ。現地のシャーマニズムであるとか民間医療であるとか、あるいはそこの伝統的な医学などよりも、明らかに優れた真理に近い普遍的な医療システムだ。科学的医学はどのような人間にも普遍的に通用する医療システムである。」という信念のもとで始められました。

　いわゆる「開発途上国」「発展途上国」といわれる国々、ヨーロッパがそういうふうにみなす国々は貧しく不衛生で、疾病率や死亡率も高いので、豊かな「先進国」である我々が救いの手を差しのべることは、倫理的にも宗教的にも正しい行為だという信念さえ存在していました。

　こうした信念はつまり古典的な文化人類学の時代、植民地主義の時代にヨーロッパ世界を支配していた考え方なわけですが、文化人類学者はかなり早めにフィールドワークという手法を通してそうではない文化相対主義的な発想に転換していきました。しかし、世界の医療政策というものは文化人類学の転換には遅れて、20世紀初頭にはまだこういう考え方が主流でした。

普遍的な医学・医療という幻想

☞　普遍的な医学・医療という幻想
・世界各地域の多様な文化伝統・生活習慣・社会制度の壁につきあたり、「普遍的医療なのだから、無条件に受け入れられるだろう」という前提は見事に打ち砕かれた。
・外部からもたらされた科学的医療は、彼らにとってはこれまでに目にしたことのない奇異なものであり、また医療の選択肢のひとつでしかなかった。
　　例；採血・注射・タブレット（錠剤）と白人の魔術

　普遍的な医学・医療という幻想ということでお話しします。

　国際保健運動は世界各地域の多様な文化伝統・生活習慣・社会制度の壁につきあたって、「普遍的医療なのだから、無条件に受け入れられるだろう」と、「絶対的に正しいものなのだから」という前提が見事に打ち砕かれました。現地の人々にとって外部からもたらされた科学的な医療というのは、これまでに目にしたことのない奇異なものでした。科学的医療が入ってきたとしても、医療の選択肢のひとつにしかならなかったわけです。

　たとえば「採血」という行為をとりあげてみましょう。20世紀初頭に西洋の近代医療が世界のさまざまな地域に入っていったときに、採血をしよ

うとしたわけです。白い顔をした背の高い人々が
やってきて、血を採って集めている。これはどう
解釈されたでしょうか。予想はつくかもしれませ
んが、吸血鬼のように血を集めて何か儀式に使っ
ているとか、あるいは何か企んでいるとか、そう
いった噂が広まりました。採血というものに対し
て非常に恐ろしいようなイメージが流布したと
いうことがありました。

　もうひとつ、「注射」ということを考えてみま
しょう。みなさんも経験したことがあると思いま
すが、注射は痛いですね。針がぶすっと自分の身
体に刺さるわけです。しかも何か、液体が注入さ
れるわけです。その液体がどういったものである
かわからず、いきなり注射されるということを想
像してみてください。注射に慣れた我々であって
も、もし注射の中に入っている液体の素性がわか
らないでいきなり刺されたとしたらどうでしょ
う。恐ろしいですね。中に覚せい剤が入っている
かもしれないですね。もしかしてカリウムなんか
が入っていて、殺されちゃうかもしれないですね。
それは極端な話ですけれども、そういった意味で
現地の人々にはあの注射の器械と、注射の中の白
い液が何であるかということをあまりよくわか
らないまま、とにかく「予防注射だ」というよう
なかたちで強制的に注射されたりすることがあ
って、非常に恐ろしい存在であったわけですね。

　それから錠剤に関しても、非常におもしろい話
があります。錠剤がある地域に初めて入っていっ
たときに、精製された白い錠剤のタイプの薬とい
うのは、これまでなかなか現地にはなかったわけ
です。最初のころはなんだわけのわからない白
い粒を飲まされて、たとえば寄生虫を排除するた
めの飲み薬だったりするわけですが、あれを飲ん
だらひどい目にあったとか、下痢にあったとか、
お腹が痛くなったとか、そういった側面ばかりが
噂話で流れた時代もありました。その後、たとえ
ば解熱剤のアスピリンという錠剤がありますね。
あれを飲んだら熱がさっと下がったとか、そう
いったことが何人かによって体験されたりすると、
逆の印象がまた流布するわけです。そのうち、ア
スピリンというものは、白人の魔術があの白い粒
に込められているのだというふうに理解される

時期がきたそうです。つまりあの白い小さな粒に
は白人が、病気の悪魔を駆逐するようなすごい魔
力を込めている。あれをつくるのはアメリカの現
地のすごく力の強い近代科学という、シャーマニ
ズムといってもいいですが、そういったシャーマ
ンがあそこに病気を排除する力、パワーを込めて
いるんだ。だからあれは効くんだ。白人の魔力は
すごい。というような理解のされ方をしたという
ことです。こうした話もひとつの逸話として残っ
ています。

　このように、西洋のヨーロッパからみて正しい、
普遍的だと思っていたものが全く違う受け取ら
れ方をしたという歴史があります。こうしたこと
から、ひとつの普遍的な医学というものは幻想に
すぎないということに突き当たったわけです。

伝統的ヘルス・ケア・システムの荒廃

> ☞ **伝統的ヘルス・ケア・システムの荒廃**
> 　科学的医療が定着しないばかりか、伝統的保健行動や
> 衛生習慣という、土着のヘルス・ケア・システムを荒廃
> させ、土着の政治的・精神的指導者であった治癒師（シ
> ャーマン）の地位を急落させ、科学的医療に伴う商品経
> 済が政治的に利用されるという大きな障害が生じた。

　もうひとつの問題点をみてみたいと思います。
それは伝統的なヘルス・ケア・システムを荒廃さ
せていったという事実です。科学的な医療が定着
しないばかりか、伝統的な保健行動や衛生習慣と
いう、土着のヘルス・ケア・システムを荒廃させ、
土着の政治的・精神的指導者であった治癒師（シ
ャーマン）の地位を急落させ、科学的医療に伴う
商品経済が政治的に利用されるという大きな障
害が生じました。つまり、伝統的なひとつの衛生
観念、衛生習慣、衛生的な風習というものが現地
に即してあったわけです。その地域が何千年も続
いてきた背景には、当時のいわゆる科学的視点か
らみて、常識に外れているような衛生習慣があり
ました。しかし現地では、その習慣にのっとって
生活していったおかげで人口が減らず、村が滅び
たりしないでひとつの文化が持続されていたわ
けですね。にもかかわらず、外から商品経済も含

めてこういった医療行動や医薬品などが入って
くることで、いってみればアスピリンの例のよう
に、我々の近所にいるシャーマンよりも白人のシ
ャーマン、魔術師の方が、病気を治す力が強いか
もしれないという思いが現地の人々のあいだで
起こってくるわけです。外来の神様というものが
力を持って入ってくると当然、現地のシャーマン
の力は急落していくわけですね。あのシャーマン
が治せなかった病気があそこの保健所、あそこの
診療所に行ったら治ったとかいうようなことが
起きてきます。そうなってくると精神的な指導者
でもあった治癒師、シャーマンの力が落ちていく
わけですね。そればかりか生活習慣が大きく変わ
りますので、いわゆる排泄ですとか食事、水の供
給、そういったものまで外来の知識が大きく変え
てしまうわけです。それによって逆に伝染病が広
がったりとか、そういったことが起きてきたとい
う事実があるわけです。たとえば次のようなこと
があったそうです。

　ある山村の衛生状況をよくするために、世界の
援助で水洗便所を作った。ところがそこには水道
がないんですね。水道なくして水洗便所を作って
しまったわけなのです。

　もともとその村の人々は、山谷を少し下った川
で排泄行為をしていたのですね。川で排泄行為を
していると時々、伝染病が流行ったりしていたの
ですが、彼らはその川から生活用水も運んできて
食事を作ったりもしているという状況でした。そ
ういう事実を知った西洋の人々は、なんと汚いと
驚いたわけです。排泄した横で水をとったりして、
それを食事や飲み水に利用している。あるいは洗
濯に使っている。そういうのが全部ごちゃごちゃ
になっている。こんなとんでもないことをして不
衛生だ、というふうに考えて、まずはトイレを作
ったわけです。ところがその水洗便所を機能させ
るためには川から水を運んでこなきゃいけない
という重労働が待っていました。最初は、「なん
か国際援助で村に水洗便所とかいう進歩した建
物を建ててくれるらしいぞ。」「なんかすごいも
のができるぞ」と村人たちは期待していて、自分
たちも欧米の生活に近づけるというような期待
さえもあったといわれています。ところが、結局

そこの水洗便所を使うためには、もちろん雨水を
溜めるシステムはありますが、それでは足りない
ので、下の川から女性や子どもたちが桶を担いで
水を汲みにいって、そこの溜め水のところに入れ
なきゃいけないというようなことが起きてきた
のです。結局水洗便所はそのうち使われなくなっ
てしまって、廃墟になっていったというようなこ
とがあります。そういった意味で科学的な視点、
中途半端な科学的視点に依拠した援助というも
のが、現地のシステムを荒廃させていくひとつの
害悪になったという歴史的な背景があります。こ
ういったものに対する大きな反省というものが
当然出てきたわけですね。

医療人類学の貢献

☞ **医療人類学の貢献**

・病気や死に関する観念や対処行動、すなわち病気観や死
生観は、どのような文化においても、その世界観の中で
中心的な役割を担っている。したがって、医療システム
への介入は、その地域の世界観を根本から覆すほどの大
きなインパクトとなる。

・当初の国際保健運動の方法論に批判的な眼差しを向け、
「文化的背景の異なる対象住民の心理・社会・文化的特
性を十分考慮して実施しなければ、保険運動・医療援助
は成功しない」という直接的な示唆を与えてきた。

　そこで医療人類学は次のような貢献をするこ
とになります。病気や死に関する観念や対処行動、
すなわち病気観や死生観は、どのような文化にお
いても、その世界観の中で中心的な役割を担って
います。したがって、医療システムの介入という
のは、その地域の世界観を根本から覆すほどの大
きなインパクトとなります。すなわち医療システ
ム、医療というのは生と死、あるいは病気といっ
たことに関与・介入する非常に力強いシステムだ
ということです。それが外から入ってくるという
ことは、それまで現地の人々が考えていた病気、
あるいは死というものに対する観念が変更させ
られざるを得ないことになるわけです。しかもそ
の死生観というのはその現地の世界観にとって
まさに中心的な役割ですね。そういったものがこ
の外来の医療システムによって大きく揺り動か

されたということなのです。

　文化人類学は、国際保健運動の方法論に批判的な眼差しを向けてきました。「文化的背景の異なる対象住民の心理・社会・文化的特性を十分考慮して実施しなければ、保健運動・医療援助は成功しない」という直接的な示唆を与えてきました。文化人類学はその文化のひとつの特性みたいなものをこまかく見つめてきたわけですから、外から入ってきた文化が現地の文化の中にうまく浸透しないというのは当然のことだと見抜けるわけですね。そこで文化人類学者は、そんなことしてたって当然よくならないよということで知恵を貸したりしながら、もっと現地にあったなんらかのシステムを考えていかなきゃいけないと提案したわけです。現地の人々の望む、あるいは現地の人々に相応した医療システムの導入を考えていかなきゃいけないと。文化人類学は、国際保健運動に対して、そうした示唆をしてきました。

　ただ、この医療人類学、文化人類学の視点というのがどう利用されるかという観点からすると、文化人類学者にも大きく分けてふたつの方向性がありました。ひとつは文化人類学、つまりその文化のことについてよく理解するというノウハウをうまく利用して彼らのいわゆる国際保健運動をうまく現地に定着させるための、いわゆるヨーロッパの論理がその現地に浸透するための知識として文化人類学を利用・応用しようとする。応用文化人類学といってもいいんですが、応用しようとする立場の文化人類学者がまずひとつです。もう一方は、そういった医療政策そのものに対して批判的な行動・言動を投げかけていく文化人類学者です。つまり現地の人々はそんなことは一切望んでいないし、現地には現地なりの衛生システムがあるにもかかわらず、あなたたちヨーロッパの人たちがそれを壊しているだけなのだと主張しました。むしろ現地の人々の代弁者となってそのヨーロッパの人々の開発に対して反対意見を唱えていくような、現地の人々の代弁者としての姿勢を貫いていった文化人類学者たちがいました。

　同じ文化人類学・医療人類学という知識をベースにしても、それをどう利用するかというのがやはり大きく変わっていった、ふたつに分かれていったという現実があることも忘れてはならないと思います。

　以上で「国際保健運動における失敗から学ぶ」というタイトルで医療人類学・文化人類学の話を終わりにしたいと思います。

第3章　医療人類学とは？

第3章は医療人類学とは何かという本題に入りたいと思います。

医療人類学とは

> ☞ **医療人類学(medical anthropology)とは？①**
> ・医療人類学とは人間の諸活動における<u>広義の「医療」を文化人類学的な立場から研究調査</u>する学問的実践である。
>
> (池田光穂、1997)
>
> ・代替医療を含む「<u>非西洋医療</u>」の合理性の理解と、生物医学に代表される<u>近代医療の課題を克服していく視点</u>を提供する学問的枠組みである
>
> (武井秀夫、1985)

「医療人類学とは人間の諸活動における広義の「医療」を文化人類学的な立場から研究調査する学問的実践である」

これは、熊本大学の池田光穂先生の定義です。広義の「医療」、つまり医療を人々の病気や健康に関する行動の全体系というように池田先生は捉えているのですが、広い意味での医療を文化人類学的な立場から研究するわけです。狭い意味での医療というのは、たとえば病院や診療所で行われている医療といえると思いますが、そうではなくて、人々が病気に対して対処しようとする行動、家庭の中での行動も含めて、文化人類学的な立場から研究しようといったものです。

次に、千葉大学の武井秀夫先生の定義をご紹介します。

「代替医療を含む「非西洋医療」の合理性の理解と、生物医学に代表される近代医療の課題を克服していく視点を提供する学問的枠組みである」

非西洋医療、いわゆる東洋医学・伝統医療・民間医療・シャーマニズム医療といった正統でないといわれている医療システムの合理性を理解し、

そこには西洋の常識からすると合理的でないようにみえても、合理的なひとつのシステムがあるのだと理解していく枠組みであるといえます。もうひとつは、生物医学、いわゆる近代生物医学、近代西洋医療、近代医療の課題を克服する視点を提供する枠組みである。このような定義がなされています。

> ☞ **医療人類学(medical anthropology)とは？②**
> ・異なる社会文化的背景を有する人々が、
>
> 　①病気の原因をどのように考え、
>
> 　②病気になったときにどのような行動をとり、
>
> 　③どのような治療をうけるべきだと考えているか、
>
> などを扱う研究分野。
>
> (C.Helman,1994)

さらに別の定義ですが、これはアメリカの医療人類学・文化人類学者、セシル・ヘルマン先生の定義です。

「異なる社会文化的背景を有する人々が、①病気の原因をどのように考え②病気になったときにどのような行動をとり③どのような治療をうけるべきと考えているかなどを扱う研究分野」

このように定義されています。つまり、人々が病気になったときにその原因をどう考えて、どのような行動をとり、どういった治療を受けようとするかを研究する分野だというようなとらえ方をしています。

医療人類学が扱う領域

医療人類学が扱う領域を挙げてみました。これは、ジョンソンやサージャント（Johnson,TM & CF,Sargent）といった人々による研究報告書を基にしています。これは『Medical Anthropology: A handbook of theory and method』（医療人類学の理論と方法のハンドブック）といったタイトルが付けられた、1990年にアメリカで出版された教科書

的なものです。そこには次のような分野が挙げられています。

1）理論的パースペクティブ

治癒過程、医療人類学における政治経済学、医療人類学における批判的―解釈的アプローチ、精神分析的アプローチ、応用医療人類学

2）医療諸体系

民族医療、民族精神医学、民族薬学、文化システムとしての生物医療、看護と人類学

3）人間集団の保健問題

疾病と生態学と人間行動、人類学と人間の生殖、ドラッグ研究、文化とストレスと疾病

4）医療人類学における諸方法

フィールド調査、疫学と医療人類学、人口学調査法

5）政策と唱道

土着治療者の専門職化、国際保健と開発

理論的にいうと、医療人類学における批判的なアプローチ・解釈的なアプローチ・精神分析的なアプローチなどさまざまなアプローチがあると挙げられています。また医療人類学による政治経済学、つまり世界における様々な医療の政治学、あるいは経済の問題、そういったものをみつめていく立場があります。また、民族医療、つまり現地の医療や、民族精神医学・民族薬学といったものを研究していく学問体系が挙げられます。そのほかには、生態学や人間の行動・生殖・ドラッグといったものを研究する分野も含まれています。そのほかには国際保健の問題、開発の問題などです。このように非常に幅広い領域で医療人類学が展開している現実があります。

医療人類学の主要3領域

医療人類学は大きく分けると次の三つが軸であるといえます。

（1）臨床人類学（clinical anthropology）

これは臨床です。いわゆる病院や診療所だけでなく、カウンセリングや精神医療、心理臨床なども含めた、臨床を対象にした医療人類学です。

（2）民族医療研究（ethnomedicine）

現地の人々の世界観に基づいた民族医療を研究していく分野です。現地の人々はどういったも

のを病気と考え、どういうように病気の分類をしているのか、病気の原因をどういうように考えているのか、そしてその治療法をどのように考え体系化しているのかということをつぶさに研究していくというのが民族医療研究です。

（3）医療の政治学（politics in medicine）／批判的医療人類学（critical medical anthropology）

対象は現代の生物医療・生物医学・近代医療・近代医学であり、これらを批判的にみつめていこう、あるいはその中にある政治的な要因・要素、Politics；力・権力性・権力的背景そういったものを分析していこうとする立場です。これは医療社会学概説のところでお話した視点と非常に近いものを持っています。

このように、①臨床人類学②民族医療研究③医療の政治学といった三つの主領域が医療人類学にはあるといわれています。

＜臨床人類学＞

ここでは臨床人類学について解説したいと思います。生活習慣病学について考える上で、この臨床人類学の観点は非常に大切になってきますので、それをご説明します。

病いと疾病

☞　病い(illness)と疾病(disease)：

病い（illness）：病気を患っている人自身によって、心理的・社会的に経験され意味づけされるもの。「苦（suffering）」の経験。

疾病（disease）：医療の専門家がもっている病気に対する説明概念・説明カテゴリー。

治療者は各々の治療行為に特有の理論的レンズを通して病気というものを認識するようにトレーニングされており、「病い」の体験を、特別な用語体系や分類法に基づく「疾患」という専門的な問題として解釈し構成し直している。

まず、病い（illness）と疾病（disease）についてみていきましょう。

「病い」、これは「病」と書いてそのまま「やまい」と読む場合もありますが、特にこの医療人類学の系統では、明らかに「病」とは違う意味で

とらえるために「病い」と振り仮名をふって書くというのがひとつの定説となっています。

「病気を患っているひと自身によって、心理的・社会的に経験され意味づけされるもの。「苦 (suffering)」の経験。」

そのひと自身がどう経験しているかを病いといいます。

それに対して「疾病」は、

「医療の専門家が持っている病気に対する説明概念・説明カテゴリー」

つまり、医師や医療者、医療専門家がその病気に対してどう説明するかという固定的なものの見方です。専門家の見方、これが疾病です。治療者は各々の治療行為に特有の理論的レンズを通して病気というものを認識するようにトレーニングされており、「病い」の経験を、特別な用語体系や分類法に基づく「疾病」という専門的な問題として解釈し構成し直しているといえます。つまり医療者、医療の専門家、これは西洋の近代医療に限ったものだけではなくて、シャーマニズムのような民族医学、民族医療の治療者であっても同じですが、彼らはひとつの特有な理論的レンズを持っている。そのレンズを通して病気を認識するようにトレーニングを受けてきているわけです。ですから、生の体験である、病気を患ったひと自身の体験をその特有の理論的レンズを通して特別な用語体系や分類法で読み取るわけです。そして解釈し直すわけです。そこで「疾病」という概念を抽出してくることになるわけです。

したがって非常に雑多な漠然とした illness という体験が、ひとつの特有の理論的レンズを通して疾病というものに映し出されて、投影されて出てきているという関係です。

医療者の文化／病者の文化

医療者の文化と病者の文化を図に描いてみると図11－4のようになります。「医療者の文化」と「病者の文化」というふうに大きく分けて考えてみましょう。

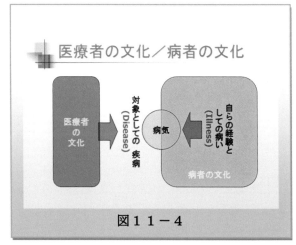

図11－4

何らかの病気がここにあります。病んでいるひと自身は、自らの経験として「病い（illness）」を経験しています。自分の中の経験・体験として病気をみているわけです。これを「病者の文化」といいます。一方医療者にとって、病気は自分の中にありません。その対象である病者にくっついているものであって、医療者特有のレンズを通して、病気を対象としての「疾病（disease）」に置き換えて、翻訳し直すわけです。つまり医療者は病者の「病気」の部分しかみていないわけです。「病気」の部分をみてある病名をつけるわけです。糖尿病であるとか、高血圧症であるとか、あるいはがんであるとかというふうに、医療者はみるわけです。

ところが病者自身は、当然様々な体験をして様々な意味づけをしていて、その意味づけというものがこのように大きく違うわけです。これを医療者の文化と病者の文化という対比としてとらえることができます。

説明モデル

そこで、この医療者と病者の文化の対比をひとつの枠組みを通して分析することができると思います。医療人類学者のアーサー・クラインマンという人が、1980年に提唱し、非常に脚光を浴びた概念に、「説明モデル」というものがあります。「解釈モデル」と教科書に書かれている場合もあります。ここでは説明モデルとします。説明モデルは以下の5つに分類されます。

【説明モデル】

①病気の原因

②発病の経緯

③病態の仕組み

④予想される病気の経過

⑤必要と思われる治療法

　病気に関連する一連の認識と行為に説明を与える概念モデルとして、クラインマンはこれを提唱しました。クラインマンは元々精神科医なのですが、その臨床を通して、文化人類学者としてのトレーニングを積み、現在ではハーバード大学の医療人類学と精神医学両方の教授をされている人です。1980 年代は、クラインマンにとって医師から文化人類学者に大きく転換する時期でした。この 5 つの分類は、いってみれば医療者が病気をみようとするときに考える病気の分類の仕方、病気のプロセスに対する理解の仕方にかなり依拠していますので、原因と経緯、仕組み、病気の経過、必要と思われる治療法などというのは、クリアカットに 5 つに分かれています。

　しかしその後、このクラインマンの説明モデルに対するさまざまな批判もありまして、病者自身はこんなにクリアカットに分けられる説明モデルのようなものは存在してないのではないか、もっと曖昧模糊として、漠然とした意味づけ、そのひとの世界観や価値体系に準じた理解の仕方がされているのではないかといわれるようになりました。また、クラインマン自身も大きく変貌を遂げてきたということもあり、この説明モデルの概念を徐々に改めていって、もう少し合理的でない、非合理的なものを含むような概念に展開・進歩させています。また最近では、「微小民族誌（miner ethnography）」というような方法論を提示して、病者と治療者のもっている文化的な背景を記述する方法を提起したりもしています。いずれにせよこの説明モデルという概念が、医療者の文化と病者の文化を分析する上で非常に役に立つ概念であるのは確かです。この臨床人類学の知見をもとにして、生活習慣病を患っている人々、病者の文化的背景と、それに対して治療しようとする医療者側の持っている説明モデル、あるいは

医療者側の文化的背景、医療者の文化、それを分析していくというのが大事になってきます。

　「医療者・病者の文化」という概念と「医療者・病者の説明モデル」という概念の関係を図 11 － 5 に表しました。

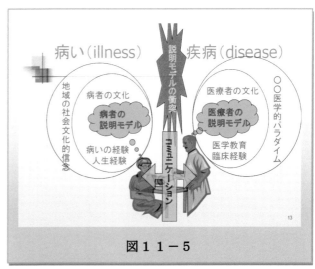

図 11 － 5

　「医療者の説明モデル」は、医学教育や臨床危険に裏付けされた「医療者の文化」に属しています。それは広く「○○医学的なパラダイム」というものの捉え方に支えられた文化です。そして、「病者の説明モデル」は、病いの経験や人生経験に裏付けられた「病者の文化」に属したものです。それはさらに大きな病者が住んでいる地域の社会文化的信念に支えられています。

　二つのモデルには大きな違いがあるので、衝突する場合も多いでしょう。その衝突を乗り越えるために、コミュニケーションをしっかりと取り相互理解を目指す必要があるのです。その場合、お互いに違いがあるということを前提としてコミュニケーションをとることによって、より良い関係性が築けるとも言えます。

　ここでは医療人類学概説として、生活習慣病を含めた病気を理解していく上でのひとつの基本的な考え方を提示しました。こうしたものの見方・考え方は今後、生活習慣病をどうやって分析していくかということに非常に役立つのではないかと思います。

参考図書

　最後に参考文献を紹介したいと思います。これ

は先ほどのアーサー・クラインマンが書いた著書
で現在も書店に並んでいます。『病いの語り―慢
性の病いをめぐる臨床人類学』というタイトルで
す。誠信書房から出版されています。一人ひとり
の病いの語りを、この医療人類学の視点から分析
しております。非常に参考になる書物ですので関
心のある方は是非お読みいただければと思いま
す。以上で医療人類学概説について終わりにした
いと思います。

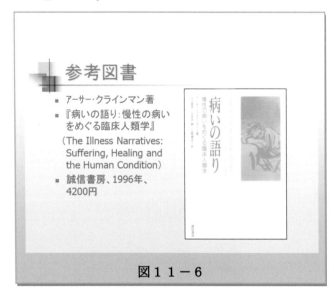

図11－6

[文献]

・祖父江孝男，他著：『文化人類学』．放送大学
教育・振興会，1996

・医療人類学研究会編：『文化現象としての医療』．
メディカ出版，1992

・石川栄吉［ほか］編集委員：『文化人類学事典』．
弘文堂、1994

・波平恵美子編：『文化人類学－カレッジ版』．
医学書院，1993

・浜本満，浜本まり子：『人類学のコモンセンス；
文化人類学入門』．学術図書，1994

・辻内琢也：文化人類学と心身医学．心身医学 39，
p585-593，1999

・辻内琢也，鈴木勝己，辻内優子，他：民俗セク
ター医療を利用する患者の社会文化的背景－医
療人類学的視点による質的研究．心身医学 45：
p53-62，2005

・辻内琢也，鈴木勝己，辻内優子，他：心身医学
研究における医療人類学の貢献．心身医学 46(9)：
p799-808，2006

・中上綾子，辻内琢也：文化人類学からみた FSS，
特集；機能性身体症候群（FSS），日本臨床 67(9)：
p1683-1688，2009

・池田光穂：医療人類学とその領域－新しい学問
はどのようにして専門分化したか．文学部論叢
（地域科学編），第 56 号，pp31-51，熊本大学文
学会，1997

・池田光穂：『実践の医療人類学－中央アメリカ・
ヘルスケアシステムにおける医療の地政学的展
開』．世界思想社，2001

・池田光穂：『看護人類学入門』．文化書房博文
社，2010

・池田光穂，奥野克巳（共編）：『医療人類学の
レッスン－病いをめぐる文化を探る』．学陽書房，
2007

・奥野克巳，花渕馨也（共編）：『文化人類学の
レッスン－フィールドからの出発』．学陽書房，
2005

・武井秀夫：クリニカル・メディシン・メン．理
想，627 号，pp.211-218，1985

・武井秀夫：医療における文化と心理，あるいは
「苦」の人類学．社会心理学研究 8：p134-144，
1993

・浮ヶ谷幸代：『身体と境界の人類学』．春風社，
2010

・C.Helman：『Culture, Health and Illness, 5th edition』．
Hodder Arnold, London, 2007

・Johnson,TM ＆, CF,Sargent：『Medical
Anthropology: A handbook of theory and method』．
Greenwood Press, 1990

・G.M.フォスター，B.G.アンダーソン（著）中川
米造（監訳）：『医療人類学』．リブロポート，
1987

・A.クラインマン：『臨床人類学－文化のなかの
病者と治療者』．弘文堂，1992

・A. クラインマン：『病いの語り：慢性の病いを
めぐる臨床人類学』．誠信書房，1996

■ディスカッション・テーマ■ （中上綾子）

　第 11 回では、「文化人類学」の基本的な考え方と、医療を対象とした文化人類学すなわち「医療人類学」について学びました。

　文化人類学とは「異なる社会・文化的背景を持つ人々が、どのようなリアリティを感じ、どのような体験と意味を持って生きているのか、先入観を排してその実像に迫ろうとする学問である（辻内）」といえます。そこにおいて自分の持つ価値基準はいったん保留され、自分とは異なる他者の経験、意味、生き方に傾聴する姿勢が芽生えるでしょう。同時に、保留された自分の価値基準が相対化され、自己および自文化を見つめなおす機会にもなり得ます。すなわち文化人類学は、異なる他者の生に迫っていくと同時に自己をも見つめなおす、たゆまざる反復行為のなかで展開される学問であるといえます。医療人類学とは、文化人類学のこうした基本姿勢をベースに、人間の諸活動における広義の「医療」を探求する学問（池田光穂）です。本書では主に、臨床人類学について解説しました。生活習慣病は社会的側面の根深い、慢性の病いであるといえます。こうした病いのケアにおいては、疾患へのアプローチに加えて、社会的文脈のなかにみられる病いの経験や意味、苦悩を聴き受け、フォローしてゆく必要があるでしょう。以下の問いを通して、さらに理解を深めてみてください。

Q1
18 世紀の終わりから 19 世紀にかけて、文化人類学は植民地支配をうまくすすめていくための学問的バックボーンとして機能していました。ところが実際に研究者が現地の人々と生活を共にしてゆく中で、文化人類学は大きく展開していきました。
1）自民族中心主義、文化相対主義とはそれぞれどのようなものであるか整理し、その思想的展開を説明してください。
2）フィールドワーク、参与観察といった人類学的調査手法の内容に触れながら、現代の文化人類学の特徴を説明してください。
Q2
20 世紀初頭に繰り広げられた国際保健運動は、土着の医療文化と接触した際に問題点が明らかになりました。それはどのような問題であったか、説明してください。また、こうした状況において医療人類学はどのように貢献しうるのか説明してください。
Q3
医療人類学においては、病者の患う経験とその意味づけが重要であると考えられています。「病い（illness）」と「疾患（disease）」という概念は、それぞれどのようなものであるか説明してください。また、臨床場面において病者の苦痛により接近するためにはどのようなアプローチが必要か、「病い（illness）」と「疾患（disease）」の概念を参考に、説明してください。
Q4
クラインマン（Kleinman.A）が提唱した「説明モデル（explanatory model）」とはどのようなものであるか、整理してください。この「説明モデル（explanatory model）」には様々な批判がなされてきました。どのような批判が挙げられるか、説明してください。

第12回　糖尿病の生活習慣病物語りから Narrative Based Medicine へ

第1章　生活習慣病物語り

　本章では、『糖尿病の生活習慣病物語りから Narrative Based Medicine へ』というタイトルでお話ししたいと思います。NBM、つまり、物語りと対話に基づく医療のお話です。これまで、糖尿病を生活習慣病の代表的なものとし、医学的にどのように捉えられているかという話、心身医学や行動医学での糖尿病の治療、あるいは糖尿病の患者さんたちの心理状態がどのように変化していくのかについてみてきました。これから、実際に通学制の学生が生活習慣病の物語りを聴き取り調査してきたレポートをもとに、生活習慣病物語りを見ていきたいと思います。まず、最も生活習慣病らしいといわれている 2 型糖尿病の物語りからご紹介したいと思います。レポート全体を通して、ストーリーを読んだ後にもう一度戻って、細かく分析をしていきたいと思います。

夏の訪れに思う―2 型糖尿病の人生の物語り―
まず最初のお話です。2 型糖尿病の人生の物語り。

夏の訪れに・・・
　「じゃあ行ってきます。子どもたちに忘れ物しないように言って、車出すときは気をつけて」男は妻へ、朝の出勤の挨拶をいつものように饒舌にして、家を出る。男は地方公務員、今年で 58 歳になる。駅へと急ぎ足で向かう。木々の葉が、太陽の光を反射する眩しさに目を細める。この頃、暑さが増してきたように感じる。「もう夏か・・・」この季節が訪れる度、男にはいつも思うことがある。

確かな危機感・・・
　あれはちょうど、4 年前の事・・・。この頃、なんだか体がだるい。異常なほどの喉の渇きを感じる。水を飲んで、トイレに行って、一日何度も往復している気がする。ここのところ、切り替えで仕事量が多く、ただでさえ忙しいのに集中できない。身が入らない。疲れているのだろうか。そういえば、食事もろくに摂っていない。毎日ラーメンばかりで簡単に済ませて、不規則が祟ったのだろうか・・・。身体の異変を感じてはいたが、非情にも、今日も仕事は 23 時まで男を拘束する。尋常でない倦怠感と、朝のせいとは思えないほどの喉の渇き、そして、10 キロも激減した身体に確かな危機感を抱き始め、男は明日、病院へ行くことを決意した。

糖尿病です・・・初めての入院
　翌日、地元の総合病院で血液検査などを一通り終えると、すぐに診察室に入れられた。「糖尿病です。これはもう、重度ですよ。もう少しここへ来るのが遅かったら、あなたは昏睡状態に陥っていたところでした。即、入院しましょう。」30 代半ばの若い、淡々とした医師の言葉を聞きながら、男は、もう治らないのかな、とぼんやりと思った。入院の準備は着々と進められていった。男は、3 週間の入院生活を余儀なくされた。入院は初めてだったが、不安などはなかった。2 人収容の共同部屋で、相手も糖尿病だった。

こんなに時間を掛けて食べるのは久しぶり・・・
　治療は主に食事療法と、薬物療法が用いられた。食事は 1,590kcal に抑えられた。ゆっくりと、時間をかけて食べるように言われた。こんなに時間をかけて食べるのは久しぶりだった。今まで、相当仕事に追われていたんだな。男は今までの生活を振り返って、こうした結末を迎えても無理もないか、と思った。一見少なそうに思われるが、食事

には満足した。インシュリンという薬物を投与された。朝、昼、夜、毎食後に注射を打った。あとは言われたわけでもないが午後と午前の一日 2 回、毎日病院の中と外を歩いた。晴れた日の眺めは素晴らしかった。5 月の、昼下がりの暖かさと、吹き抜ける風が心地よかった。何の木だか判らないけれど、低くなりかけた太陽の光を白く照り返すのが美しかった。

あっという間に過ぎた入院生活

入院生活はなかなか忙しかった。3 時間毎に血糖値の検査や、血液検査、そして毎日午後に行われる栄養指導で、3 週間はあっという間に過ぎていった。妻は毎日病院へ通い、衣類の調達や、退院後の男の健康管理の勉強に余念がなかった。2 週間程経つと、様態が安定してきたために 6 人部屋に移された。ここでも皆、同じ糖尿病だった。自分でも快方に向かっていることが分かった。4 ～5 人の友人が見舞いに来てくれた。

体調は良好・・・退院の日

その後、体調は良好になり、ついに退院の日を迎えた。退院後も、規則正しい生活を心がけるように言われ、食べ過ぎと栄養過多に気をつけている。現在は食事も 1,600kcal 程に抑えている。インシュリンは朝食前に 1 度打つだけだ。

病気になった原因・・・町医者へ

この病気になった原因は、医師には肥満だからだと言われた。確かに、それは以前から指摘されていたことではあったが、自分では不規則な食事にあったのではないかと考えている。そして、あのときは断れない酒の付き合いも頻繁にあったということも。妻はそこのところ、なかなか理解してくれていないようではあるけれど。

男は今も定期的に健診を受けている。治療に不満はない。適切な処置と迅速な判断を施してくれた病院の対応には感謝している。ただ、男はいま、その総合病院から地域の町医者に移ってほしいと要請されている。総合病院は基幹病院であるので、遠方から重病の患者が運ばれてくるのだ。これも、男の体調が安定してきているからに他なら

ないのだが、地域にそうした病院はなく、どこにあるのか判らないし、担当医が変わることの心配もある。

悲観視していない・・・

「おっと、乗り遅れてしまう」。途中の木々に、入院中の出来事がフィードバックしている間に、電車の時間が迫っていた。男は、自分が糖尿病だということに後ろめたさはない。一生付き合っていくということにも、悲観視していない。親しい友人にもこのことを知らない人がいる。あまり人に言うことでもないと思っているからだ。卑屈になったことはない。幸運なことに、今のところ合併症はない。これも妻をはじめ、周囲の協力があったからだと思っている。男は今、病気ながらも体調は良好だ。

以上が、2 型糖尿病の方のお話を聴いてきた方のレポートです。これをもう一度、細かく分析していきたいと思います。

＜生活習慣病物語りを読み解く＞
夏の訪れに・・・

> ☞「夏の訪れに…」
> 「じゃあ行ってきます。子供達に忘れ物しない様に言って、車出す時は気をつけて」男は妻へ、朝の出勤の挨拶をいつもの様に饒舌にして、家を出る。
> 　男は地方公務員、今年で 58 歳になる。駅へと急ぎ足で向かう。木々の葉が、太陽の光を反射する眩しさに目を細める。この頃、暑さが増してきた様に感じる。
> 「もう夏か・・・」
> 　この季節が訪れる度、男にはいつも思うことがある。

このイントロダクション、「夏の訪れに・・・」というタイトルをつけましたが、このタイトルは後から私がつけたものですので、レポートには記載されてありません。図で示すうえで、物語りのストーリーを小分けするためにタイトルをつけました。質的にこのレポートを分析するにあたって、それぞれの小さなパラグラフごとタイトルをつけるやり方は、内容を理解するうえで有効です。このようにイントロダクションがあってプロロ

ーグがあるわけですね。この主人公とされる 58 歳の地方公務員の男性が、出勤のときに木々の葉が太陽の光を反射する眩しさに目を細める、という、夏が訪れたことを感じたことをきっかけに、自分の病気の体験のことをふと思い出したという形で語られます。

確かな危機感・・・

☞　確かな危機感・・・

—あれはちょうど、4 年前の事・・・

この頃、何だか体がだるい。異常な程の喉の渇きを感じる。尿の量も多い。水を飲んで、トイレに行って、一日それを何度も往復している気がする。ここのところ、切り替えで仕事量が多く、ただでさえ忙しいのに集中できない。身が入らない。

疲れているのだろうか。そういえば、食事もろくに取っていない。毎日ラーメンばかりで簡単に済ませて、不規則が祟ったのだろうか・・・。

体の異変を感じる本人には非情にも、今日も仕事は 23 時まで男を拘束する。

尋常でない倦怠感と、暑さのせいとは思えない程の喉の渇き、そして、10 キロも激減した体に確かな危機感を抱き始め、男は明日、病院へ行くことを決意した。

そして、物語りの本題が始まるわけですが、ここにはいろいろなことが語られています。まず、最初のパラグラフを見てみますと、異常なほど喉が渇く、あるいは身体がだるい、また尿の量も多い。「水を飲んで、トイレに行って、一日何度も往復している。」これは糖尿病の典型的な症状ですね。多尿・頻尿、それから口渇・多飲・疲労感。10 キロも激減した身体。暑さのせいとは思えないほどの喉の渇きといったここで語られた自覚症状は、まさに医学的な内容そのものです。

「疲れているのだろうか。そういえば、食事もろくに摂っていない。毎日ラーメンばかりで簡単に済ませて、不規則が祟ったのだろうか・・・。」これは、自分の生活習慣に目を向けているわけです。医療人類学のところでアーサークライマンが指摘した説明モデルというものがありました。5 段階で病気の原因から病気の予測、治療法まで、それぞれ医療者の説明モデルと病者の説明モデ

ルを紹介しました。ここでは病者の説明モデルのひとつとして、病気の原因として、不規則が祟ったんだろうか。疲れているのだろうか、と病気の原因をあいまいに模索していることがここでわかります。

その次に、「今日も仕事は 23 時まで男を拘束する。」とあります。身体の異変を感じて、体調が悪いなと感じていながらも、仕事は忙しいという状態です。ここは、生活習慣病キャンペーンの問題でも指摘しましたが、「仕事は 23 時まで男を拘束する。」という部分が、まさに変えられない生活習慣なわけですね。仕事の過重労働が原因といわれる過労自殺や、自殺率の非常な急上昇が、指摘されています。このように日本の労働者の労働時間は、欧米に比べますと非常に高いと指摘されています。その点に関しては、まさに社会の責任であり、社会の問題です。そしてこの全体を眺めてみると、クライマンが指摘してきた説明モデルの 2 番目、発病の経緯が語られていると考えることができます。

糖尿病です・・・初めての入院

☞　糖尿病です・・・初めての入院

翌日、地元の総合病院で血液検査などを一通り終えると、すぐに診察室に入れられた。

「—糖尿病です。これはもう、重度ですよ。もう少しここへ来るのが遅かったら、あなたは昏睡状態に陥っていたところだった。即、入院しましょう」

30 代半ばの若い、淡々とした医師の言葉を聴きながら、男は、もう治らないのかな、とぼんやりと思った。入院の準備は着々と進められていった。

男は、3 週間の入院生活を余儀なくされた。入院は初めてだったが、不安などは無かった。2 人収容の共同部屋で、相手も糖尿病だった。

入院、受診をして、30 代半ばの若い医者が淡々と「糖尿病です。入院しましょう」と語ります。淡々としてという言葉に表れているように、現代の医療現場に多く、批判されていることでもあるのですが、医療者の機械的な対応ですね。この医師にしてみれば、主人公の男は何百人いる患者のひとりにすぎないわけです。初めて会った患者な

のですが、大勢の患者の中のひとりなのです。入院に向けておきまりの治療をしていけばいいという対象でしかないのです。そこで男は機械的な対応をされたのですが、その機械的な対応に対して、男はもう治らないのかな、とぼんやりと思っています。やはりこの対応が「治らないのかな」という感情を助長させていることは明らかだと思います。もし、この若いドクターが、心身医学・行動医学を勉強し、患者さんの持っている力、病気を治す力をサポートするような対応をしていたならば、こうした淡々とした説明はしなかったのではないでしょうか。「おそらく糖尿病です。非常に危なかったし、あなたは昏睡状態に陥ることだった。本当によかったですね。助かりますよ。」というふうに言うことだってできるわけです。「もうちょっと遅かったらあなたは昏睡状態に陥るところだった」というのは、ある意味でこの人を批判している言葉なわけです。この批判する言葉を逆に取って、「もうほんとに危ない直前に来たから、良かったですね、助かりますよ。」というふうにこのドクターが言えば、もう治らないのかなとぼんやり思うことはなかったわけです。そしてこのドクターが、糖尿病というのは、長いこと付き合っていかなきゃいけない病気だけれども入院で、まずやり方を覚えてやっていけば、仕事にしっかり戻れますよという説明があれば、きっとこうした反応はなかったんじゃないかと思います。「もう治らないのかな、とぼんやりと思った」というところは、クライマンの指摘した説明モデルの 4 番、病気に対する予測がここに語られているわけです。

こんなに時間を掛けて食事をするのは久しぶり・・・

　食事療法・薬物療法、そして食事が 1,590kcal、まさにこれは、糖尿病に対する典型的な医学的治療です。食事療法・運動療法、ここでは運動は自発的にやっていると書かれていますが、おそらく糖尿病の教室にも通っているわけですから、食事・薬物・運動というこの三大療法というのは、かなり教育されているはずだと考えます。ここで非常に特徴的なのは、医療の問題を飛び越えて、自発的に自分の心に向かっていろんな考えを巡

> ☞　**こんなに時間をかけて食べるのは久しぶり・・・**
>
> 　翌日、地元の総合病院で血液検査などを一通り終えると、すぐに診察室に入れられた。
>
> 「ー糖尿病です。これはもう、重度ですよ。もう少しここへ来るのが遅かったら、あなたは昏睡状態に陥っていたところだった。即、入院しましょう」
>
> 　30 代半ばの若い、淡々とした医師の言葉を聴きながら、男は、もう治らないのかな、とぼんやりと思った。入院の準備は着々と進められていった。
>
> 　男は、3 週間の入院生活を余儀なくされた。入院は初めてだったが、不安などは無かった。2 人収容の共同部屋で、相手も糖尿病だった。

らせていることが表れているということです。「こんなに時間を掛けて食べるのは久しぶりだった。今まで、相当仕事に追われていたんだな。」と生活を振り返っていたわけです。「こうした結末を迎えても無理もないか、と思った」という内省、自分の生活や自分の人生を振り返る、そういった経験をしているわけです。これは非常に画期的な出来事ですね。薬物療法の中にインシュリンの注射があるわけですが、この方は 2 型糖尿病でした。2 型糖尿病というのは、一般的にはインシュリン非依存性、つまりインシュリンを打たなくてもいい場合が多いんですが、重度になってくるとインシュリン依存性になってくるということを勉強したと思います。この方は、重度の糖尿病なので、インシュリンを打たなければならなくなっていたと、医学的には見ることができるわけです。さらに先ほどの内省に続く内容かと思うのですが、「晴れた日の眺めは素晴らしかった。5 月の、昼下がりの暖かさと、吹き抜ける風が心地よかった。何の木か判らないけれど、低くなりかけた太陽の光を白く照りかえるのが美しかった。」と、非常に美しい描写がされています。まさに文学的な心に響くような表現です。自然の美しさへの気づきなのですが、これはまさに自分を取り戻していく、自分の心・自分の感性を取り戻していく、そういった体験がこの言葉に込められていると考えられると考えられます。

あっという間に過ぎた入院生活

> ☞　あっという間に過ぎた入院生活
>
> 　入院生活はなかなか忙しかった。3 時間毎の血糖値の検査や、血液検査、そして毎日午後に行われる栄養指導で、3 週間はあっという間に過ぎていった。妻は毎日病院へ通い、衣類の調達や、退院後の男の健康管理の勉強に余念がなかった。
>
> 　2 週間程経つと、様態が安定してきたために 6 人部屋に移された。ここでもみんな、同じ糖尿病だった。自分でも快方に向かっているのがわかった。4〜5 人の友人が見舞いに来てくれた。

　ここでは入院生活について語られています。「入院生活はなかなか忙しかった。3 時間毎の血糖値の検査や、血液検査、そして毎日午後に行われる栄養指導で、3 週間はあっと言う間に過ぎていった。」入院生活というのは、ゴッフマンが指摘した「管理される患者」です。あるいはフーコーが指摘した規律化されている病院の中での入院生活です。3 時間という時間で区切られる生活。起床時間・食事の時間・入浴の時間・面会時間と、全て完全に管理されているわけです。そのあとみていきますと「2 週間程経つと、様態が安定してきたために 6 人部屋に移される。」今まで 2 人部屋だったところを病状の安定により 6 人部屋に移されたわけですね。非常に容体が危険な患者に対しては、1 人部屋や 2 人部屋で特殊な管理が行われて、容体が安定してくると大勢で簡単に管理ができるようになりますので、広い部屋に移すのです。この 6 人部屋というのはカーテンだけで仕切られた、プライベートな面はほとんど守られていないスペースであるということはみなさんもご存じだと思います。しかも 6 人全員が、「同じ糖尿病だった」という非常に特殊な空間であるということが分かると思います。病院という特殊な空間に、糖尿病というラベリングをされた人たちが 6 人収容されているわけですね。まさに収容所や監獄と同じような、強制収容所といっても良い状況です。フーコーの指摘したパノプティコン、一望監視装置のような環境下で、ラベリングされて

入院するという、医療社会学が指摘していた構造がここに表れています。しかしながら、それ以外にも妻のサポートという面がここには語られています。「妻は毎日病院へ通い、衣類の調達や、退院後の男の健康管理の勉強に余念がなかった」「4〜5 人の友人が見舞いに来てくれた。」というファミリーサポート、友人のサポートがここに語られています。このサポートというのは、非常に大事で、この方を大いに支えてくれる力になったのです。

体調は良好・・・退院の日

> ☞　体調は良好・・・退院の日
>
> ―その後、体調は良好になり、遂に退院の日を迎えた。
> 　退院後も、規則正しい生活を心がけるように言われ、食べ過ぎと栄養過多に気をつけている。現在は 1,600kcal 程度に抑えている。インシュリンは朝食前に 1 度打つだけだ。

　そして、退院の日を迎えますが、「退院後も、規則正しい生活を心がけるように言われた」わけです。これは生活の規律化、あるいは自己管理の要請といえます。いままでは病院が管理していたのですが、退院後は自己管理、自己責任の名においてセルフケア、セルフコントロールが求められるわけです。まさに退院時の規則正しい生活を心がけてくださいねという一言が、退院後の自宅に戻った日常生活においても、規則正しく生活しなければいけないという、目に見えない監視装置として機能するのです。しかもこの方は、「食べ過ぎと栄養過多には気をつけている」というふうに内在化しています。つまり食べ過ぎと栄養過多には気をつけようという気持ちを、この方はもうすでに心の中に取り入れているわけです。ある意味で医療化と言ってもいいわけですが、医療の言説をこの方の心の中に取り込んで、自己への身体のまなざしを内在化させているとまでいえます。「現在 1,600kcal 程度にまで抑えている。」これもまさに自発的な「いる」という自分でやっているという表現なんです。この時期は、行動医学のところで勉強しました、糖尿病者のライフステージです。行動変容のステージでいうところの準備期、患者なりの行動変化への心の準備期であると言

えると思います。

病気になった原因・・・町医者へ

> ☞　病気になった原因・・・町医者へ
>
> 　男はこの病気になった原因は、医師には肥満だからだとされているが、確かに、それは以前から指摘されていたことではあったが、自分では不規則な食事にあったのではないかと考えている。そして、あの時は断れない酒の付き合いも頻繁にあったと言う事も。妻はそこのところ、なかなか理解してくれていない様ではあるけれど。
>
> 　男は今も定期的に検診を受けている。治療に不満はない。適切な処置と迅速な判断を施してくれた病院の対応には感謝している。ただ、男は今、その総合病院から、地域の町医者に移って欲しいと要請されている。総合病院は機関病院であるので、遠方から重病の患者が運ばれてくるのだ。是も、男の体調が安定してきているからに他ならないからなのだが、地域にそうした病院はなく、どこにあるのか判らないし、担当医が代わることの心配もある。

　その後、男は自宅で生活しているのですが、ここでは病気の原因について「医師には肥満だからだと言われた…自分では不規則な食事にあったのではないかと男は考えている」と語っています。これは原因に対する医療者の説明モデルと病者の説明モデルの食い違い、さらに言えば、医療者の説明モデルをそのまま受け取らずに、自分の説明モデルをしっかり持っているともいえると思います。ただ「不規則な食事にあったのではないか」、つまり糖尿病の発症の原因を食事に起因させるというのは、世間に流布している生活習慣病の医療的な言説を彼自身が、すでに内在化していると見ることができます。それから医師は、原因は肥満だと言っているのですが、これは、ある意味で医師は、病気の原因をこの患者への自己責任へ押し付けているということになります。この患者自身が肥満を放置していたから、あなたの責任だと、裏には語られています。「それは以前から指摘されていたことはあったが」という言葉から、おそらく毎年行われる会社の健康診断などで、肥満ということは指摘され続けてきたんだと考えられます。そして、総合病院が救急病院の役割を

果たして、あとは地域の小さな病院で管理していくというような、日本の現代医療の社会的な問題、社会的なシステムに対してこの方は、不安や心配を抱えているのです。ここは、行動変容のライフステージでも説明した準備期から行動期、望ましい行動を実行され始める、そういった時期に移行していく時期だということも考えられます。

悲観視していない・・・

> ☞　悲観視していない・・・
>
> 「－おっと、乗り遅れてしまう」
>
> 　途中の木々に、入院中の出来事がフィードバックしている間に、電車の時間が迫った。
>
> 　男は、自分が糖尿病だということに後ろめたさはない。一生付き合っていくということにも、悲観視していない。親しい友人にもこの事を知らない人がいる。あまり人に言う事でもないと思っているからだ。卑屈になったことはない。
>
> 　幸運なことに、今のところ合併症はない。これも妻を始め、周囲の協力があったからだと思っている。男は今、病気ながらも体調は良好だ。
>
> 　　　　　　　　　　　　　　　　＜了＞

　エピローグです。最初のプロローグの場面に戻り、「おっと、乗り遅れてしまう。」なかなか、文学的な書き方をされていると思いますが、この方は「自分が糖尿病だということに後ろめたさはない」「悲観視していない」あるいは「卑屈になったことはない」と語っています。この言葉には、裏を返せば糖尿病だということに一般的に後ろめたくなる人が多い、悲観的に感じる人が多い、あるいは卑屈になる人が多いということに関して、この人はそれに抵抗しているということが見えると思われます。糖尿病というスティグマ、ラベリング、烙印というのは後ろめたいものです。生活習慣が悪かったからそうなった、あるいは卑屈になるということは、周囲の者が生活習慣が悪いとその人を非難する可能性があることを指摘したと思います。この方は、そういった社会にみられる特徴に抵抗して、自分らしさを獲得しようと努力している、その葛藤のようなものがここの意思表明にみられます。

　最後に合併症に関してです。糖尿病の場合、三

大合併症は腎臓と目と神経にきます。糖尿病性腎症、糖尿病性網膜症、糖尿病性神経症という病気ですが、幸いこの方は、合併症がありませんでした。それに対してこの方は「これも妻を始め、周囲の協力があったからだと思っている。」という、病気の経過を通じて周囲への感謝の気持ち、自然の木々の美しさや太陽の光への気づき、そして自分の生活・人生を振り返るという内省を行っています。自分なりの生きざまを、糖尿病という病気を通して生き抜いてきている姿として受け取ることができるのです。

第2章　生活習慣病物語りを読み解く

　本章では、第1章で紹介しました2型糖尿病の方の物語りを、これまで勉強してきたいろいろな視点から分析していこうと思います。

夏の訪れに…

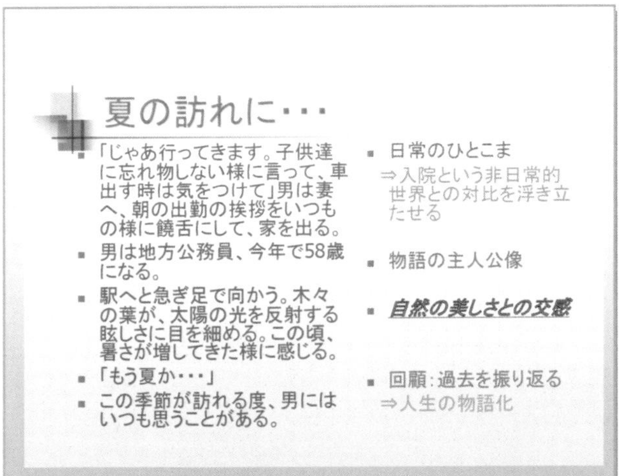

図12－1

　『夏の訪れに・・・』ということで最初、この物語りのプロローグが始まりますね。「じゃあ行ってきます。子ども達に忘れ物をしない様に言って」と「朝の出勤の挨拶をいつもの様に饒舌にして家を出た。」これはまさにこの日常のひとコマです。この後、入院という物語りが語られるのですが、入院という非日常的な世界と対比し、非日常性を浮き立たせるために描かれた、日常のひとコマだと思います。

　その後、地方公務員で58歳の男性という物語りの主人公像が描き出されて、駅に向かいます。「木々の葉が太陽の陽を反射する眩しさに目を細める。この頃、暑さが増してきたように感じる。『もう夏か…』この季節が訪れる度、男にはいつも思うことがある。」と、非常に文学的な出だしで、自然の美しさというものを最初に出しています。夏の光の中から、自分の人生の物語りを振り返る視点というものが提示されます。

確かな危機感…（1）

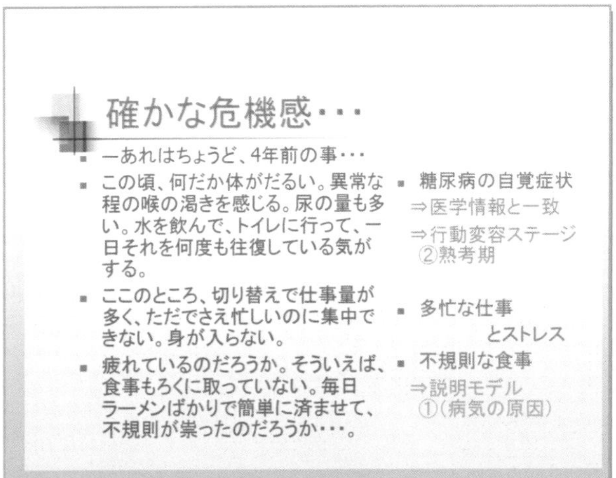

図12－2

　「あれはちょうど、4年前の事…何だか身体がだるい。異常なほどの喉の渇きを感じる。尿の量も多い。水を飲んで、トイレに行って、一日それを何度も繰り返している気がする。」これは、糖尿病の自覚症状であるといえます。行動変容ステージで見ると、2番目の熟考期に当たると思います。

　「ここのところ、切り替えで仕事量が多く、ただでさえ忙しいのに集中できない。身が入らない。」ここで多忙な仕事とストレスが描かれていますね。さらに、「毎日ラーメンばかりで簡単に済ませて、不規則が祟ったのだろうか…」と自分の病気の原因に関する説明モデルがここで表されています。

確かな危機感…（2）

　男は確かな危機感を抱き始めます。異常を感じるけれども、「非情にも今日も仕事は23時まで男を拘束する」。多忙な仕事とストレス、病気の心理社会的な背景、病気の社会的責任がここには表れていると思います。

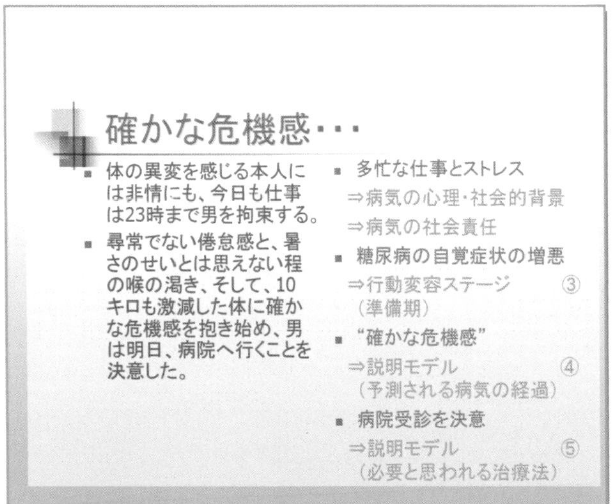

図１２－３

　「尋常でない倦怠感…喉の渇き、10キロも激減した体に確かな危機感を抱き始め、病院へ行くことを決意した。」これは、糖尿病の自覚症状が増悪し、行動変容ステージで言えば、準備期である第 3 段階に到達しました。説明モデルで言えば、予測される病気の経過、病院を受診しなければいけない、必要と思われる治療法というものがここに語られています。

糖尿病です…初めての入院

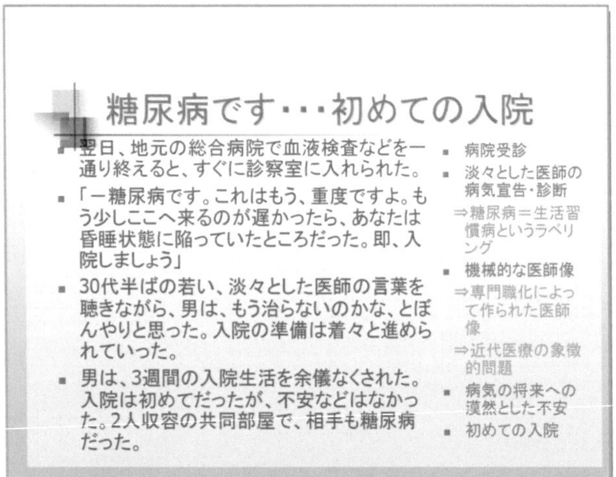

図１２－４

　翌日病院に行きました。地元の総合病院で血液検査を終えると、診察室でこう言われるんですね。「糖尿病です。これはもう重度ですよ。もう少しここへ来るのが遅かったら、あなたは昏睡状態に陥っていたところだった。即、入院しましょう。」淡々とした医師の病気宣言、病気診断というものがあり、ここで初めて、糖尿病、生活習慣病とい

うラベリングが医師によってなされます。
　「30 代半ばの若い、淡々とした医師の言葉を聞きながら、もう治らないのかな、とぼんやり思った。」とあります。この機械的な医師の対応は専門職化によって作られた非常に多い医師像で、近代医学の象徴であると言えます。ひとつの客観的なデータを淡々と伝えるという、専門職化された機械的な医師像は非常によく指摘されることですね。そして、3 週間の入院生活。「不安はなかった」と言ってはいますが、不安がないわけではないですね。将来への漠然とした不安を抱えながら初めての入院をしました。

こんなに時間をかけて食べるのは、久しぶり…（1）

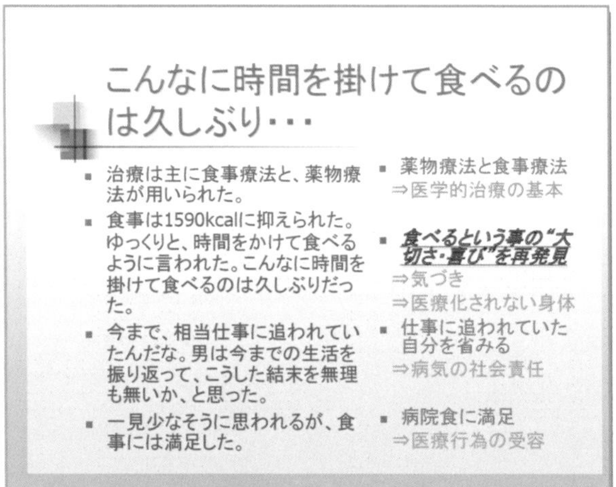

図１２－５

　病院では食事療法と薬物療法を行っています。これは医学的な糖尿病の治療の基本です。
　「食事は 1,590kcal に抑えられた。ゆっくりと、時間をかけて食べるようにと言われた。」一見、カロリーが少なくて食事に対して不平不満が出やすいところですが、この方の場合はむしろ逆で、「こんなに時間をかけて食べるのは久しぶりだった。今まで、相当仕事に追われていたんだな。」という、食べるということの喜び・大切さを再発見しています。ここには、普通であれば入院生活によって、医療にどんどん組み込まれてしまう、医療化されてしまう身体があるわけですが、この方の場合、この医療化されない身体、医療化に屈しない、この人自身の人間性に基づいた気づきというものが表れています。相当仕事に追われていた生活を振り返り、「こうした結末を迎えても無

理もないか、と思った」と語っています。仕事に追われていた自分を省みています。これはまさに病気の社会責任になるわけですが、この方は社会が悪いというような考え方はもっていません。自分が悪かったと考えているわけですが、この背景には当然、病気の社会責任が隠れていると考えられます。病院食には満足したということで、これはむしろ医療化されていくプロセスですね。

こんなに時間をかけて食べるのは、久しぶり…（2）

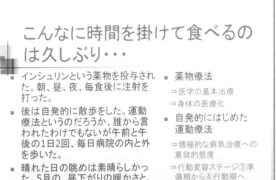

図12−6

インシュリンという薬物療法をします。朝、昼、夜の毎食後に注射を打つという医学的な基本治療です。このような治療により身体の医療化が進んでいき、医療的な身体が作られていきます。その後は「自発的に散歩をした。運動療法というのだろうか、誰から言われたわけもないが午前と午後の1日2回、毎日病院の中と外を歩いた」。これは自発的にはじめた運動療法ということで、病気への意欲的態度が表れています。この時期に行動変容ステージは準備期から行動期へ転換したと解釈できます。

忙しい仕事生活を送っていくなかでは気づかなかった自然の美しさというものが、この入院によって気づかされるわけですね。「晴れた日の眺めは素晴らしかった。5月の、昼下がりの暖かさと吹き抜ける風が心地良かった。何の木だか判らないけれど、低くなりかけた太陽の光を白く照り返すのが美しかった。」非常に文学的な情景描写となっています。病気になって入院して初めて、

自分が普段忙しいなかで見えていなかった自然の美しさに気づく。そして生命、生きていることの実感を初めてこの方は感じることになります。

あっという間に過ぎた入院生活（1）

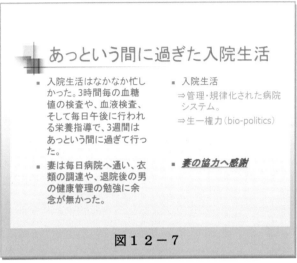

図12−7

入院生活ですが、「3時間毎の血糖値の検査や血液検査、そして午後の栄養指導、3週間はあっという間に過ぎていった」とあり、ここに規律化され、管理された病院のシステムが表れています。入院生活はある意味で、管理された身体、医療化された身体を作り出し、人間を管理していこうとするものであり、生一権力、biopolitics がここに表れています。そして、妻の協力に感謝することが語られています。

あっという間に過ぎた入院生活（2）

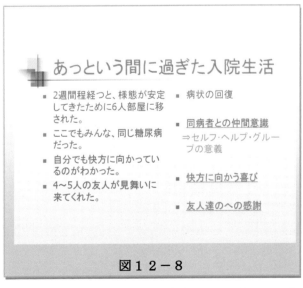

図12−8

2人部屋から6人部屋に移されて、「ここでも

みんな、糖尿病だった。」とあります。「自分でも快方に向かっているのがわかった。」病状の回復、そして同病者との仲間意識。この同病者との仲間意識というのが実はセルフヘルプグループに繋がっていくわけです。自助努力、自助援助、自助グループとも言いますね。同じ病気を抱えた人同士が集まることによって大きな力を持つ、ということが指摘されています。このセルフヘルプグループを活用しようとする医療はだんだん広まってきています。「患者会」というふうにも呼ばれていますね。特に糖尿病の場合は、この同病者の集まりが、互いに支えあって生きていくための大きな力となるような新たな取り組みであると言われてきています。

　そして快方に向かう喜び、友人たちへの感謝が語られています。

体調は良好…退院の日

図12−9

　いよいよ退院です。「退院後も規則正しい生活を心がけるように言われ、食べ過ぎと栄養過多に気をつけている。」退院後の生活に対する覚悟がここで表れています。行動変容ステージで言えば第3段階である行動期です。この行動期に入ったというのは医療社会学的に言えば、完全に医療化された身体になるわけです。インシュリンを1日に何度も打つ、食事はこうすると常に医療について意識しなければいけない。自分の身体を常に医療との関係で捉えざるを得なくなっていくような、そういった身体がもうここで構築されてきた

わけですね。

病気になった原因…町医者へ（1）

　そしてこの方はこの段階で病気の原因につい

図12−10

て自分で考察しています。「医師には肥満だからだと言われた。…自分では不規則な食事にあったのではないかと考えている。」これは医師の説明モデルと自己の説明モデルが乖離しているひとつの表れです。「あのときは断れない酒の付き合いも頻繁にあった」のだが「妻はなかなか理解してくれない」と、家族に理解されないという葛藤が表れていますね。

病気になった原因…町医者へ（2）

図12−11

　「男は今でも定期的に検診を受けている。」病気に対する肯定的な姿勢が描かれ、「治療に不満はない。」と語っています。「適切な処置と迅速な判断を施してくれた病院の対応には感謝して

いる。」と病院への感謝を語った後、総合病院から近くの町医者に移ってほしいといわれたことについて少しの不安が描かれていますね。

悲観視していない…

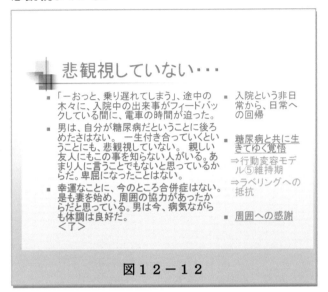

図12−12

エピローグです。「『おっと。電車に乗り遅れてしまう。』途中の木々に入院中の出来事がフィードバックしている間に、電車の時間が迫った。」入院という非日常から、現在の日常に戻ってきます。

「男は、自分が糖尿病だということに後ろめたさはない。一生付き合っていくということにも悲観視していない。親しい友人にもこのことを知らない人がいる。…卑屈になったことはない。」という、糖尿病とともに生きていく覚悟がここで表されています。行動変容ステージ5段階目の維持期に入っています。そして病気と一生付き合っていくことに悲観視していないというこの強い意思・覚悟は、ラベリングへの抵抗というふうにも

取れます。病人として扱われることに抵抗して、自分の人生を自分で獲得していこうとするこの方の強い意思がここに表れていると思います。

最後に「幸運なことに、今のところ合併症はない。これも妻を始め、周囲の協力があったからだと思っている。男は今、病気ながらも体調は良好だ。」という言葉で終わっています。

「病気ながらも体調は良好だ。」非常に心を打つ物語りです。特に、プロローグとエピローグで日常生活のワンシーンが描かれる。そして入院という非日常が真ん中に描かれている。非常にうまい文章構成になっていると思います。国語的に言えば点数の高い作文になるかと思いますが、この物語りの背景には、病気の医学的側面、そして病気の行動変容ステージという行動科学、行動医学、心理学的な側面が描かれているだけでなく、病気の背景にある社会的側面というものがここに描かれています。こういった物語りを読んでいくときに、総合的な視点をもつことが大切です。そしてさらに、病いを抱えた人が医療の対象にどんどんなっていって、もう医療抜きでは自分の生活を語れないというようなところまで、医療がその人の日常生活を支配してしまっているということが、医療社会学では批判されています。この方の場合、医療化される身体を超えた、自分自身の人間性や生命力が開花するような希望が見えてきます。これがまさにナラティブという医療化されない身体、医療社会学が批判していたものを乗り越えていく力強い病者の生き様であるといえるでしょう。これこそがナラティブ・ベイスド・メディスンが示す「ナラティブ」につながってくる物語りだったと思います。

第3章　物語りと対話に基づく医療

ナラティブ・ベイスド・メディスン、物語りと対話に基づく医療、というテーマを本章ではお話したいと思います。

ナラティブ・ベイスド・メディスンは、まさにこの 5 年、10 年くらいで脚光を浴びてきたひとつの新しい医学、医療の潮流といえるものです。今まで私たちが勉強してきました医療社会学や医療人類学などといったところで指摘されてきた、生活習慣病に関係するさまざまな問題点を克服していけるひとつのアプローチではないかと注目しています。そういう観点からこのナラティブ・ベイスド・メディスンを見ていきたいと思います。

ナラティブ・ベイスド・メディスンの大きな 3 つの源流を辿っていきます。まずひとつ目は物語論、物語学といった源流。ふたつ目は医療人類学、臨床人類学の流れ。そして三つ目は家族療法学です。ナラティブ・セラピーというふうに今言われます。そういった三つの流れを辿りながらナラティブ・ベイスド・メディスンの意義を考えていきたいと思います。

まず、ナラティブ・ベイスド・メディスンの定義を紹介したいと思います。

物語りと対話に基づく医療 NBM(Narrative Based Medicine)とは？

物語りと対話に基づく医療をナラティブ・ベイスド・メディスン、NBM と言います。NBM の定義を示します。これは、日本のナラティブ・ベイスド・メディスンをリードしている斉藤清二先生、岸本寛史先生が書かれた、『ナラティブ・ベイスド・メディスンの実践』という、金剛出版から出されている本からの引用です。

病いを、患者の人生という大きな物語りの中で展開するひとつの物語りであるとみなし、患者を物語りの語り手、病いの経験の専門家として尊重す

☞　**物語りと対話に基づく医療 NBM(Narrative Based Medicine)とは？**

・病いを、患者の人生という大きな物語りの中で展開するひとつの物語りであるとみなし、

・**患者を物語りの語り手、病いの経験の専門家**として尊重する一方で、

・医学的な疾患概念や治療法も、あくまでもひとつの**医療者側の物語り**と捉え、

・さらに治療とは、**両者の物語りを摺り合わせる**なかから新たな物語りを創り出していくプロセスであると考えるような医療。

（斉藤清二・岸本寛史、『ナラティブ・ベイスト・メディスンの実践』金剛出版、2003）

る一方で、医学的な疾患概念や治療法も、あくまでひとつの医療者側の物語りと捉え、さらに治療とは、両者の物語りを摺り合わせるなかから新たな物語りを創り出していくプロセスであると考えるような医療である。

（斉藤清二・岸本寛史、『ナラティブ・ベイスト・メディスンの実践』金剛出版、2003）

両者の物語りというのは、患者自身の病いの経験の物語り、そして、医療者の物語りです。このふたつの物語りをまず相対的に見て、その物語りを話し合い、対話の中で摺り合わせていくような医療と定義されています。この定義の中に込められている様々な意味を、これからこの裏にある 3 つの源流、流れから見ていきたいと思います。

＜源流①：物語論・物語学＞

まず源流①です。物語論・物語学。ナラトロジーとも言います。

日常生活の認識様式としての物語り ブルーナー
（Bruner,JS,1986）

☞ 日常世界の認識様式としての物語り
（ブルーナーBrunar,JS,1986）

＜2つの認知作用・思考様式＞

①論理実証モード（科学的認識）：自然科学に代表される認知思考様式。論理の一貫性、事実・真偽が重要。

②物語りモード（物語的認識）：文学・芸術に代表される認知思考様式、心をひきつけるストーリー。

⇒両者は、経験を秩序立て、現実を構築する異なる仕方であり、互いに相補的ではあるが、片方を片方に還元することはできない。

・私達の日常生活世界の現実認識は、物語りモードに基づいている。経験とは、出来事と出来事とのつながりを意味づけることから生まれる。⇒経験の組織化。筋立て化。

・物語り化された記憶＝多様な真実　⇒『羅生門』

　心理学者のブルーナーが、日常生活の認識様式としての物語りを提示しています。我々の認知作用、思考様式には大きくふたつの方法があるということを指摘しています。

　そのひとつは、①論理実証モード、科学的認識とも言えるような論理実証モードです。これは、自然科学に代表される認知思考様式であって、論理の一貫性や、真実であるかどうか、事実であるかどうか、真実か真偽、ですね。真実か真実でないかが重要視されるモードです。

　ふたつ目が、ここで問題になってくる物語りモードと言われるもので、物語り的認識とも言われます。文学や芸術に代表される認知思考様式であって、心をひきつけるストーリー。そういったものが物語りモードです。

　この論理実証モードと物語りモード、このふたつの認知様式によって、我々は周りの世界を理解しているとブルーナーは指摘しています。この両者は、経験を秩序立てたり、現実を構築したりしようとするものですが、それぞれ異なる方法です。互いに相補的ではあるが、片方を片方に還元することはできない。つまり、これをこれの中に含めることはできないし、これをここの中に含めるこ

ともできない、ということです。

　さて、私たちの日常生活世界をちょっと見ていきたいと思いますが、私たちは、日常の生活世界を、あるいは現実認識をどのようにしているのでしょうか。それは、この論理実証モードでしょうか、それとも物語りモードなのでしょうか。よくよく考えてみますと、我々の日常の現実認識というのは、このうち、物語りモードに基づいていると考えられます。経験というものは、出来事と出来事のつながりを意味づけることから生まれてきます。つまり、経験を組織化したり、あるいは筋立て化したりするということです。たとえば、物語り化された記憶ということを考えてみます。自分の記憶を思い返してみてください。自分の子どもの頃の記憶、あるいは学生時代の記憶を人に語るときに、ひとつのストーリーとして、物語りとして意味づけをしていきますね。ところが、20代のときに10代を意味づけた物語りと30代になってから10代を意味づけた物語りというのは、同じ過去、同じ記憶であっても違う物語り化をされます。それはまさに多様な真実と言えるわけです。左の枠内に『羅生門』と書いてあります。これは黒澤明監督の羅生門という映画のことですが、ご覧になったことはありますでしょうか。これは、元々は芥川龍之介の『藪の中』という原作を映画化したものだといわれています。藪の中で行われた事件を、三人三様に語ると、三人がそれぞれ別々の真実を見ていたという、ものの見方の多様性という意味で、この羅生門という言葉はよく使われます。最近 DVD で復刻されているそうなので、機会のある方は、黒澤明監督の羅生門を、一度ご覧になってみるといいかと思います。

ナラティブにおける世界認識

　さて、このナラティブにおける世界認識というものは一体どういうものでしょうか。

　私たちが認識する現実というのは、言葉を通じて紡ぎだされるナラティブ、語りによって構築されている。私たちは、自分自身のナラティブ、語

> ☞ **ナラティブによる世界認識**
> ・私たちが認識する現実は、言葉を通じてつむぎ出され
> 　るナラティブによって構築されている。
> ・私たちは、自分自身のナラティブを通じて、自分自身
> 　の生きている世界を認識している。
>
>
>
> ◆ポストモダン（post-modernism）認識論
> ◆社会構成主義／構築主義（social constructionism）
> 　　　　　　　　　（斎藤清二，心身医学会教育講演，2004）

> ☞ **ナラティブ（narative）とは？**
> ・物語、物語り、語り、ものがたり
> ・あるできごとについての言語記述（ことば）を、何ら
> 　かの意味のある連関によってつなぎあわせたもの。
> ・ことばをつなぐことによって、出来事と出来事を筋立
> 　て、「意味づける」行為。
> 　　（斉藤清二・岸本寛史、『ナラティブ・ベイスト・メデ
> 　ィスンの実践』金剛出版、2003）

りを通じて自分自身の生きている世界を認識し
ている。

（斎藤清二，心身医学会教育講演，2004）

　分かりにくいかもしれないですが、私たちは、
自分の現実というものを、客観的に認識している
わけではないですね。言葉を通じてその現実を認
識したりするわけです。そしてその言葉を語るこ
と、自分の経験を語ることで、現実の経験を意味
づけているわけですね。こういった考え方は、最
近のポストモダン、post-modernism の認識論、あ
るいは社会構成主義、あるいは構築主義、social
constructionism であるとかconstructivism と言われ
るような、20世紀の末に出てきた新しい世界の認
識に基づく認識の仕方です。ですから、ナラティ
ブ・ベイスド・メディスンというのは、ひとつに
はこういった社会構成主義や構築主義といった、
世界の大きな思想のうねりの中で出てきた、医療
の新しいやり方だと位置づけることができます。

ナラティブ（narrative）とは？

　それでは、ナラティブというのは何を指すので
しょうか。
　ナラティブとは、物語、物語り、語り、ものが
たりといったふうに、いくつもの書き方をされま
す。よく使われるのはこのふたつ目にあたります。
普通、「物語」というとストーリーなわけですが、
より能動的に、積極的な語りという、語られてい
る、語り、というその能動的な意味合いを込めて、

「物語り」と書かれることが非常に多いです。あ
る出来事についての言葉や言語技術を何らかの
意味のある連関によってつなぎあわせたものを
ナラティブと言います。言葉をつなぎ合わせてナ
ラティブができるんですね。言い換えますと言葉
をつなぐことによって出来事と出来事を筋立て
る、プロットする。つまり、筋立てて、意味づけ
る行為、これをナラティブといいます。抽象的で
なかなか分かりにくいと思いますが、徐々に分か
っていっていただけたらいいかと思います。

物語り（Narrative）の特徴

> ☞ **物語り（Narative）の特徴**
> 　　　　　　　　　（Trisha Greenhalgh,1998）
> ①限定されたある期間にわたる「時間の流れ」という構
> 　造をもっている。
> ②「語り手」と「聴き手」の存在を前提としており、　こ
> 　の両者のものの見方によって、どう語られるかは変わっ
> 　てくる。
> ③個人がどう感じているかを大切にする。その個人は物
> 　語の主人公。
> ④連続して起きる出来事に直接には付随していない
> 　色々な情報をも伝えてくれる。
> ⑤物語りは、わくわくするほど面白く、聴き手を惹きつ
> 　ける。
> ⇒人生の体験とは「実演された物語り」であり、「実行
> 　に移された」その人特有のストーリーである。

　ナラティブ・ベイスド・メディスンをリードし
ていらっしゃるイギリスのグリーンハル先生が、
2006年に日本に来られて講演をされました。この
グリーンハル先生が以下のように物語りの特徴

を指摘しています。

　限定されたある期間にわたる「時間の流れ」という構造を持っている。物語りには時間の流れという構造があります。

　次に、語り手と聞き手の存在を前提としている。この両者のものの見方によって、どう語られるかは変わってくる。つまり、語り手が聞き手の聞き方によって物語りをどう展開していくか違ってくるのですね。たとえばみなさん想像してみてください。自分が苦労した話を、本当によく理解してくれるような友人、あるいは家族に語る場合と、そうでなくて全くの赤の他人に向かって語る場合、あるいは自分に対してあまり好意を持っていないような人に対して語る場合で、当然、語られ方は違ってきますね。

　そして、このナラティブでは、個人がどう感じているかを大切にします。個人はその物語りの主人公なわけです。

　さらに、連続して起きる出来事に直接には付随していないいろいろな情報も与えてくれる。ナラティブというのは、アナログな情報ですから、ひとつのストーリーの骨格にさまざまな色づけがされるわけですね。そういった、その色づけされたいろいろな情報をアナログに伝えてくれるわけです。

　最後に、物語りは、わくわくするほど面白く、聴き手を惹きつけるものです。心をひきつけるのがストーリー、物語り、ナラティブということです。

　以上をまとめると、人生の体験とはまさに「実演された物語り」であり、「実行に移された」その人特有のストーリーだと言えるわけです。これが、ナラティブのひとつの源流といわれる物語論、物語学の流れです。

　次に、医療人類学、あるいは臨床人類学、医療人類学概説のところでも少し触れた内容ですが、そこから、では一体ナラティブにどのように繋がってくるのかということをご説明したいと思います。

＜源流②：医療人類学・臨床人類学＞
アーサー・クラインマン　Arthur Kleinman

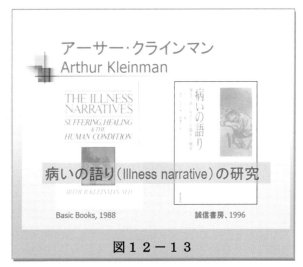

図12－13

　アーサー・クラインマンという先生は以前にも出てきたと思います。現在はアメリカのハーバード大学の社会学系のメディカルスクールの教授をされておりまして、それから人類学の教授も兼任されていらっしゃる先生です。クラインマン先生は、元々は精神科医でしたが、そこから医療人類学、文化人類学に進み、人類学と精神学を両方つなぎ合わせて、医療人類学のひとつの大きな柱を立てた方です。この方が、『THE ILLNESS NARRATIVES-SUFFERING,HEALING&THE HUMAN CONDITION』という本を 1988 年に書かれました。これを、1996 年に、日本の精神科医であり、医療人類学を非常に深めていらっしゃる江口重幸先生が、「慢性の病いをめぐる臨床人類学」という副題をつけて、『病いの語り』という本に訳されています。まさに、この言葉が示すように、病いの語り、Illness narrative の研究なわけです。

説明モデル　explanatory model（**1**）

　Illness narrative に至る直前に、クラインマン先生は説明モデルというものを 1980 年に提示しました。

　これは、病気に関する一連の認識と行為に説明を与える概念モデルであって、大きく 5 つのカテゴリーに分けられます。1 番、病気の原因。2 番、発病の経緯。3 番、病態の仕組み。4 番、予測される病気の経過。5 番、必要と思われる治療法です。明確にこの 5 つにきれいに分類できるので

☞ **説明モデル（explanatory model）**
（A.Kleinman,1980）

病気に関する一連の認識と行為に説明を与える概念モデル。

①病気の原因(The aetiology or cause of the condition.)

②発病の経緯(The timing and mode of onset of symptoms.)

③病態の仕組み(The pathophysiological processes involved.)

④予測される病気の経過(The natural history and severity of the illness.)

⑤必要と思われる治療法(The appropriate treatments for the condition.)

はないんですが、患者自身がどういうふうに病気を認識しているか、それと医療者が病気をどのように認識するか、というのをこういったカテゴリーで理解すると理解しやすいというモデルをクラインマン先生は提示しました。

説明モデル　explanatory model（2）

☞ **説明モデル（explanatory model）**

・説明モデルは、個々人の「病気に関する知識や信念」という暗黙の体系、身体観・世界観といった価値体系を読み取る枠組みである。

⇒「**物語り:Narrative**」

・「**治療者(therapist)の説明モデル**」は、医学理論や経験に基づいたものであり、強固であるとされている。

⇒「**疾病:disease**」

・「**病者(patients)の説明モデル**」は、象徴的・多義的であり、属する社会文化的背景に強く依存している。

⇒「**病い:illness**」

これを別の観点から見てみますと、説明モデルは、個々人の「病気に関する知識や信念」という暗黙の体系、身体観や世界観といった価値体系を読み取る枠組みであると言うことができます。これはまさに、このナラティブ、物語りということに繋がってくるわけです。治療者、セラピストの説明モデルというのは医学理論、医学経験に基づいたもので、非常に強固であるとされています。

治療者の説明モデルを disease、疾病と呼びます。一方、病者の説明モデルは象徴的であったり、多義的、いろいろな意味を含んでいたり、あるいは属する社会文化的背景に強く依存していることが指摘されていまして、この病者の説明モデルがまさに病いのことが語られているわけですね。病いの物語り、illness narrtive ということになるわけです。もうすこし分かりやすく説明してみましょう。

文化⇒説明モデル⇒物語り

☞ **文化 ⇒ 説明モデル ⇒ 物語り**
culture ⇒ explanatory model ⇒ narrative

・「治療者の文化：culture of therapists」と「病者の文化:culture of patients」を文化相対主義的にながめた視点。

⇒「治療者の物語り:therapist's narrative」と

「病者の物語り:patient's narrative」という視点。

・どちらも社会文化的に構築されている

（・・・both are social & cultural constructed）

⇒「微小民族誌：micro ethnography」（Kleinman）

「臨床民族誌：clinical ethnography」（江口重幸）

・重層的に語られる病いの物語りから、個別的な事例の臨床的リアリティーに迫り、厚い記述＝民族誌として描き出す。

文化というのはその個人の背景にある世界観と言えるわけですね。それが病気に関して言えば、病気をどう説明するかという説明モデル、explanatory model に相当してきます。これを、narrative、物語りと捉えることができます。

たとえば、治療者の文化と病者の文化というものを、人類学では文化相対主義的で眺めたのです。つまり、治療者の文化と病者の文化は、それぞれどちらかが優位で、どちらかが正しいとかそういうことでなく、それぞれ違うものの見方なんだ、ということを、文化相対主義的に文化人類学ではみました。これを治療者の語りと病者の語りという視点に翻訳されるわけです。このどちらも、社会的・文化的に構築されている。Social に Cultual に constructed ということが言われていますが、この治療者の物語り、病者の物語り、それぞれの価値観、あるいは文化といったものを物語りという

視点で相対化する視点、これが医療人類学の大事な視点なのです。

このように治療者の物語りだけでなく、病者の物語りも重視する方法として、クラインマン先生は微小民族誌 micro ethnography を提唱しました。同様に、「病いの語り」を翻訳された江口重幸先生は臨床民族誌 clinical ethnography と表現されています。これはどういうことかと言いますと、重層的に語られる病いの物語りから、個別的な事例の臨床的なリアリティに迫り、病者の病いの経験を内側から厚く記述する、つまり民族誌として描き出すということです。その人の人生を、その人のひとつの大きな物語りとして捉えて、病気の経験を、大きな物語りの中のひとつの物語りとして捉えるという定義が先ほども出てきたと思います。この微小民族誌、臨床民族誌という観点が、医療において非常に大事だとクラインマン先生は近年述べています。それはどういうことかというと、一人ひとりの人生の中で、一人ひとりの病いというものが存在している。その病いの語りというものをまさに民族誌、ethnography といえるような形で記述していく。つまり臨床的なリアリティに迫るということが重要ではないか、というようなことをクラインマン先生は言っています。

みなさんが『病いの語り』という本や、『ナラティブ・ベイスド・メディスンの実践』という本を読まれればこの微小民族誌、臨床民族誌という観点がどういったものか、身をもって感じられるかと思います。

＜源流③：家族療法学　ナラティブ・セラピー＞

さて、3つ目は家族療法、ファミリーセラピーの流れです。ナラティブ・セラピーという家族療法は、システム論的な家族療法の後に新しく出来てきた流れです。このナラティブ・セラピーは、本当に私も驚いたことですが、画期的な大転換を行っています。その画期的な大転換というのは、医師・患者関係、あるいはセラピストとクライアントの関係性を大きく覆した、創意工夫に満ち溢れた非常に独創的なトライアルです。この考え方に触れたときに、非常に感激した覚えがあります。それを見ていきたいと思います。

家族療法家アンダーソンの舞台装置「リフレクティング・チーム」［脚注12-1］

それでは代表的なナラティブ・セラピーをふたつご紹介します。

家族療法家のアンダーソンという先生が、「リフセクティング・チーム」という概念を提示しました。従来の家族療法では、ワンウェイ・ミラー、つまりこれは、片方から見ると鏡、片方から見ると窓になるというマジック・ミラーで仕切られた部屋が、家族療法室として使われていました。そして、インターフォンとビデオを道具として使っています。これはどういうことかと言いますと、家族療法室のすぐ隣からセラピストたちが、家族療法を受けている家族たちのいる部屋をこのマジック・ミラーを通して眺めているんです。家族からは医師や家族療法家、セラピストたちの顔は鏡で見えないわけです。さらに、その家族療法室にはビデオが備えつけられていて、ビデオでも撮られています。そして、隣の部屋にいる、いわゆる鏡の奥にいるセラピストと、家族療法室に入っているセラピスト、あるいは家族と、インターフォンで連絡を取り合うというような行動がとられているのです。家族療法室の隣の部屋にいる治療チームが、鏡の裏側から家族と面接者を観察し、中立的に介入するというスタイルがとられてい

［脚注12-1］**家族療法家アンダーソンの舞台装置「リフレクティング・チーム」**

　従来の家族療法＝〔ワンウェイ・ミラー、インターフォン、ビデオ〕という道具を使い、家族療法室の隣の部屋にいる治療チームが、鏡の裏側から家族と面接者を観察し、中立的に介入するというスタイル。

　ノルウェーの家族療法家アンダーソンが、この大道具の使い方を反転させた。

　通常の面接が終了した後、ミラーとインターフォンの方向を逆にして、治療チームの会話を家族と面接者が聞くようにした。その後、再び装置を反転させ、家族と面接者が、治療チームの会話について話し合う機会を設けた。

ます。もちろん家族にも、鏡の奥には、セラピストチーム、治療チームがおり、中立的に時々インターフォンを通して介入することがあると最初から伝えてあります。こういった構造を作って、できる限り中立的な視点を導入しようというのが1970年代、1980年代を境に盛んになりました。

　これに対してノルウェーの家族療法家であるアンダーソンは、この大道具の使い方をなんと反転させたのです。どういうことかといいますと、通常はこのような面接をするんですが、面接が終了した後に、ミラーとインターフォンの方向を逆にして、治療チームの会話を家族と面接者が聞くという形式にしました。つまり、治療チームが家族療法室に入り、鏡の奥に家族と直接面談していた面接者が入り、自分の家族療法を受けている家族自身が、自分の家族の問題点についてディスカッションしている治療家チームたちの会話を聞く。そういった大転換をしたわけです。さらにその後、もう一回装置を反転させて、家族と面接者が、治療チームがしゃべっていた会話について話し合うという機会を設けました。一転二転三転ということです。

　これは、今までの常識からすると想像のつかない方法論です。

「リフレクティング・チーム」の効果

　このリフレクティング・チームを行ったところ、次のような変化が表れたそうです。

　治療されていたはずの患者家族が、治療チームの会話を聞く立場に置かれることで、いったん問題の「当事者」であることをやめたと。違った見方で問題を眺められる、そういった経験をするという意味があります。つまり、自分たち家族の問題点を、ディスカッションしている治療チームの会話を、外で、まるで他人であるかのように聞くわけです。非常に不思議な経験だと思います。

　そうすると、家族側にもちろん変化が表れるのですが、治療チームの姿勢にも以下のような変化が表れたそうです。

　まず、指示を出したり介入したりする回数が減少した。つまり鏡の奥からインターフォンを通して、こうした方がいいんじゃないか、こうしなさ

い、あるいはこうしてみてはどうか、といった指示したり介入したりする回数が減った。これはあまり大きな問題ではないかもしれません。

　次に、鏡の裏で行われていた家族に対する失礼な表現が減少した。これは実は非常に反省すべき点なんですが、鏡の奥で治療チームたちは、セラピストとして聞いているだけではなく、ひとりの人間として聞いているわけですね。そこで、たとえばある家族を見ていて、「あ～、ああいう父親に育てられちゃぁ、あの患者がああなるのもしょうがないよなぁ」「いや～、あの父親すごいねぇ」あるいは、「あの母親じゃぁ、もうこんな子どもになってもしょうがないよ」とか、そういった失礼な会話が、鏡の裏では実際にたくさん行われているのです。私自身も医学部の学生時代から家族療法に興味がありまして、家族療法の鏡の裏のチームとして見学をしたことがありました。あるいは「きみ、学生だけどいいから白衣着て、中に入って、ちょっと家族の会話に入っておいで」と言われて、家族療法室に入って家族と対面したり、そういった、鏡の前と裏、表と裏を行ったり来たりするような経験を学生時代からしています。その中でやはり鏡の裏で行われている医師、あるいはセラピストたちの失礼な表現を目の当たりにし、そういったものに慣れてしまう、習慣になっていってしまう現実があったわけです。しかしそれがリフレクティング・チームという構造の大転換によって検証されるようになったのはとても画期的なことでした。

　3点目は、治療者が家族の話をよく聞くようになった。これも大事なことですね。今まで治療者は家族をひとつの患者の家族として、非常に突き放したようなかたちで観察していたことが多かったのですが、より積極的に話を聞くようになりました。

　4点目は、断定的な言い方を避けるようになった。「これはこうだよ」、とか「理論的に言えばこうだね」というような、断定的な言い方を避けるようになった。

　それから、5点目は、言葉が専門用語から日常用語に移行した。これも大きな変化だと思います。鏡の裏では精神医学の専門用語が飛び交ってい

ます。それは、そのまま家族に聞かれても全然分からないのですが、いったん逆転して家族が、家族に聞かれるという立場に入ってしまった場合、当然、専門用語を家族に分かるように日常用語に変えていきます。これは、専門家が脱専門家していく過程、というふうにも言えるわけです。

　まさに、客観的な観察者、あるいは指導的な治療者としてのセラピストの立場を放棄して、その立場が逆転したという、非常に画期的な大転換をアンダーソンは成し遂げました。

心理療法家グーリシャンの「無知の姿勢」

　ではふたつ目の心理療法家グーリシャンの紹介をします。この方も、このナラティブ・セラピーの非常にパイオニアと言える方ですが、この方は「無知の姿勢」という言葉をキーワードとして挙げています。

　あるとき心理療法家グーリシャンは知人の精神科医から治療に困っている患者を診て欲しいと依頼されました。その患者は 40 代男性で、若い頃船員をやっていたときに売春婦と関係をもち、それ以来恐ろしい性病にかかったと信じ込み、自分が接する人にどんどん伝染させてしまい、ついにはその人を破壊するという恐ろしい妄想を持っていました。性病検査を何度もして異常がないと分かっても、この方はその妄想が消えなかった、というわけです。そこでグーリシャンはこの患者にこんなふうに訊ねました。「この病気にかかってどのくらいですか？」と。このひどい性病にかかってしまったと思い込んでいる、あるいは妄想をもっている患者さんに対して、「この病気にかかってどのくらいですか？」と訊ねました。普通は、「この病気にかかったと思ってどのくらいですか？」とか、「この病気にかかったと思ったのはいつからですか？」、あるいは「この病気にかかったと信じるようになったのはいつからですか？」と聞くのが、いわゆる客観的と言えるような従来の訊ね方なのですが、グーリシャンは、「この病気にかかってどのくらいですか？」と訊ねたわけです。患者は一瞬驚いた様子を見せたが、自分の苦悩をたくさん話し始めたそうです。そして面接の後に、患者は担当の精神科医にこう言っ

たそうです。「僕の言うことをセラピストは信じてくれたよ！」と。性病だということをセラピストは信じて話を聞いてくれたんだよ、と喜んで答えたといいます。つまりグーリシャンは、ひどい性病にかかって苦悩しているというこの人の物語りを、妄想である、あるいは架空の話をする偽者だと決めてかからずに、その人自身にとってみれば真実の物語りであると捉えて、「この病気にかかってどのくらいですか？」と、完全に相手の立場に立って聞いたわけです。そのことが、この患者さんの「僕の言うことをセラピストは信じてくれたよ」という感動に繋がったわけですね。そしてこの患者は生活を立て直して、伝染病に罹っているかどうか、性病に罹っているかどうかは問題ではなくなっていったという、非常に不思議な展開を示した、というのがひとつのお話です。

「無知の姿勢」

　「無知の姿勢」ということについて、グーリシャンは次のように考えています。

　相手の話すことを客観的に見て嘘や妄想であるというような考えを排除し、相手が病気だと語ったのだから病気なのだというように、相手の病気だというリアリティを「真実」としてそのまま受け止めたわけです。つまり、相手にとってみれば、この性病というのはリアリティがある、真実なわけですね。このようにグーリシャンは受け止めたわけです。そして、セラピストは、クライアントより物事をよく知った知者・専門家ではなく、病いの実体験者・専門家であるクライアントから病いについて教わる学習者であると述べています。どういうことかというと、病気・病いに関しては、セラピストは専門家ではなく、むしろクライアントの方が専門家なのだということです。クライアントこそが病いの実体験者であり、病気の専門家なんだ、という観点です。セラピストは、その病気の専門家であるクライアント・患者から、病気や病いについて教わる学習者としてのスタンスをとり、クライアントと一緒に物語りを展開し、現実を組み立てていく共同制作者という立場に移行したわけですね。

　この無知の姿勢というのは、セラピストの旺盛

で純粋な好奇心がその振る舞いから伝わってくるような態度・スタンスのことだと言われています。病いの経験をしている専門家に、好奇心旺盛に、教えてください、それでどうしたんですか、一体あなたはどういった現実を生きているんですか、というようなかたちで、本当に興味をもって耳を傾けるスタンスのことです。

ナラティブ・アプローチの前提

> ☞ ナラティブ・アプローチの前提
> ・人々は、自分自身の人生における問題の影響の軽減に役立つ多くの技術、遂行能力、信念、価値観、コミットメント、そして一般的能力を持っている。
>   ⇒クライアントへの持つ力への信頼
> ・治療者ークライアント関係の基本を、上下関係ではなく水平関係にする。
>   ⇒治療者の持つ権力の脱構築

ナラティブ・セラピーのナラティブ・アプローチは、こういった観点を提示してきていると考えられます。つまり、人々は、自分自身の人生における問題の影響の軽減に役立つ多くの技術、遂行能力、信念、価値観、コミットメント、そして一般的能力を持っている。難しく書いておりますが、簡単に言ってしまえば、セラピストはクライアントの持つ力に大きく信頼を寄せるということです。語る力、治っていく力、あるいはその病いを自分のものにして飼いならしていく力を持っているという観点です。クライアントは病いの専門家だといった観点です。

もうひとつは、治療者ークライアント関係の基本を、上下関係ではなく、水平関係にするということです。今までは、教師と生徒といったような教育モデルや医師ー患者という、治す者と治される者といったような、上下関係というのが厳然としてあったのですが、このナラティブ・アプローチではそうではなくて水平な関係にします。治療者の持つ権力を脱構築していくという観点がこのナラティブ・アプローチにはあります。

物語りと対話に基づく医療 NBM（Narrative Based Medicine）とは？

今までのこの3つの源流をもとにして、ナラティブ・ベイスド・メディスンの定義を見直してみたいと思います。

病いを、患者の人生という大きな物語りの中で展開するひとつの物語りであるとみなす、物語理論。人生という大きな物語りの中の、病いという物語りだと捉えるということ。そして患者を病いの経験の専門家として尊重する。これはナラティブ・アプローチですね。

その一方で、医療者の物語りもあります。医療者の医学的な考え方、医学的に正しいとされること、あるいは医学的にこう治療すべきだという、そういう治療法も、あくまでも医療者が考えている物語りにすぎない、と考えてしまうという、今までの権威的な医療者からしたら、非常に恐ろしい考え方ともいえます。自分の権威が覆ってしまうのですから。

さらに治療とは、両者の物語りを摺り合わせるなかから新たな物語りを創り出していくプロセスであると考えるような医療だといえます。医療者が完全にひっこんでしまうわけではありません。患者の正しいと思うリアリティと医療者が正しいと思うリアリティをお互いに水平的な関係で摺り合わせて、じゃあ、どうしていったらいいのか、どういうふうに展開していったらいいのか、ということで一緒に物語りを創っていく、摺り合わせていく、そういった関係がナラティブ・ベイスド・メディスン、物語りと対話に基づく医療の根本的なスタンスだと言えます。

ここまでナラティブ・ベイスド・メディスンの定義と重要な根幹についてお話しましたが、参考文献を3つ紹介してこの章を終わりたいと思います。

参考文献（1）

ひとつ目は、『ナラティブ・ベイスド・メディスンの実践』です。富山大学の斉藤清二先生と京都大学の岸本先生が著者です。岸本先生はがんの治療をずっとされていた内科の先生で、心療内科的なスタンスをもってがんの患者さんたちをたくさん診てこられた、静岡の病院に長く勤められていた先生です。岸本先生の本は非常に読み応え

参考文献

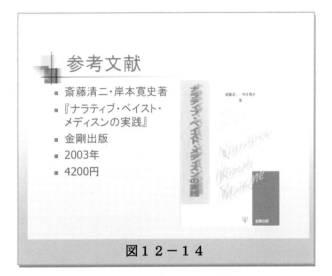

図 12－14

があり、このほかにも『緩和の心』などいろいろありますので、検索されてみたらいいかと思います。臨床の実践者には非常に心に響く本を書かれています。斉藤先生と岸本先生が書かれたこの『ナラティブ・ベイスド・メディスンの実践』（金剛出版）、これは非常に読みやすい本です。

参考文献（2）

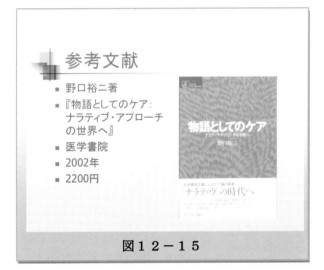

図 12－15

　ふたつ目は、『物語としてのケア：ナラティブ・アプローチの世界へ』。これは先ほど言いましたナラティブ・セラピー、家族療法学を研究されている、元社会学者の野口先生が書かれた本です。ここにも「**社会構成主義によるケア論の核心、ナラティブの時代へ**」、と書かれており、「**ナラティブというたったひとつの言葉が臨床の風景を一変させた、精神論対技術論、主観主義対客観主義、ケア対キュア、二項対立の呪縛を超えて、新しいケアが今立ち上がる**」、という解説まで付い

ています。これも非常に読みやすい本です。特に、ケアを実践されている方は、非常に示唆に富んだことが書かれていますので、ぜひ読まれたら良いかと思います。医学書院から出ています。

参考文献（3）

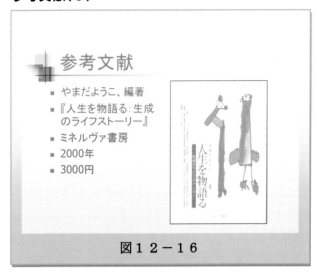

図 12－16

　三つ目は、物語り論ですが、京都大学で、心理学、発達心理学、あるいは質的心理学を研究しているやまだようこ先生の編著で、クラインマン先生の翻訳をされた江口重幸先生も、この中に論文を寄稿されています。『人生を物語る：生成のライフストーリー』という本です。「**人は『語る』ことによって、生の意味を見いだし、自己を変え、人と人との共同世界をつくり、世代と世代をつないでいきます。心理学、人類学、教育学、社会学などの学問の壁を超え、最先端の『物語』アプローチとして来し方と行く末をむすび、ものの見方を創造的にひらいていきます。**」というような文章が書かれています。さまざまな観点から理論が書かれていますので物語論の勉強になる本だと思います。

　生活習慣病の物語りからナラティブ・ベイスド・メディスンへ、という流れを理解していただけたのではないかと思います。このナラティブ・ベイスド・メディスンという考え方をもとにしながら、今後の医療にひとつの希望が見えているのではないかと私は期待しています。非常に厳しい指摘が医療社会学からありました。また生活習慣病学のキャンペーンの問題点の回では、生活習慣

病という名前が抱えているさまざまな問題点が指摘されましたし、みなさんも、BBS の討論の中でいろいろな問題点を指摘できたと思います。ではその問題点を克服していくにはどうしたらいいのかということを考えていかなければならないと思います。そこでひとつの鍵となるのがこのナラティブ・ベイスド・メディスンなのではないかと私は考えています。みなさんもぜひ、このナラティブ・ベイスド・メディスンを勉強して、実際にケアに当たられている方は、この考え方をもとに自分の実践をさらに深めていくことも、一考に値するのではないかと考えます。

［文献］

・Bruner Jerome：Possible Worlds, Actual Minds. Harvard University Press, 1986, 田中　一彦　訳：『可能世界の心理』．みすず書房，1998

・Greenhalgh T. & Hurwitz B. 編：Narrative Based Medicine；Dialogue and discourse in clinical practice. BMJ Books, 1998, 斉藤清二，山本和利，岸本寛史監訳：『ナラティブ・ベイスト・メディスンの臨床研究』．金剛出版，2009

・Hurwitz B.，Greenhalgh T. Skultans V.：Narrative Research in Health and Illness. BMJ Books, 2004, 斉藤清二，山本和利，岸本寛史監訳：『ナラティブ・ベイスト・メディスン；臨床における物語りと対話』．金剛出版，2001

・Kleinman,A.：The Illness Narrative；Suffering,Healing & the Human Condition. Basic books, 1988, 江口重幸，上野豪志，五木田　紳 (翻訳)：『病いの語り―慢性の病いをめぐる臨床人類学』．誠信書房，1996

・野口裕二：『ナラティヴの臨床社会学』．勁草書房，2005

・野村直樹：『ナラティヴ・時間・コミュニケーション』．遠見書房，2010

・中井孝章，清水由香編著：『病いと障害の語り―臨床現場からの語りの生成論』．日本地域社会研究所，2008

・Arthur W. Frank：The Wounded Storyteller. The University of Chicago Press, 1995, 鈴木智之訳.『傷ついた物語の語り手―身体，・病い・倫理』．ゆ

みる出版，2002

■ディスカッション・テーマ■ （田中乙菜）

　第 12 回ではまず，実際に 2 型糖尿病に罹患されている方の物語りを紹介し，これまでの回で学んできましたクラインマンの説明モデル，行動変容ステージとその背景にある社会的側面，身体の医療化といった観点から解釈を試みました。また，それらを踏まえて物語と対話に基づく医療である Narrative Based Medicine（NBM）をご紹介しました。患者の病いの経験を患者の物語りとして尊重するとともに，医学的見地を医療者の物語りであると捉え，治療を両者の物語りを摺り合わせて新たな物語りを創出するプロセスであると位置づけるこのアプローチに対して、あなたはどのようなご意見をもたれたでしょうか。下記のディスカッション・テーマに取り組んでいただき、さらに理解を深めましょう。

Q1．あなたが今までに医療機関を受診した時の医師との会話で印象に残っているものはありますか？　それはどういった内容で、それに対してあなたはどのように感じましたか？あるいはその時の会話は，あなたの考えや生活にどのような影響を与えましたか？　第 1 章で取り上げられた物語りや、第 2 章で行った物語りの分析と比較しながら、振り返ってみてください。

Q2．医療の現場に NBM が取り入れられると、診察や治療はどのように変化するでしょうか。
　①患者にとって、診察における医師との関係性や自己の身体へのかかわり・捉え方は、どのように変化するでしょうか。
　②医師にとって、診察・治療における役割や患者とのかかわり方は、どのように変化するでしょうか。また変化しない点にはどのようなものがあるでしょうか。
　③①②をふまえて、NBM が医療にもたらす影響を考察してください。

Q3．NBM をめぐる論点のひとつに、現在のいわゆる「3 分診療」の中で、NBM を取り入れることが可能かどうかというものがあります。あなたはこの論点について、どのように考えますか。また、導入するとすれば、どのような工夫が考えられるでしょうか。

第13回　病いの語りと証言に基づく医療　[鈴木勝己]

第1章 「病いの語り」の医療人類学的研究

　今回の授業では病いの語りと証言に基づく医療というテーマでお話しします。このテーマは、私が辻内先生の協力のもとで行った医療人類学的研究です。前回、辻内先生が病いの語り研究の一環として「物語と対話に基づく医療」、ナラティブ・ベイスド・メディスンのお話をしたと思います。今回は、そのナラティブ・ベイスド・メディスンに対して医療人類学的考察を深めた結果、病いの語りが"証言"として理解される意義について話します。この証言という言葉の意味と機能については、後ほど詳しく説明したいと思います。さて、今回お話しするポイントは、医療人類学という学問の視点から病いの語りを研究していくことによって、「証言に基づく医療」というべき新しい医療の在り方が見出せたことであり、その医療の枠組みはナラティブ・ベイスド・メディスンを掘り下げたひとつの形として提言できると考えています。

調査の概略（図13-1）

> **☞「調査の概略」**
>
> ●調査期間：2000年3月〜8月の5ヶ月間
>
> ●事例数：22（うち2名は調査を拒否）
>
> ●調査時間：1時間30分から2時間程度（最短30分、最長4時間）
>
> ●場所：都内心療内科クリニックの診察室の1室（完全な個室）
>
> ●質的調査：調査者とインフォーマント（口述情報提供者）の直接面接法による自由会話形式。非構造的な聴き取り調査。
>
> （鈴木勝己，辻内琢也，他：心身医療における病いの語り；文化人類学による質的研究（第1報）．心身医学 45;2005）

　最初に病いの語りの医療人類学研究の概略（図13-1）を紹介します。この研究は医師ではない医療人類学研究者による質的研究です。調査期間は2000年の

3月から8月の5ヶ月間、調査対象者22名。そのうち2名には聴き取り調査を断られましたので、合計20名の事例に基づいた研究です。一回の聴き取り調査に要した時間は、平均して1時間半から2時間程度、最も短い場合は30分程度、長い場合は4時間に及んでいます。本研究の聴き取り調査は、インフォーマントと呼ばれる口述情報提供者の方々に合わせて大きく変動しています。これは質的聴き取り調査の特徴のひとつといえます。聴き取り調査の内容は、インフォーマントの方の性格や気質、調査者とインフォーマントとの関係によって大きく変化することがあります。インフォーマントの方が何かを伝えたい欲求を強くもつ場合、また調査者との関係が良好である場合は聴き取り調査の時間が長くなる傾向にあります。そのような場合は、結果的に豊かな語りが聴き取れます。一方で口数の少ないインフォーマントや調査者との関係性があまり良好ではない場合、対話の時間は短くなる傾向にあり、内容は単調なものになります。今回の聴き取り調査では、あらゆるタイプのインフォーマントを含めるために、20名という事例数が適切だと考えられました。

　本研究の聴き取り調査は、本研究に協力していただいた都内心療内科クリニックで行われました。実際の聴き取り調査はクリニックの診察室の1室にて行われました。心療内科クリニック医師が通院する患者さんに対して調査を依頼し、その依頼に了承していただけた方々に対して聴き取り調査が実施されました。調査方法は、調査者である私とインフォーマントが直接面談をしながら自由会話形式にて実施された非構造的な聴き取り調査です。この聴き取り調査の成果は、『心身医療における病いの語りの文化人類学による質的研究（第1報）』として心身医学学会誌（45巻6号:p 449-457, 2005年)にて発表されていますので、ご参照

いただければと思います。

対象（表13−1）

表１３−１　対象

対象	年齢	性別	職業	心療内科診断名	段階	インタビュー時間(分)
A	26	男性	アルバイト	心因性うつ病	1	90
B	35	男性	会社員	パニック障害	1	60
C	25	女性	公務員	書痙	3	240
D	43	女性	専業主婦	パニック障害	2	120
E	43	女性	会社員	心因性うつ病	3	180
F	67	男性	無職	過敏性腸症候群	1	45
G	58	女性	専業主婦	内因性うつ病	2	90
H	39	男性	音楽家	抑うつ神経症	2	75
I	52	女性	公務員	心因性うつ病	3	120
J	50	女性	公務員	HIV	3	270
K	55	女性	看護婦	心因性うつ病	1	45
L	60	女性	専業主婦	心気神経症	2	120
M	53	男性	自営業	内因性うつ病	1	30
N	35	女性	自営業	パニック障害	1	60
O	66	女性	自営業	仮面うつ病	2	180
P	34	男性	公務員	慢性頭痛(心身症)	1	45
Q	34	男性	会社員	抑うつ神経症	2	60
R	33	男性	会社員	糖尿病(心身症)	3	90
S	28	男性	学生	心因性うつ病	1	45
T	42	女性	会社員	偏頭痛(心身症)	1	60

次にこの研究の調査対象者について説明します。調査の対象者は、表１３−１に示したように、都内某所の地下鉄駅の近くにある内科・神経科とともに心療内科を標榜しているクリニックに通院するAからTの20名の方々です。インフォーマントの年齢は、20代から60代という幅広い世代を含む男女です。クリニックでの診断名は、パニック障害とうつ病が比較的多くなっています。今回の生活習慣病学のテーマとして皆さんに紹介する事例は糖尿病を患う方です。糖尿病は血液中のブドウ糖の濃度が異常に高くなる病気です。自覚症状がない時期からのどの渇き、意識障害、昏睡にまで至る様々な症状があります。糖尿病には1型と2型があり、1型は生得的な免疫疾患、2型は生活習慣の変動によって発病すると考えられています。今回ご紹介する事例のRさんは、33歳男性会社員で医学的には2型糖尿病と考えられています。それではRさんの糖尿病に関する病いの語りの意味と機能を分析していきましょう。

病いの語り分析（図13−2）

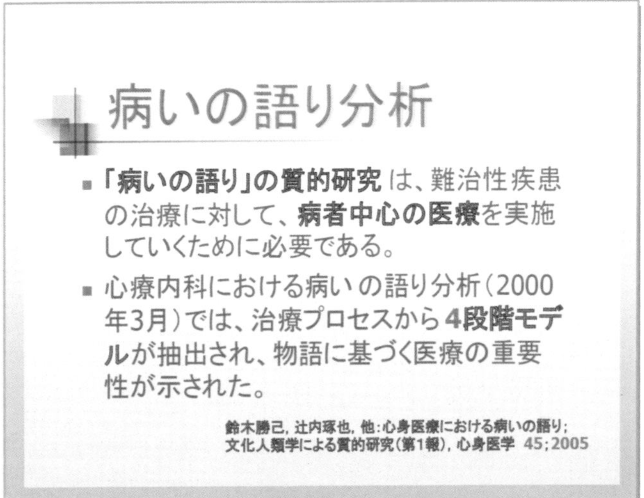

図１３−２

事例のRさんをご紹介する前に、なぜ病いの語りを質的に分析する必要があるのか説明したいと思います。糖尿病に代表される難治性疾患の治療は、長引くことを見越して病者中心の医療を検討していく必要があります。心療内科は、心と体の双方から総合的に病者の

方々を診ていこうとする心身医学モデルを謳っています。したがいまして、病いの語りの質的な研究は、心身医学にとって非常に意義のある研究と考えられるわけです。病者の日常生活のなかで病む経験をとらえていくために、病いの語りを質的に研究していくわけです。ここで言及する難治性疾患とは、現代の医学ではなかなか治りにくい病気、慢性化してしまう病気と言い換えてもよいでしょう。現代社会における心身症やストレス性疾患、生活習慣病の全般は、慢性化する治りにくい病気の代表といえます。このような疾患を患う方々には、これまでのように医療者を中心として考えられた医療ではなく、病者を中心とした医療、すなわちナラティブ・ベイスド・メディスンが必要と考えられるわけです。

　それでは病者中心の医療とは何を意味するのでしょうか。従来のように医学や医師を中心とした医療では、基礎医学研究に基づいて医療の在り方が決まってきました。ところが難治性疾患の治療では、これまでの医学の常識が通用しない場合もでてきました。病気を完治させるための基礎医学研究の重要性は、今ここで指摘するまでもないでしょう。ただ、難治性疾患は完治を目的とした治療だけではなく、逆に治らないことを前提として病気とうまくつきあっていくコツが必要ともいえるわけです。病気とつきあうコツは、治療を担う医師だけではなく、実際にその病気を患っている患者さんの経験を理解していくことが必要になります。ナラティブ・ベイスド・メディスンは、医療者が一方的に患者に与えるものではなく、医療者と患者がより良い病気とのつきあい方をともに探求していく新しい医療の形です。医療者と患者が一緒に病気とのつきあい方を考えていく経緯のなかで、うまく病気の治療ができることもあるでしょう。しかし、ナラティブ・ベイスド・メディスンでは、治るか治らないかという結果だけではなく、どのように病気とつきあっていけるかというプロセスこそが問われるのです。

　このような背景を踏まえて、医療人類学の観点から20名の病いの語りを分析した結果、病いの語りに基づく治療のプロセスは、それぞれ四つの段階を経るので

はないか、という仮説が見出されました。この仮説に基づき、病いの語りの4段階モデル（4 stage model）が抽出されました。四つの段階を示すことで、それぞれの段階における物語に基づく医療、ナラティブ・ベイスド・メディスンの重要性がより一層はっきりと理解されました。

4段階モデル（図13-3）

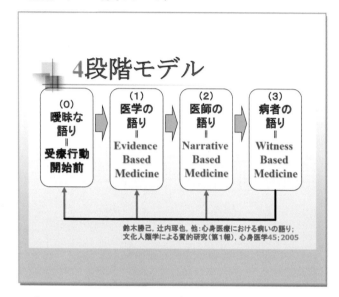

　さて、それでは4段階モデル（図13-3）を具体的にみてみましょう。このモデルでは、病者が最初に受療行動を開始する段階に着目します。人びとは日常生活における違和感や不調による苦しみから病気を疑い、しだいに病者になっていきます。人びとは具体的な苦しみや不快感を抱えて病院やクリニックを訪れます。医療施設において人びとは、自分の経験した苦や不快感に対する医学的な説明と出会い、その理解に努めます。その後、症状の長期化にあわせて医師の個性に基づいた個人的な病気の解釈と出会い、最後には病気を自分の病いとしてつきあっていく術（すべ）を見出していくプロセスが確認されます。病いの語りを分析した結果、このプロセスが四つの段階に分けられると考えたわけです。それぞれの段階の語りには、混乱や曖昧さ、正統的な医学の説明、治療者である医師の個性、病者の気づきという特徴が内包されていると考えられます。以下、順を追って病いの語りの治療プロセスにおける四つの段階を説明したいと思います。

4 段階の治療プロセス（図13−4）

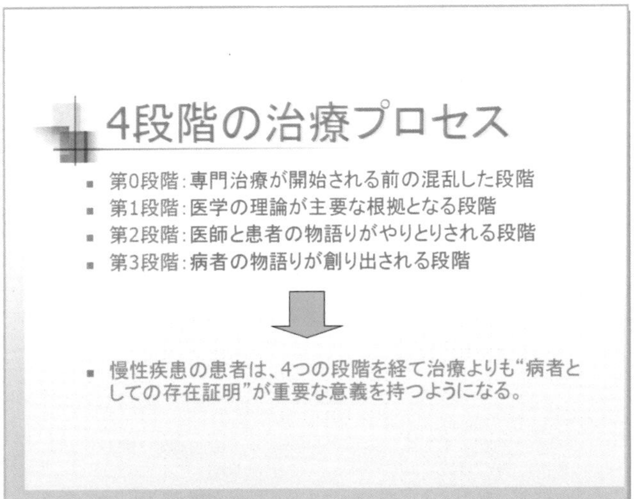

4段階の治療プロセス

- 第0段階：専門治療が開始される前の混乱した段階
- 第1段階：医学の理論が主要な根拠となる段階
- 第2段階：医師と患者の物語りがやりとりされる段階
- 第3段階：病者の物語りが創り出される段階

↓

- 慢性疾患の患者は、4つの段階を経て治療よりも"病者としての存在証明"が重要な意義を持つようになる。

図13−4

【第0段階】苦の原体験

　最初は第0段階です。この第0段階というのは治療開始前の時期です。この段階は専門医療としては存在していません。第0段階では、専門的な治療関係は成立していないけれども、病者の抱える苦悩に起因する病いの経験は確かに存在する初期段階といえます。それゆえに本研究では、この初期段階を病いの語りの第0段階と位置づけました。この段階は、病者が自覚する日常生活における不快さや違和感をうまく認識できず、苦しみを適切に言語化できない戸惑いと混乱の時期と考えられます。これはインフォーマントの方々が受療行動の開始前に共通して経験している段階です。人びとは原因のはっきりしない不調に悩まされ、混乱した語りの中心に存在します。この第0段階は、専門の医療機関にかかる前の段階であるため、心身の不調に苦しむ人びとが正規の患者になる前の段階と考えられます。専門の医療機関を受診する前ですから、人びとは心身の不調を自覚していながらも、まだ自分の苦しみを病気の症状として認識し、詳しく語るための情報を獲得していない段階です。人びとは病気に苦しむ病者でもなく、専門医療機関に通院する患者でもない状態にあります。

　この第0段階は、病いの原体験ともいうべき極めて重要な出来事が経験される時期と考えられます。日常生活の不調や苦しみを言葉によって叙述し、他者へ伝えようとする際、この病いの原体験がもつ重みは決して小さくないと考えられるからです。病いの原体験は、これまでの人びとが生活してきた日常世界を大きく変貌させます。人びとの経験の意味は、日常生活のなかでしか理解しえないものです。私たちは日常の文脈によって意味がみいだされる意味世界に生きているからです。たとえば風邪を例にあげます。どのような状況で、どのような理由から風邪をひいたかによって、風邪の意味は大きく変わります。大事な試験前や行事の前日にひく風邪と、何でもない普通の日にひく風邪では意味が異なります。病いの語りの研究に基づくナラティブ・ベイスド・メディスンでは、人びとの経験の重みを適切に感じ取っていくために、文脈の理解が必要になります。

【第1段階】事例としての患者

　次に第1段階です。不調の原因をはっきりさせようと強く願うとき、人びとは医療施設にかかることを決意します。その後の具体的な受療行動の開始によってこの第1段階が成立します。この段階は受療行動の開始時期であり、専門的な公的医学の知識や情報に基づいた語りが中心となります。これは人びとと臨床医学研究に基づく医学的な説明、すなわち医学の語りとの最初の接触を意味します。制度的な医療の場である病院やクリニックにおいて医学の物語と接し、理解していくプロセスを経て、人びとはそれぞれの医療施設における患者になっていきます。専門治療を請け負う医師は、患者の不快感や不調を公的な医学におけるひとつの事例として理解し、診断・治療を進めていきます。人びとの語りは、心身の不調に対する担当医師の説明を聞き入れ、理解したものを自分の言葉で語り直すことです。この第1段階の語りは、基本的に医学の語りといえるわけです。

　この段階において人びとは医療施設の患者になっていくことで、自分の不調や苦しみが医学的に解明されていく安心感に身をゆだねることができます。まず人びとはエビデンス・ベイスド・メディスンという考え方に出会い、医師の診断や説明を頼りにしながらみず

からの不調の原因を探っていきます。人びとは日々蓄積されていく臨床医学研究に対する事例のひとつでしかありません。たとえば風邪をひいたり、あるいはインフルエンザにかかったり、あるいは肺炎になったり、あるいは盲腸（虫垂炎）になったりした場合、人びとは病院やクリニックにおいて医学理論に基づく標準化された治療を受けることによって病気が治ってしまい、たいていはこの段階で治療関係は終了するわけです。提供される医療は、数多くある類似の事例と標準化された対処にすぎません。したがって公的医学の理論がこの段階の病いの語りの主要な根拠となります。

【第 2 段階】個性のある患者

　次に第 2 段階です。患者の苦しみが医学の基本的な知識だけでは対処できない複雑さや困難を伴う場合、その苦しみや症状は慢性化するでしょう。症状が慢性化し、治療が長引くと病いの語りは、次の段階に推移していきます。それが第 2 段階です。患者の苦しみが慢性化し、症状の改善が見込めない場合、治療を担当する医師は、公的な医学の説明に対して医師個人の解釈を加えていきます。担当医師は医学の基本的な知識に、みずからの臨床医としての経験から得られた知見に基づく解釈を重ねていくことで、患者の苦を対処可能なものに読み替えていこうとするのです。本研究における第 2 段階の語りは、慢性化する患者の病気と向き合う医師の語りが中心になると考えられます。

　この第 2 段階では、病気の治療をめぐる担当医師と患者の個人的なつきあい方が重要視されます。第 2 段階は、治療の継続によって医師と患者のつきあいが安定的に継続する一方、患者がより良い治療を求めて他の医療機関へ移ることも想定される段階です。第 2 段階において治療が継続された場合、医師が患者の個性を診療の記録に反映させるだけではなく、患者の方も医師の個性を徐々に深く理解し始めます。臨床医学研究の事例ではなく、明確な個性をもつ患者が存在します。標準化された医学の理論だけではなくて、医師個人の見解と病者の考えがすりあわされて、新しい物語が生成されていきます。したがって第 2 段階の治療方針では、一人ひとりの患者に対して、医師の個人的な見解に基づいて治療方針が決められていきます。たとえば、なかなか改善しない高血圧に悩む患者に対して投薬だけではなく、食事内容や生活習慣を改善した個別の治療方針を提案していきます。第 2 段階における医師は、患者の訴えを注意深く聴き取ることで、患者の個性を最大限に尊重した治療方針を提案していくことができる存在といえます。

【第 3 段階】自立した病者へ

　最後に第 3 段階です。病いの語りは、医師患者関係の質的な変化を経て、第 3 段階へと推移していきます。担当医師と患者は、治りにくい病気の治療をめぐって関係をより一層成熟させていきます。患者は安定した医師との治療関係において、治りにくい病気としっかりと向き合い、対峙していくことができるようになります。第 3 段階において患者は、制度的な専門医療から自立し、ひとりの病者としてみずからの病気を引き受けることができるようになります。病者にとって自分の病気の経験は、医学的に説明してもらうことができても、それは膨大な臨床医学研究のひとつの事例にすぎません。治療関係を通して懇意にしている医師が病気の経験を丁寧に解釈しても、それは医師の個人的な考えであるという印象はぬぐえません。病者は病気の治りにくさや病気に関わる厄介事を自分の生活世界のなかにもう一度位置づけ、しっかりと受け止めていこうとします。ひとりの病者として生きていく覚悟をするわけです。

　以上のように、第 3 段階の病いの語りは、ナラティブ・ベイスド・メディスンを考察するうえで非常に重要な意味を担っているといえます。この第 3 段階の存在は、不調に苦しむ人びとが受療行動を開始し、医療施設における患者となることで、治りにくい病気に対して医師と安定した治療関係を築き、最終的にはひとりの病者として自立していくプロセスを明らかにするからです。第 3 段階の語りは、病者が病いとともに生き抜いていくことのできる証（あかし）、すなわち証言といえます。ここで述べる証言とは、難治性の病気

に対して飲み込まれるのではなく、ともに存在しながら生き残っていく証として病いの経験を語ることを意味しています。それは病者が病むという経験を医療者の手から取り戻し、みずからにとってかけがえのない経験として捉えなおし、それぞれの日常生活のなかで病いを意味づけていく語りでもあります。それが病者の人生における証言となるのです。

【第0〜3段階】のまとめ

ここで4段階モデルのまとめをします。第0段階は、病気の治療を開始する前ですが、病気の原体験が存在するため、ナラティブ・ベイスド・メディスンにおいて非常に重要な時期といえます。第1段階の医学の語り、第2段階の医師の語りでは、この病気の原体験がそれぞれの用語によって適切に説明されます。第1段階の医学の語りと第2段階の医師の語りの違いは、一般的に普遍化された医学の知識体系に基づく分類・理解と、医師個人の治療家としての臨床経験に根ざした解釈の違いです。第1段階と第2段階は、診断基準や治療方針など、病気に対する医学的知識の基本と応用の関係にあります。臨床における医師患者関係を背景として病いの語りが成熟していくと、医師と患者はそれぞれ個人として向き合うようになります。その結果、患者は病者としてみずからの経験を引き受けていく自信をもつようになります。本研究ではこれを第3段階として考察しました。この第3段階になると患者は、医療から自立しつつあり、ひとりの病者として生きていくようになります。これは病者が自分の病いの語りを創出させていく段階といえます。この第3段階の語りには、通常の医療の範疇には含まれない出来事や、専門医療の扱える範囲を超えた現象が語られるようになります。第3段階では、治療よりもむしろ病者とし

ての存在証明をはっきりと示せることが重要な意義をもつのです。

第3段階における医療は、医師と患者がそれぞれひとりの人間として対峙する臨床の場です。つまり、この第3段階の医療は単なる治療技術論ではなく、臨床の現場で医師と患者が一対一で向き合う場となります。この場は、理屈の上では二度と再現されることのない1回限りの場です。病者と医療者は、その1回限りの場において相互理解を試みるわけです。それは絶対的に普遍性をもつ理解ではなく、その場における対話を通して生成された相互理解なのです。病者と医療者の対話は、身体・心理・精神・社会的なレベルだけではなく、魂のレベルとでもいうべきスピリチュアリティにおいて、お互いの理解を試みる場なのかもしれません。おそらくこの段階における病者と医療者の相互理解は、未来永劫にわたって有効なわけではなく、時間の経過とともに両者の信頼関係が増強していくわけでもありません。第3段階の相互理解は、病いの語りが生成されていく動態的なプロセスのなかのひとつの場面でしかないのです。

病者と医療者は一対一で向き合い、対峙した結果、病いの語りには意義深さが見出されることに気がつきます。病者は自分の経験のもつ意義深さへの気づきから、病いとともに生きていく自信を育むのです。この第3段階の病いの語りは、これまで病気がもたらしてきた様々な苦に対して生き抜いてきた証（あかし）であり、これからも病いとともに生きていくという決意表明でもあるわけです。したがって、この病いの語りは病者の証言と考えられます。この証言という概念の意味と重要性については、具体的な事例を読み解きながら説明していきます。

第2章　糖尿病者の物語―事例を読み解く

「病いの語りと証言に基づく医療」の第 2 章では、糖尿病の病いの語りを事例として読み解いていきたいと思います。前述した 20 名の事例の方々のなかで糖尿病を患っている方がいました。ここではその方の事例を説明しながら語りの意味を考えてみたいと思います。

R さんのプロフィール（図13−5）

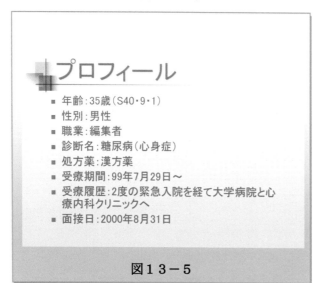

図13−5

この方は 35 歳の男性です。出版社で編集の仕事をされています。診断名に糖尿病と記載され、カッコのなかに心身症と併記されています［脚注１３-１］。心身症（psychosomatic disease）は、心療内科病名といい、保険適用の病名となります。人間の心身の相関性が、

糖尿病の発症や経過に関係していると考えられています。心理的なストレスが糖尿病の発症や経過に関係している場合、糖尿病という診断名に加えてカッコつきで心身症という病名をつけます。この方への処方薬は、心療内科クリニックにおける漢方薬が中心となっています。後でもう一度言及しますが、この方は大学病院でインシュリンによる治療を受けています。そのため、心療内科クリニックには漢方薬による糖尿病治療を併用することを希望し、来院されました。この方の受療期間は 1999 年から始まっています。2 度の緊急入院を経て、大学病院と心療内科クリニックの両方にかかるようになっています。この方への面接日は 2000 年の 8 月 31 日でした。

病いの経験①

具体的にこの方の病いの語りをみていきたいと思います。以下は、この方の病いの原体験ともいうべき経験とその語りです。ここでは「病いの経験①」として紹介します。

［脚注１３-１］心身症の定義

心身症とは、身体疾患の中でその発症や経過に心理社会的因子が密接に関与し、器質的ないし機能的障害が認められる病態をいう。ただし神経症やうつ病など他の精神疾患に伴う身体症状は除外する。

（日本心身医学会, 1991）

代表的な心身症

気管支喘息、過換気症候群、本態性高血圧、起立性低血圧、慢性胃炎、過敏性腸症候群、潰瘍性大腸炎、神経性食欲不振症、神経性過食症、甲状腺機能亢進症、糖尿病、筋緊張性頭痛、片頭痛、慢性疼痛障害、痙性斜頸、書痙、眼瞼痙攣、自律神経失調症、メニエール症候群、夜尿症、慢性関節リウマチ、腰痛症、更年期障害、アトピー性皮膚炎、慢性蕁麻疹、円形脱毛症、顎関節症、など。

☞　[語り]

・98 年の夏頃、勤務している出版社で経営不振による労働争議があり、組合と経営者が対立し、大きなストレスになっていた。

・98 年末に糖尿病と診断された。そのときはのどの乾きを自覚し、体重も 64kg から 58kg まで減ってしまった。

・翌 99 年の 1 月に T 病院で検査後、すぐに緊急入院しインスリンの大量投与を行ったのですが、争議の真っ最中は、気が張っていたので病気の自覚がほとんどなかった。

☞　[語り]

・同じ 99 年の 8 月中旬、妻の実家がある A 県の病院で緊急入院することになった。通常 100 少しの血糖値が、600 を超えてしまい、いつ卒倒してもおかしくない状況だった。

・病院で大量のインスリンが投与され、夜中に低血糖をおこした。全身が痺れて体温が下がり、脂汗がどっと出てきた。そのため今度は血糖をあげる処置をした。糖尿病患者はこうして簡単に死んでいくのだな、と実感した。

　この方は 1998 年に勤務する出版社での労働争議に巻き込まれ、そのストレスを抱えていたところ、糖尿病という診断がなされました。その後に緊急入院をしているにもかかわらず、糖尿病であるという意識はほとんどなかったのです。その当時に自覚していた症状は、のどの渇きがあること、体重がかなり減ったことと語ります。病いの語りは、人生のなかでの避けがたいイベントと病いの最初の自覚症状との間に関連性があることが非常に多いのです。最初に病気を自覚する時期の出来事は、重要な意味をもちます。それゆえに「病いの経験①」として紹介しています。

病いの経験②

　次に「病いの経験②」です。慢性の病いでは、初期の自覚症状に加えて、闘病体験のなかで最も過酷でつらかった経験が病者の記憶に刻まれます。それは私たちの人生というドラマのひとつの山場であり、病いの経験のピーク、最高到達地点というべき経験となっていることが多いからでしょう。慢性の病いとうまくつきあっていくためには、この病いの経験のピークを適切に理解していく必要があると考えます。ここではそれを「病いの経験②」として紹介します。

　この語りに表現されているように、R さんの病いに関する経験のピークは、死を身近に感じさせるものでした。血糖値 600 という非常の高い数値になってしまったところで緊急入院し、大量のインシュリンを投与されました。いつ卒倒してもおかしくない危機的状況を招いてしまったことへの R さんの衝撃は相当なものだったはずです。さらに R さんは、入院先の病院で過ごす晩に、大量のインシュリン投与の影響によって逆に血糖値が下がりすぎて低血糖を起こしてしまい、再び死にかける経験をしています。そのときの R さんの自覚症状は、全身が痺れて体温が下がり、いやな脂汗がどっと出るというものでした。それは R さんにとって死を身近に意識させる経験だったのです。

　高い血糖値という身体に生じた不調和は、治療という名目において、R さんの身体に対する医学的な介入を許すことになりました。ところがこの医学的介入の結果、今度は急激に血糖値が下がってしまい、逆に血糖値をあげるために点滴で糖分を血液に入れることになります。R さんは危うく医療事故になりかねない事態をみずからの身体で経験し、医学の不確かさや身近に迫る死を実感します。インタビューの際、R さんはその当時の様子を思い出しながら「糖尿病患者はこうして簡単に死んでいくのだな」と淡々と語っていました。このときの R さんの語り口は、穏やかでありながらも、この経験が R さんの人生のなかでとても大きな衝撃をもたらしたことを静かに伝えるものでした。このときの闘病経験は、R さんにとって非常に大きな試練となったのです。

まとめ：病いの経験（図13-6）

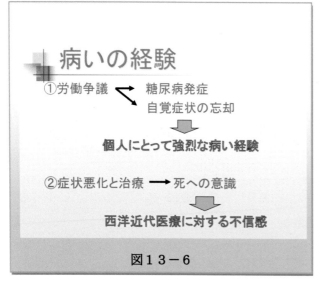

図13-6

　Rさんの病いの経験を図13-6にまとめてみました。Rさんの糖尿病は、会社の労働争議を原体験としてもつ病気でした。所属する出版社において経営不振から労働争議がおこり、その最中に糖尿病を発症します。しかし労働争議の最中には自覚症状を忘れていました。糖尿病の発症とその自覚症状を忘れさせる労働争議という状況は、Rさんの人生のなかで重なりあっていました。社会的な出来事と関連してRさんにとって強烈な病いの経験が始まってしまったわけです。

　そして2度目の緊急入院では、急速に症状が悪化した結果、医学的な治療が行われたのですが、その治療が逆に死を意識せざるを得ない鮮烈な経験になってしまったのです。Rさんは、この体験から西洋近代医療に対する不信感を強め、相対化していく視点を強くもつに至ったと考えられます。この不信感があるためにRさんは、西洋の近代医療だけではなく、漢方薬による治療を求めて心療内科クリニックを訪れたのです。この方の病いの経験の始まりは、会社の労働争議と西洋近代医療による治療の不手際にあったわけです。

病いの意味づけ①：「多元的視点の大切さ」

☞　［語り］
・労働争議は自分のすべての仕事を暴力的に中断してしまった。そのことに大きな"喪失感"があるし、経営者と労働組合に怒りを覚えた。今までの仕事は会社のブランドでできた部分がある。これから自分の力で仕事をしていこうとする矢先に事件が起きてしまった。
・争議を起こした連中に腹を立てながらも、自分はしっかりと仕事をしてきたという自負が再確認できた。これは一連の出来事のなかで唯一良かったと思える点だ。

　上に示されたRさんの語りから、具体的に病いの意味づけについて考えてみます。Rさんにとって労働争議は、会社のなかで自分の手がけていたすべての仕事を暴力的に中断させてしまったと感じさせるものでした。これまでの人生がすべて否定されたように感じられても無理はありません。Rさんは社内での自分の仕事を冷静に評価しており、今まで以上に自分の力で仕事をこなしていこうとする転換期に、会社の労働争議が起きてしまったことを悔いるように語ります。Rさんは、労働争議によって自分の力を発揮していく機会を奪われたように感じられたのです。

　ただし、Rさんはこの出来事がきっかけになってこれまでの自分の人生を振り返り、今後の生き方に対して、大きな示唆を与える経験にもなったと考えられたわけです。Rさんは「今までの仕事は、会社のブランドでできた部分がある」という客観的な評価を受け入れています。同時に「労働争議を起こした連中に腹を立て、自分はしっかりと仕事をしてきたという自負が再確認できた」と語ります。Rさんの語りは、これまでにご自身がなしてきたことを冷静に評価し、それを自信と希望のよりどころとしてきたのです。労働争議は、喪失感とともに非常に強い怒りを抱かせる経験だったわけですが、そのなかでご自身が取り組んできた仕事の再評価もできたのです。

　労働争議がもたらした糖尿病は、Rさんにとって人生を多元的にとらえる視点を与えてくれたという意味があると考えられます。ここでいう多元的な視点とは、

物事を画一的にみるのではなく、幾通りにも読み変えていくことができる柔軟な視点です。多元的な視点によるRさんの人生の解釈は、どれが正解というわけでもなく、Rさんにとってすべてが正解であるともいえるでしょう。私たちは衝撃的な出来事を受けたとき、その出来事のある一面だけを悪くとらえて落ち込んでしまうことがあります。もちろん誰でも病気にはなりたくないし、労働争議にも巻き込まれたくはないでしょう。しかしながら、私たち人間は意味づけられた世界に生きる動物です。否応なく巻き込まれてしまった苦しい経験に何かの意味があるのだとしたら、その意味は当事者がみずから発見し、新しく創り出していかなければならないのかもしれません。多元的な視点は、病気の経験を様々な角度から眺め、その時々に応じた多彩な意味の広がりに気がついていく視点です。この多元的な視点こそが病いの意味づけを可能にしているのです。

病いの意味づけ②：「自分への信頼」

☞　［語り］
・今は結果的に労働争議や病気を経験してよかったとも思っている。争議があって何もかも失っても、ここまで立ち直ってきたぞ、という揺るぎない自信も得ることができた。
・労働争議と病気を経験して自分の人間観は変わったと思う。他者に対して好意的に、より寛容になることができるようになった。

Rさんの病いの意味づけはさらに続きます。上の語りに示されているように、労働争議による糖尿病の発病は、非常に厳しく苦しい経験です。労働争議は、Rさんの人生のすべてを奪い取ったと感じさせる出来事だったからです。ところが、Rさんは、「今では結果的に労働争議や病気を経験してよかったとも思っている」と語ります。私たちは自分が経験した苦しい経験に対して、なかなかこのように肯定的には語れないかもしれません。なぜ、この方は自分の苦しい経験を肯定的にとらえることができるようになったのでしょうか。それは自己への気づき、自分という人間に対する

再発見があったからではないでしょうか。

私たちは日々成長することができる存在です。成人し、肉体的な成長が止まり、衰えを覚えるようになってさえも、なお私たちの精神と心は豊かさに向けて成長を続けることができます。Rさんの人生のなかで何もかも失わせたのは糖尿病でした。しかし、同時にその状態から立ち直ることができた、という揺るぎない自信を与えたのも、同じ糖尿病だったのかもしれません。Rさんはご自身が本来もっている能力やこれまで成し遂げてきたことを再確認し、自信を取り戻すことで、人生の新しい意味をつくりだすことに成功しています。これは自分への信頼回復ともいうべき現象です。

Rさんは労働争議と糖尿病を経験して、ご自身の人間観は大きく変わったと語っています。人間観の変化とは、他者に対して好意的に、より寛容に接することができるようになったというものでした。それではなぜRさんは他人に対して寛容になることができたのでしょうか。糖尿病とともにある人生から得られた新しい自己への気づきがRさんの周りの人びととの関係性を一新させているのかもしれません。糖尿病をきっかけにRさんは変わり、それに伴ってRさんと接してきた人びとも変わってきました。その結果、Rさんの人間観はより成熟していったのかもしれません。Rさんの自己に対する信頼は、これまで以上に深い他者への優しさや思いやりを育んでいるのかもしれません。

ここにひとつの病気の意味づけがみて取れます。労働争議は、糖尿病を引き起こし、場合によってはRさんの命をも奪うところでした。みずからの命にもかかわる過酷な経験がこれまでの人生の意味を読み変え、新しい自分を発見させ、結果的に新しい病いの意味づけを可能にしているのです。糖尿病をきっかけとしたRさんの自己への信頼は、より一層の他者への寛容を育てたのでしょう。Rさんの病いの意味づけは、医学的説明だけでは推し量ることのできない、無限の価値を秘めていると考えられます。それゆえに多元的な視点に基づくもうひとつの人生の意味が確信をもって語られるのでしょう。

まとめ：病いの意味づけ（図13−7）

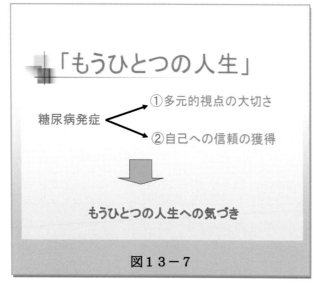

図13−7

　病いの意味づけについて図１３−７にまとめます。「病いの意味づけ②」で言及した自己への信頼は、「病いの意味づけ①」で検討した多元的な視点を強化します。多元的な視点によって示されたもうひとつの人生の意味を確信させます。たとえば自己への信頼を取り戻したＲさんの語りは、「あるいはそうかもしれない」という可能性や推測を意味する語りから、「そうに違いない」という確信や信念を意味する語りに変わっていくのです。結果的に糖尿病の発症は、Ｒさんの人生において多元的視点の大切さや自己への気づき、自信の回復、他者への寛容を育みました。これまでにない自分の人生を創り出していくことに成功したわけです。それは今までの自分が生きることのできなかったもうひとつの人生です。私たちは自分で自分の成長を止めない限り、人生のいかなる時点においても、これまでに生きることのできなかったもうひとつの人生に気がつき、新しい自分に向き合っていける可能性をもっています。糖尿病はあくまでも苦の経験です。その苦の経験を読み変えるためには、みずからの可能性に気がつく力が必要です。すなわちもうひとつの人生に気がつき、それを語っていく力です。病者の物語る力は、生きていく力なのです。

語りの創造性①　：「物語的な真実」

☞［語り］
・子どもの時から運動が好きだったし、健康や体力には自信がある。自分の病気は、2 割が食生活で、8 割が争議に起因していると思っている。

・自分にとって労働争議がいかに大きい問題だったのかが理解できた。争議は喪失感、失望、怒り……なぜ自分がこの状況にはまっていかなければならないのかと考えさせた。

・今では自分の不幸を因果論的に説明できる。結局、争議は団塊の世代間の既得権争いであって弱者救済は建前に過ぎなかった。

　上の語りをご覧ください。Ｒさんは子どもの時から運動が好きで、健康や体力には自信をもっていました。そのため、糖尿病を発病させた原因に対しても 2 割が食生活であり、8 割が労働争議に起因していると語ります。これは糖尿病に対するＲさんの説明モデル［脚注１３-２］です。説明モデルとは、病気はどのようなものか、なぜ自分が今その病気になったのか、自分の身体にどのような影響を与えるのか、必要な治療法はどのようなものか、最も恐れるものは何か、という病気と治療に関わるエピソードであり、病いの語りの基本的要素です。Ｒさんの糖尿病の説明モデルは、医学・医師の説明モデルとは異なるかもしれません。Ｒさんにとって労働争議は、糖尿病の説明のために決して欠くことのできない重要な要素なのです。労働争議がもたらした苦しみは、Ｒさんに喪失感、怒り、失望、なぜ自分が、という疑問をもたらしました。健康に自信のあったＲさんが、なぜ糖尿病に苦しまなければならないのか、という自問自答による説明モデルの探究は続きました。

　Ｒさんは説明モデルを生成し、現在ではご自身の苦しみを明確な形で説明できるようになっています。Ｒさんは、糖尿病の原因が食生活ではなく社会的要素、すなわち労働争議にあると考えます。会社の労働争議は、団塊の世代の既得権争いであり、弱者救済は建前に過ぎなかった、とＲさんは考えています。もしかしたら会社の同僚や糖尿病の専門医は、このＲさんの発言に対して異を唱えるかもしれません。Ｒさん自身が

将来、この語りの内容を修正・変更するかもしれません。しかしながら、これはRさんにとって、少なくとも語られた瞬間は揺るぎのない物語的な真実でしょう。団塊の世代の既得権争いは、労働争議の主たる原因であり、Rさんの糖尿病を引き起こし、悪化させた原因であり、同時に病いの語りの創造性を育む源なのです。

語りの創造性②（図13−8）

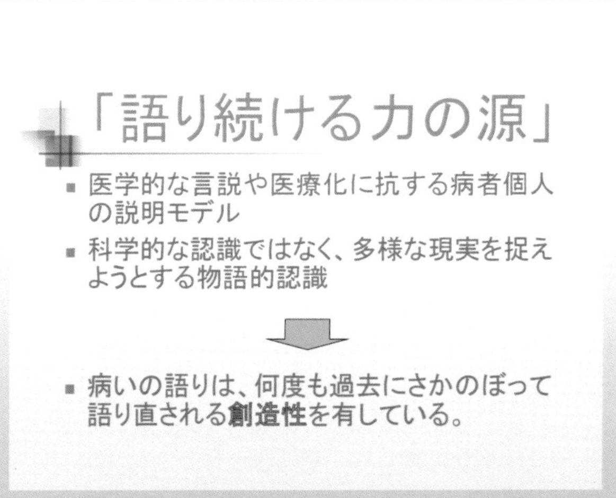

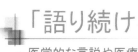

図13−8

この方の糖尿病の説明モデルは、2割が食事、8割が労働争議というものでした。医学的な言説や因果論に従うならば、このような個人の説明モデルは受け入れがたいものです。ある病気の原因や発生機序に対して、医学の説明モデルや常識を支配的に押し付けることは、医療化（medicalization）［脚注13-2］として理解できます。医療化とは、これまでに制度的な専門医療の対象とされていなかった現象を病気として解釈し、具体的な治療の対象としてみなしていく状況を意味します。たとえば老化による物忘れを認知症といいかえるならば、それは高齢者にしばしば起こる現象に対する医療化を受け入れたことになります。医療化は身近な健康問題を医療の対象としていくことにより、日常生活のなかにおいて医療による支配が拡大していくことを意味します。ところが、Rさんの語りは医療化に抗する個人の説明モデルです。

個人の説明モデルは、科学的な認識ではなく、物語的な認識によって多様な現実を捉えようとします。科学的な認識に従うのであれば、真実はひとつかもしれませんが、物語的な認識では真実は複数あるはずです。ここで大切なことは、科学的認識と物語的認識に優劣があるわけではないということです。それぞれの認識モードは、対象に対する適切さによって決まります。どちらの認識モードが、より適切さやふさわしさがあるかという基準によって選択され、評価されるのです。ある対象に対しては科学的認識モードによる分析が優れ、また別の対象に対しては物語的認識モードによる分析が優れているという、適切さの違いがあるはずだからです。

それでは病いの語りについてはどうでしょうか。病いの語りが医学や医師の説明モデルではなく、病者個人の説明モデルであるならば、それは公共性や代替性をもたない病者の唯一の人生の語りです。いうまでもなく私たちの人生は、常に科学的に正しい答えだけで構成されているわけではありません。病者の病いは、物語的な認識に基づいた説明モデルを通して、創造的に語り直され、語り続けられると思います。そこには語りを継続させる源としての創造性があります。

［脚注13-2］**説明モデル**（Explanatory Model）→第11回「医療人類学概説」を参照

医療人類学者クラインマン（A.Kleinman）の研究(1980)によって脚光を浴びた概念。

①病気の原因、②発病の経緯、③病態の仕組み、④予測される病気の経過、⑤必要と思われる治療法、という病気に関する一連の認識と行為に説明を与える概念モデル。

医療化（medicalization）→第8回「医療社会学概説」を参照

医療の知識と技術が、臨床の場を超えて人びとの日常生活に浸透していき、直接的には医療と関わりのない様々な活動においても医療の専門家が大きな権限をもつようになること。

説明モデルによる病いの意味づけは、病者の生き方や信念と深く結びついています。病いの意味は、時代の移り変わりとともに変化し成長していく歴史性をもつものです。R さんの語った病いの意味は、聴き取り調査を実施した 2000 年夏の時期において、間違いなく R さんの物語的な真実でした。しかし、たとえば 2012 年の現在、もう一度同じ内容のインタビューを行った場合、R さんの病いの意味づけはきっと変化していることでしょう。私たちの生きる社会が日々刻々と変化し、人間関係や生活環境が刷新されていくのと同じく、物語的な真実は絶えず語り続けられる動態性をもつのです。病いの語りは、絶えず過去の再解釈を行うことによって、語り直されていく創造性をもっていることが理解できます。

病いの社会的側面①　：病いと社会

☞　［語り］

・自分のトラブルは、団塊世代が既得権争いのせいである。団塊世代がどのように生きていくのかを問われた時、彼らは既得権を絶対に譲らない連中であることがわかった。これは単に小さな出版社の問題ではなく、今日の日本の状況が集約されていると思う。

・団塊世代が生じたのは戦争のせいであり、戦争という殺し合いをしたことが、いまだに日本を病ませている。医療の問題や今後の日本を考える時に常に団塊世代が問題になる。

病いの語りの社会的側面について紹介します。上の語りに示されているように、R さんは団塊世代の既得権争いを指摘し、団塊世代がどのように生きていくのかを問われたとき、彼らは既得権を絶対に譲らない連中である、と厳しく糾弾します。この厳しい言葉の背後には、労働争議が自分の糖尿病を引き起こしたおもな原因であることや、弱者救済という美しい建前に隠された醜い利権争いに憤りを覚えた事実が存在します。団塊の世代の権利争いは、R さんの属する出版社だけではなく、日本の社会全体に適用される問題に及びます。先の戦争による影響は、団塊の世代を通して今でも日本社会の病巣をつくりだし、今後の日本や医療の

問題を考えるときに、常に団塊世代が問題になってしまうことを指摘します。R さんの語りは、一個人の病いの経験を飛び出して、極めて高い社会性を帯びています。

糖尿病を引き起こした原因は、団塊の世代の争いでした。現在の団塊の世代は 60 代を中心とした世代です。団塊の世代は、良く悪くも日本社会の大勢に大きな影響をもち、日本における大きな社会問題の陰にその影響が見え隠れしています。たとえば第 7 回『自殺と社会を考える』で解説したように、1998 年以降、日本の自殺者数は 3 万人を超えて高止まり傾向にあります。団塊の世代はこの自殺率を上昇させ続けてしまうことが懸念されています。R さんの糖尿病は、団塊の世代が影響力をもつ現代社会が産出した、社会性をもつ病いと考えることができます。病いはその時代に生きる人びとの社会が反映されているのです。

病いの社会的側面②　（図13－9）

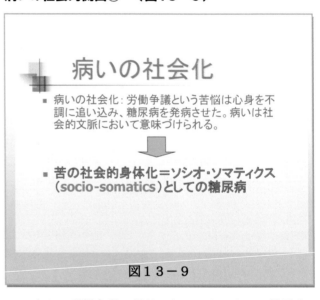

図１３－９

R さんは労働争議の犠牲になることによって糖尿病を発病します。医療の対象として考えた場合、R さんは 2 型糖尿病として対応されるだけかもしれません。医学の世界では、R さんはひとりの糖尿病患者にすぎないと考えられます。しかし、慢性の病いの経験は、医療だけではなく、社会的な文脈のなかで意味づけて理解されねばなりません。R さんは糖尿病の社会的な意味への気づきを労働争議と団塊の世代の関連性にお

いて語ります。つまり、病気の社会的側面について語っているわけです。

　Rさんの糖尿病は、日本の現代社会とRさんの身体との相互作用の結果として、苦を身体化したものと考えられます。医療人類学者のアーサー・クラインマンは、このような病気の状態をソシオソマティクス（socio-somatics）と呼びました。従来の心身医学（psycho-somatic medicine）では、サイコソマティクス（psycho-somatics）という言葉が使われてきました。心身相関という意味です。心身医学は内科学に心理学を取り込んだ医学です。ソシオソマティクスは、心身の相関性だけではなく、身体と社会との関連性も分析していくという視座です。身体への社会の影響を考えると、Rさんの場合はまさにソシオソマティクスとしての糖尿病を患っているといえます。この社会性をもつ病いとしての糖尿病は、単に医学的に処置されるのではなく、病者と病いのもつ社会性をきちんと見極めて意味を考えなければなりません。この社会性をもった病いという意味において、病者の語りは、次の章で述べる"証言"としての意義をもつようになるわけです。

第3章 「証言」としての病いの語り

　R さんの病いの語りは、証言と考えられます。病いとともに生き抜いてきた証が語られているからです。病いの語りは、説明モデルに代表されるような病気に関する様々なエピソードを語りの内容としています。病いの語りの意味は、語り手の社会的背景によって大きく変わるでしょう。ここでは R さんの病いの語りが何を意味するのかを問い、病いの語りにおける証言の意味について理解を深めていきます。

「証言」の意味（図13-10）

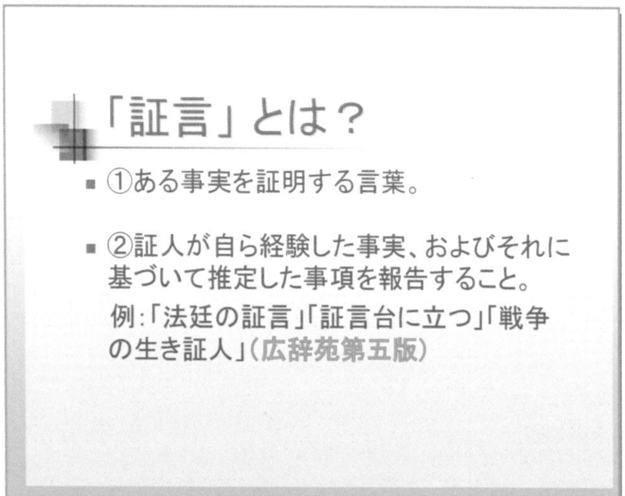

「証言」とは？
- ①ある事実を証明する言葉。
- ②証人が自ら経験した事実、およびそれに基づいて推定した事項を報告すること。
例：「法廷の証言」「証言台に立つ」「戦争の生き証人」（広辞苑第五版）

図13-10

　最初に証言という言葉の意味について確認しておきます。証言は実証的な意味をもちます。広辞苑の第五版によると、証言は言葉である事実を証明すること、またはある事実を証明する言葉そのものとなっています。証言するということは、経験した事実や事実に基づく推定について述べることです。たとえば事件や事故を目撃した人の証言は、裁判における重要な情報になります。証言は法廷の場においてきわめて重要な意味をもちます。

　ただし法心理学の研究では、目撃証言が人びとの印象によって操作される、あてにならないものということが実験によって明らかにされています。私たちの語る証言は、実験室で証明される実験の結果と同じではありません。私たちの事実の認識の仕方が反映されるからです。この意味において証言は、歴史の構築においても重要な情報です。歴史的な事件の証言は、その事件を目撃した人の説明や言葉です。歴史の証言は事実に基づいているかもしれませんが、必ず証言する人の感性や価値観が反映されます。これは虚言ではなりません。証言は必ず証言する人の認識の仕方によって大きく影響を受けるということです。だからこそ病いの語りでは、証言の意味が大事になってくるのです。

医療社会学における「証言」（図13-11）

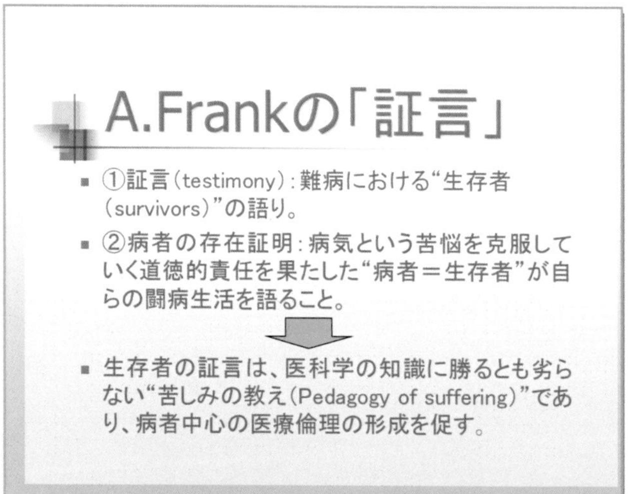

A.Frankの「証言」
- ①証言（testimony）：難病における"生存者（survivors）"の語り。
- ②病者の存在証明：病気という苦悩を克服していく道徳的責任を果たした"病者＝生存者"が自らの闘病生活を語ること。

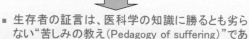

- 生存者の証言は、医科学の知識に勝るとも劣らない"苦しみの教え（Pedagogy of suffering）"であり、病者中心の医療倫理の形成を促す。

図13-11

　医療社会学者アーサー・フランクは、病者の証言を以下のように説明します。証言（testimony）は、難病を生き抜いた生存者（survivors）の人びとの語りです。病気に打ち勝ち、どうにかつきあっていける人びとは、その病気に関わる経験を語ることができるのです。病気に対して生き残った者の語りは、証言であると考えられます。病者が生存者であるということは、病気がもたらす苦悩を克服していく道徳的な責任を果たしたことを意味しています。病気で亡くなってしまったり、病気を苦にして自殺してしまったりする場合は、証言はできません。闘病生活の語りは、病者の生き抜いた証です。

闘病の経験は語るべき価値のある内容です。フランクは、生存者の語りを医科学の知識に勝るとも劣らない苦しみの教え（pedagogy of suffering）と考えました。なぜ病者という一個人の語りが医科学の知識と等しく価値があると考えられるのでしょうか。それは当事者の言葉だからです。たとえばがんの生存者の語りは、がんという苦しみがもたらした教えを私たちに伝えます。がんを患う病者の証言は、がんに対する医療の倫理を形成していくことでしょう。ここでいう医療倫理は、医療者ではなく病者のためのものです。難病を克服した病者や、難病とともに生きている病者は、病気がもたらす苦悩の生き証人として証言することができます。したがって証言は、病者中心の医療を検討していく際に、非常に重要な情報となります。

「証言」としての語り（図13−12）

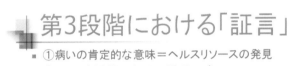

図13−12

第 1 章では、病いの語りは四つの段階（図13−3）を経て精錬されていくことを説明しました。病いの語りは、第 3 段階において病者自身の価値観が色濃く反映されたものになります。病者が病いの肯定的な意味に気がついていくこと、それを他者に向けて語ることには大きな意味があります。自由に語れることは、病者の健康に寄与する資源のひとつと考えられるからです。R さんは、本来的には苦でしかない病気の経験から人生において肯定的な意味も見いだせることに対して、ある種の充実感を覚えます。糖尿病によって失っ

たものもあるし、逆に得たものもあると考えています。少なくとも糖尿病は、R さんの精神的な成長を促していると考えられるでしょう。

四つの段階モデルでは、病者は第 3 段階に至るまでの間に医療者との関係を成熟させ、病気を自由に語れるようになります。病者は語りが精錬されていく一定のプロセスを経ることにより、病いにも肯定的な意味があることに気がつき、その意義を自由に語れるようになります。R さんは糖尿病に対して自分の説明モデルを確立しています。ひとりの病者として医療者と対等に存在し、自分の糖尿病を自在に読み解くことができます。R さんの語りは、医学的な常識とは相いれないかもしれません。しかし、病む経験によって得た知識を考慮するならば、R さんの語りは必ずしも医学の説明モデルに比べて価値が劣るとはいえないでしょう。病者の語りは、病むことの意味を探求していく経験に根ざしているのです。

R さんの語りは、社会的側面があります。労働争議という社内のトラブルは、団塊の世代がもたらした社会問題でもあります。R さんの糖尿病は、この社会的な要因から決して分離することはないのです。それゆえに R さんは、糖尿病の発病原因に労働争議を挙げるのです。労働争議によるストレスや団塊の世代への不信感、これらが R さんの身体に異変を呼び起こし、糖尿病という形で顕在化しました。糖尿病という病態であるのは、たまたまそうであったにすぎません。どういうことかというと、R さんの病気はそれが何であれ、労働争議という社会的な要因が引き金になります。仮に糖尿病ではなくうつ病であっても、パニック障害であっても、病気の根本的な原因は同じでしょう。R さんは、労働争議がもたらす苦悩を糖尿病という病気によって身体化したのです。ゆえに R さんの糖尿病は、ソシオソマティクスといえるのです。

第 3 段階に至った R さんの語りは、生きる意味を問い直すことと結びついています。R さんは糖尿病を経験して新しい人生を歩んでいくことを余儀なくされました。それはこれまでの人生にはない思考の転換であり、日常的に生きてきた世界を意識的に組み換えてい

くことであったと思います。生きる意味への問いに応えようとする内省的な語りが大切になります。生きる意味を探求する語りは、Rさんが新しい人生を生き抜いていく証しとして語られます。ゆえにRさんの語りは、証言と考えられるのです。Rさんの証言を個別に分析してみたいと思います。

Rさんの証言①（図13-13）

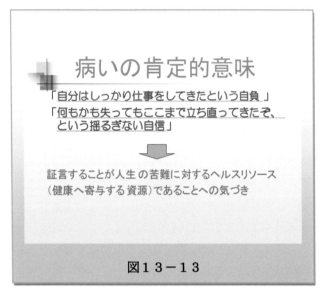

図13-13

　Rさんはこれまで成し遂げた仕事に対して自負することができています。これがRさんの自信にもなっているのです。病気をきっかけに仕事は中断されてしまいます。それはこれまで成し得てきたことの意義をじっくりと再検証し、確認していく時間を作り出したのかもしれません。一度立ち止まったことによって、Rさんは仕事に対する自信を深めることができました。これは糖尿病によってもたらされた思わぬ副産物でした。労働争議によって何もかもを失い、糖尿病になってしまったが、それでも自分は立ち直ってきた、という物語をRさんは自信をもって語ります。語ることによって、さらに自信を深めているともいえます。私たちは誰でも自分の健康に寄与する資源をもっています。ある人は信仰心であったり、ある人は家族や友人であったり、健康に寄与する資源は人によって多種多様です。自分の物語をきちんと語れることは、Rさんの健康に大きく影響を与えています。出版社で編集の仕事をなさっているRさんは、もとから言葉に対するこだ

わりや見識の高い方でした。それだけにより一層、語ることによって得られる心身の健やかさは、大きな意味があるものだったのでしょう。

Rさんの証言②（図13-14）

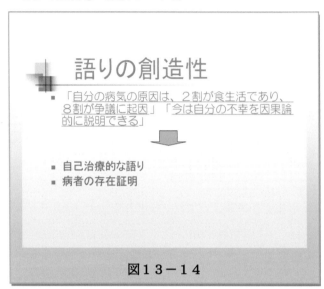

図13-14

　語りの創造性について考えてみます。Rさんの自己治療的な語りは、Rさんの社会的な要因と関連して、変化生成していく動態性があります。ひとたび語られたらそこで意味が決定してずっと同じままではなく、Rさんの人生のなかで何度も語り直されていく創造性があると考えられるのです。語り直されるがゆえに、病いの語りは健康を創り出す資源になるのです。Rさんの語りは、病める自己への治療的な語りです。病いの語りでは、きちんと意味が定められた医学的な説明モデルよりも、状況にあわせて変化していく個人的な説明モデルがより重要となります。医学的な説明モデルは、一定の定まった意味において病気や病人を理解しようとします。ところが、病者の説明モデルは、病者が生きる現実の変化に呼応して変化し、新しく生まれ変わっていきます。病者が生きている現実世界は、周囲にあわせて同じように変化していきます。

　Rさんは生身の身体をもって生きています。Rさんに応えていく語りは、固定的な医学の説明モデルではなく、自分自身で紡いでいく語りなのでしょう。それは病者としてのRさんの存在証明であり、医療者と対等な立場から病気を理解し、解釈していく語り手であ

ることを意味します。R さんは糖尿病の解釈とその自由な語りによって、病者としての存在を確立しているのです。病者としての R さんは、必ずしも医療者に従属する立場ではありません。R さんの立場は、医療者と正面から対峙する対等なものです。R さんの語りは、医学の説明モデルや医療者の語りではなく、R さん自身が創出していった自己治療的な語りです。その語りから R さん個人の説明モデルが理解できます。創造的な語りは、社会との関係性のなかで変化していくと考えられます。先ほど説明したように、将来にわたって変化していく動態性をもつ語りは、医療資源として大きな価値があります。変化していくこと自体に意義があるからでしょう。

R さんの証言③（図13−15）

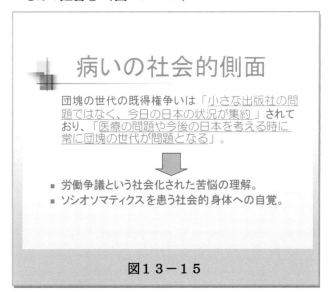

図13−15

　病いの社会的側面は、R さんの語りの中枢ともいえる重要な要素です。病気というものは、医学の問題だけではなく、社会性をもつことが明らかだからです。R さんにとって糖尿病を発病させた労働争議は、団塊の世代の既得権争いであり、同時にそれは日本社会全体の病巣だと、R さんは考えています。すなわち R さんの糖尿病は、現代の日本という社会が R さんに与えた病気ともいえるわけです。労働争議という社会的苦悩を糖尿病の原因であると考えるのであれば、医学的に糖尿病を治療しても、それは対処療法にすぎません。R さんの体調不良は、出版社内の問題が一掃され、団塊

の世代の既得権争いという現代日本社会の病巣が解決されていくことと同調しています。R さんの病気は、会社という小さい社会から日本全体という大きな社会まで連動しているのです。R さんの属する社会が良くなれば、R さんの体調も根本的に改善していく可能性があります。R さんの社会的な苦悩は、たまたま糖尿病として表出されたにすぎません。糖尿病を医学的に理解するだけでは、R さんの病いの実体はなかなか理解できないでしょう。病気に関わる社会的な要因は、病者が何に苦しみ、何を望んでいるのかという、病いの実体と深く関係しているのです。

証言と医療（図13−16）

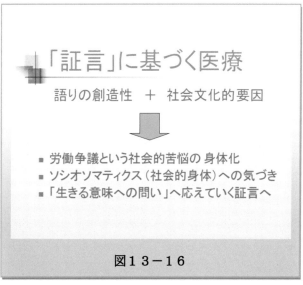

図13−16

　証言という語りについてまとめます。病いの語りには、平穏無事に過ごしている日常生活からは得にくい創造性があります。それは語り手である病者の社会文化的要因と密接なかかわりがあります。病者はみずからの身体が社会的苦悩を表出する身体であり、病気には社会的側面があることに気がつきます。社会的要因が苦悩となり、それが病気として身体化するとき、その病気はソシオソマティクスとみなすことができます。私たちはソシオソマティクスとしての病いを自覚するとき、医学的な解釈とは異なる、社会文化的な苦悩を表出する身体を証言していくことが可能になるのかもしれません。社会的要素の身体化は、医学の説明モデルと完全には一致しないものでしょう。だからこそ病

者は、自分の言葉で語り、証言していかなければならないのです。私はこの病者の証言こそが、ナラティブ・ベイスド・メディスンのひとつの在り方を示していると感じています。

　今回紹介したRさんの事例では、糖尿病が制度的な専門医療の治療の対象になると同時に、労働争議というRさんの日常生活における苦悩や困難の身体的な表出であることも理解されました。Rさんの糖尿病は、生物医学的な説明モデルを超えた、社会的な苦の経験でもあるわけです。Rさんにとって労働争議と糖尿病は不可分です。Rさんの糖尿病は、社会文化的な背景をもつ苦悩であり、医学の原則に従う治療だけではうまく扱うことはできません。社会的苦悩を表出する身体は、治療的な介入という医療支配に拮抗する身体でもあるわけです。Rさんの闘病体験は、いわば生きる意味への問いを投げかけるものでした。Rさんは、病いの意味を探究し、歴史性をもつみずからの身体を捉えなおし、発病するまでに自分がなしてきたことを再確認することで、生きる意味を模索しているのです。そこから得られたRさんの語りは、まさに病気を生き抜いた生存者の証言といえるものではないでしょうか。

　以上のように、病いの語りと証言について紹介してきました。病いの語りは、その意味と機能を深く考察すると、証言という語りの質がみえてきます。ナラティブ・ベイスド・メディスンは、物語と対話に基づく医療です。このナラティブ・ベイスド・メディスンにおいて、病者は物語の語り部であり、病む経験の専門家として尊重されます。そこには語り手である病者への敬意があります。成熟した病いの語り手は、みずからの経験を証言として伝え、苦しみの教えが与えてくれる価値を伝えていくからです。以上のことから、証言は病いの語り研究において重要な概念であることがご理解いただけると思います。

参考文献（図13−17）

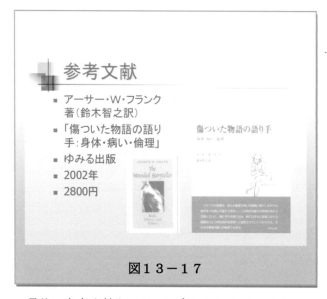

図13−17

　最後に参考文献をひとつ紹介したいと思います。先ほど申し上げた医療社会学者アーサー・フランク（Arthur W. Frank）は、がんを克服した病者の語りを題材にして "The Wounded Storyteller: Body, Illness, and Ethics"、邦訳『傷ついた物語の語り手：身体・病い・倫理』をあらわしました。2002年にゆみる出版より翻訳出版されているので、参考書としてご一読いただきたいと思います。参考文献によって病いの語りに基づく医療をより深く理解いただけると思います。病いの語りに対する理解を深めることは、現代医療の様々な問題点を医療人類学の観点から読み解き、課題を克服していく視座を提供していくでしょう。

［文献］
・鈴木勝己：「臨床世界における実演的な物語」．斎藤清二，岸本寛史，宮田靖志（監訳）：『ナラティブ・ベイスト・メディスンの臨床研究』，金剛出版：p44-70，2009〔Cheryl Mattingly: Performance narratives in the clinical world．In: B.Hurwitz, T.Greenhalgh and V.Skultans, ed.: Narrative Research in Health and Illness, BMJ Books: p73-94,2004〕
・鈴木勝己，辻内琢也，辻内優子，熊野宏昭，久保木富房：物語りに基づく医療（Narrative-Based Medicine）の発展可能性に向けた医療人類学の取り組み：証言に

基づく医療の事例紹介，心身医学　47(3)：　p185-191,
2007
・鈴木勝己：「心身医療への民族誌アプローチ－病い
の語りの倫理的証人になること」．江口重幸・斎藤清
二・野村直樹編，『ナラティブと医療』，p230-244,
金剛出版：2006.
・鈴木勝己，辻内琢也，辻内優子，熊野宏昭，久保木
富房：心身医療における病いの語り；文化人類学によ
る質的研究（第 1 報），心身医学 45(6)：p449-457, 2005
・鈴木勝己，辻内琢也，辻内優子，熊野宏昭，久保木
富房：心身医療における"証言に基づく医療"；文化
人類学による質的研究（第 2 報），心身医学 45(12)：
p907-914，2005

■ディスカッション・テーマ■ （鈴木勝己）

　第 13 回では、病いの語りにおける「証言」を紹介しました。ナラティブ・ベイスド・メディスンにおける病者の語りは、少しずつ精錬されていくプロセスをもち、最終的にはより深い次元で病者の生を解釈していく証言であることがわかりました。この証言の語りは、今日のナラティブ・ベイスド・メディスンをさらに深めた「証言に基づく医療」の可能性を示唆しています。生活習慣病に代表される難治性疾患に苦しみ続けてきた人びとは、病気とともに生きてきた自分たちの人生を肯定的に捉えなおし、自分たちが生き抜いてきた証（あかし）を語ります。医学において生活習慣病は治療対象としての疾患（disease）でしかありませんが、病者の日常生活においては病気は病い（illness）としての意味をもちます。病者の証言は、この病いの経験を読み解いているのです。病いの経験は、それがどのようなものであれ、かけがえのない経験であり、人生における意義を見出していくことができます。ここでは証言に基づく医療の理解を深めるために、以下の 5 つの問いに答えてみてください。

Q1
今日の医療においてナラティブ・ベイスド・メディスンが必要とされる理由について説明してください。

Q2
病いの語りが精錬されていく「第 0 段階」、「第 1 段階」、「第 2 段階」、「第 3 段階」の 4 つのプロセスにおいて、それぞれどのような語りが特徴となっていますか？　それぞれの特徴を述べてください。

Q3
治療が長引き、病者がみずからの闘病体験について語るとき、病いの語りは社会性と創造性をもつ「物語的真実」として語られます。この物語的真実とはどのようなものでしょうか？語りの創造性の意味を考えながら R さんの物語的真実について説明して下さい。

Q4
慢性の病いの経験は、専門医療だけではなく、社会的な文脈のなかで理解されなければなりません。では「病いの社会化」とは、どのような意味でしょうか？　R さんの事例を参考にして、「ソシオソマティクス（socio-somatics）」という言葉の意味を考えながら、病いの社会化について説明してください。

Q5
第 3 段階における「証言」とは、どのような特徴をもつ語りでしょうか？法廷の場における証言との違いを考慮しながらまとめてみましょう。なぜ病者にとって証言が大切な語りであると考えられるのか、R さんの事例から病いの肯定的な意味、語りの創造性、病いの社会的側面という 3 つの特徴に言及しながら説明してください。

執筆者紹介

辻内　琢也　TAKUYA TSUJIUCHI

早稲田大学人間科学学術院 准教授

1992 年　国立浜松医科大学・医学部医学科　卒業
1999 年　東京大学大学院・医学系研究科博士課程　内科学・ストレス防御心身医学　修了
　　　　　博士（医学）東京大学
2004 年　千葉大学大学院・社会文化科学研究科　後期博士課程　健康環境論（文化人類学）
　　　　　満期退学
2003 年　早稲田大学人間科学部・健康福祉科学科　助教授
2007 年　早稲田大学人間科学学術院・健康 / 生命医科学研究領域　准教授
　　　　　日本医師会認定産業医　日本心身医学会認定医、心身医療「内科」専門医

田中　乙菜　OTONA TANAKA

早稲田大学／東京経済大学 非常勤講師、早稲田大学人間科学部 教育コーチ

2000 年　早稲田大学第一文学部・史学科日本史学専攻　卒業
2002 年　お茶の水女子大学大学院・人間文化研究科博士前期課程・発達社会科学専攻・発達
　　　　　臨床心理学コース　修了
2004 年　早稲田大学人間科学部・健康福祉科学科 e スクール教育コーチ
2006 年　東京経済大学非常勤講師「教育相談」
2009 年　早稲田大学大学院・文学研究科博士後期課程・心理学専攻　満期退学
2010 年　早稲田大学文学部非常勤講師「心理学演習 1・3」（分担）
2010 年　玉川大学リベラルアーツ学部非常勤講師「ヒューマンサービス」

中上　綾子　AYAKO NAKAGAMI（分担執筆：第 11 回）

早稲田大学人間科学部 教育コーチ

2008 年　早稲田大学人間科学部・健康福祉科学科　卒業
2010 年　早稲田大学大学院・人間科学研究科修士課程・医療人類学専攻　修了
2010 年　早稲田大学人間科学部・健康福祉科学科 e スクール教育コーチ　「生活習慣病学
　　　　　/ 演習 / 卒業研究」
2013 年　早稲田大学大学院・人間科学研究科後期博士課程・医療人類学専攻　満期退学

鈴木　勝己　KATSUMI SUZUKI（分担執筆：第 13 回）

早稲田大学人間科学学術院 助手

1998 年　明治大学文学部・史学地理学科西洋史専攻　卒業
2002 年　千葉大学大学院・文学研究科修士課程　人文科学専攻　修了
2004 年　早稲田大学人間科学部・健康福祉科学科 e スクール教育コーチ「生活習慣病学 / 演習
　　　　　/ 卒業研究」
2010 年　千葉大学大学院・社会文化科学研究科　後期博士課程　健康環境論（文化人類学）
　　　　　満期退学
2011 年　早稲田大学人間科学学術院・健康福祉科学科　助手

［編集協力者］　谷口礼，永友春華，菊地真実，伊藤由里，伊藤康文，早稲田大学人間科学学術院医療人類学研究室メンバー

生活習慣病の人間科学

Human science of lifestye related deseases

2012 年 12 月 8 日　第 1 版第 1 刷発行

2016 年 10 月 8 日　第 1 版第 2 刷発行

2022 年 4 月 21 日　第 1 版第 3 刷発行

編　者　辻　内　琢　也
©2022 Takuya Tujiuti

発行者　高　橋　　考

発　行　三　和　書　籍

〒112-0013　東京都文京区音羽2-2-2

電話 03-5395-4630　FAX 03-5395-4632

sanwa@sanwa-co.com

http://www.sanwa-co.com/